内外科急重症救治策略与护理实践

主编 刘　飞　李志芳　刘媛媛　安　姝
李晓坤　刘道路　马　岩

四川科学技术出版社

图书在版编目（CIP）数据

内外科急重症救治策略与护理实践/刘飞等主编.
成都：四川科学技术出版社，2024.12. —ISBN 978 - 7 -
5727 - 1666 - 9

Ⅰ. R459.7；R472.2

中国国家版本馆 CIP 数据核字第 2025F2Y197 号

内外科急重症救治策略与护理实践

NEIWAIKE JIZHONGZHENG JIUZHI CELÜE YU HULI SHIJIAN

主　编　刘　飞　李志芳　刘媛媛　安　姝　李晓坤　刘道路　马　岩

出 品 人　程佳月
责任编辑　欧晓春
封面设计　刘　蕊
责任出版　王　英
出版发行　四川科学技术出版社
　　　　　成都市锦江区三色路 238 号　邮政编码 610023
　　　　　官方微博：http://weibo.com/sckjcbs
　　　　　官方微信公众号：sckjcbs
　　　　　传真：028 - 86361756
成品尺寸　185mm × 260mm
印　　张　21.5
字　　数　500 千
印　　刷　成都一千印务有限公司
版　　次　2024 年 12 月第 1 版
印　　次　2025 年 2 月第 1 次印刷
定　　价　88.00 元

ISBN 978 - 7 - 5727 - 1666 - 9

邮　　购：成都市锦江区三色路 238 号新华之星 A 座 25 层　邮政编码：610023
电　　话：028 - 86361770

本书编委会

主　编　刘　飞　李志芳　刘媛媛　安　姝　李晓坤　刘道路
　　　　　马　岩
副主编　李红金　王洪梅　张艳真　赵冉冉　袁晓玲　薛红芹
编　委　(排名不分先后)
　　　　　刘　飞　泰安市中心医院(青岛大学附属泰安市
　　　　　　　　　中心医院、泰山医养中心)
　　　　　李志芳　潍坊市人民医院
　　　　　刘媛媛　潍坊市人民医院
　　　　　安　姝　菏泽市牡丹区中医医院
　　　　　李晓坤　潍坊市人民医院
　　　　　刘道路　烟台肺科医院精神卫生中心
　　　　　马　岩　青州市人民医院
　　　　　李红金　东平县人民医院
　　　　　王洪梅　潍坊市益都中心医院
　　　　　张艳真　滨州医学院附属医院
　　　　　赵冉冉　滨州医学院附属医院
　　　　　袁晓玲　滨州医学院附属医院
　　　　　薛红芹　威海市中医院
　　　　　王文敬　滨州医学院附属医院

前　言

急重症病情重、进展快，病情复杂，如不及时抢救和护理，患者常因器官衰竭而丧失生命，因此，对急重症的救治与护理在临床上占有重要的地位。为了使工作在临床第一线的内外科广大医护人员更快地了解和掌握有关内外科急重症的新理论、新观点，更好地完成内外科急诊常见疾病的救护工作，特编写本书。

本书内容包括内外科急重症的救治与护理，以"突出临床，注重实用"为编写原则，努力体现当代内外科急救与护理学的专业特点。

本书是全体编者辛勤劳动的结晶。由于水平有限，书中不妥之处在所难免，请同人给予批评指正。

编　者

2024 年 6 月

目　录

第一章 呼吸系统急重症

第一节 呼吸衰竭

呼吸衰竭是指各种原因引起的肺通气或换气功能严重障碍，以致在静息状态下也不能维持足够的气体交换，导致低氧血症，伴或不伴高碳酸血症，进而引起一系列病理生理改变和相应临床表现的综合征。其临床表现缺乏特异性，明确诊断有赖于血气分析，在海平面、静息状态、呼吸空气条件下，动脉血氧分压（PaO_2）＜60 mmHg[①]，伴或不伴动脉血二氧化碳分压（$PaCO_2$）＞50 mmHg，并排除心内解剖分流和原发于心排血量减少等致低氧因素，可诊为呼吸衰竭。呼吸衰竭按起病急缓可分为急性和慢性。急性呼吸衰竭多在数小时内迅速发生，慢性呼吸衰竭则因病情缓慢发展，机体已产生一系列代偿性改变。

呼吸衰竭的发病率和病死率随年龄增长而升高。从与呼吸衰竭关系最密切的慢性阻塞性肺疾病（COPD）、肺源性心脏病（简称肺心病）来看，我国40岁以上患者占总患病数的85%，而61～70岁患者占23%。病死率40～49岁为33/10万，50～59岁为149/10万，60～69岁为450/10万，70～79岁为992/10万，80岁以上高达1 581/10万。

一、病因和发病机制

（一）病因

完整的呼吸过程由相互衔接并同时进行的外呼吸、气体运输和内呼吸三个环节来完成。参与外呼吸即肺通气和肺换气的任何一个环节的严重病变，都可导致呼吸衰竭。

1. 气道阻塞性病变

气管和支气管的炎症、痉挛、肿瘤、异物、纤维化瘢痕，如COPD、重症支气管哮喘（简称哮喘）等引起气道阻塞和肺通气不足，或伴有通气血流比例失调，导致缺氧，伴或不伴二氧化碳潴留，从而发生呼吸衰竭。

2. 肺组织病变

各种累及肺泡和肺间质的病变，如肺炎、肺气肿、严重肺结核、弥漫性肺纤维化、肺水肿、硅肺等，均可导致肺泡减少、有效弥散面积减少、肺顺应性减低及通气血流比例失调，导致缺氧，伴或不伴二氧化碳潴留。

3. 肺血管疾病

肺栓塞、肺血管炎等可引起通气血流比例失调，或部分静脉血未经过氧合直接流入肺静脉，导致呼吸衰竭。

---

① 1 mmHg≈0.133 kPa。

4. 胸廓与胸膜病变

胸部外伤造成连枷胸，以及严重的自发性或外伤性气胸、严重的脊柱畸形、大量胸腔积液或伴有胸膜肥厚与粘连、强直性脊柱炎、类风湿性脊柱炎等，均可影响胸廓活动和肺扩张，造成通气减少及吸入气体分布不均，从而导致呼吸衰竭。

5. 神经肌肉疾病

脑血管疾病、颅脑外伤、脑炎以及镇静催眠剂中毒可直接或间接抑制呼吸中枢。脊髓颈段或高位胸段损伤（肿瘤或外伤）、脊髓灰质炎、多发性神经炎、重症肌无力、有机磷中毒、破伤风及严重的钾代谢紊乱均可累及呼吸肌，造成呼吸肌无力、疲劳、麻痹，导致呼吸动力下降而引起肺通气不足。

（二）发病机制

缺氧和二氧化碳潴留的发生机理主要有肺泡通气不足、通气血流比例失调和气体弥散功能障碍。

1. 肺泡通气不足

进入肺泡能进行气体交换的气体量称为肺泡通气量，又称有效通气量。阻塞性和限制性通气障碍均使有效通气量降低，影响气体交换，使肺泡氧分压降低和二氧化碳分压增高。

2. 肺泡通气血流比例失调

正常人肺泡通气量为 4 L/min，肺血流量为 5 L/min，通气（V）/血流（Q）约为 0.8。若通气良好而血流量减少，即 V/Q > 0.8，呈无效腔样通气或称"死腔"效应。若通气不足而血流量正常，即 V/Q < 0.8，部分血流不能获得氧和排出二氧化碳即进入动脉，造成生理性动静脉分流。通气血流比例失调的后果主要是缺氧，严重时有二氧化碳潴留。

3. 肺泡气体弥散功能障碍

机体新陈代谢不断消耗氧，产生二氧化碳。氧从肺泡进入肺毛细血管，而二氧化碳为一相反过程。肺泡毛细血管膜对氧和二氧化碳的通透能力相差较大，据两者的分子量和在液体中的溶解度计算，氧的弥散能力仅为二氧化碳的 1/20，故当弥散功能发生障碍时，首先影响氧的交换而出现缺氧。

二、病情评估

（一）临床表现

急性呼吸衰竭主要表现为缺氧，部分有二氧化碳潴留，对机体威胁程度前者比后者重要。临床表现与缺氧发生速度、持续时间和严重程度等密切相关，而心、脑、肺对缺氧极为敏感。临床上缺氧和二氧化碳潴留的表现有许多相似之处，两者常同时存在。

1. 呼吸困难

呼吸困难是呼吸衰竭最早出现的症状。多数患者有明显的呼吸困难，可表现为呼吸频率、节律和幅度的改变。较早表现为呼吸频率增快，当病情加重时出现呼吸困难、辅助呼吸肌活动加强。中枢性疾病或中枢神经抑制性药物所致的呼吸衰竭表现为呼吸节律改变，如潮式呼吸、比奥呼吸等。

2. 发绀

发绀是缺氧的典型表现。当动脉血氧饱和度低于 90% 时，口唇、指甲处可出现发绀；另应注意，因为发绀的程度与还原型血红蛋白含量相关，所以红细胞增多者发绀更明显，贫血者则发绀不明显或不出现；严重休克等原因引起末梢循环障碍的患者，即使 PaO_2 尚正常，也可出现发绀，称为外周性发绀；而真正由动脉血氧饱和度降低引起的发绀，称为中央性发绀。发绀还受皮肤色素及心功能的影响。

3. 精神神经症状

急性缺氧可出现精神错乱、躁狂、昏迷、抽搐等症状。合并急性二氧化碳潴留，可出现嗜睡、淡漠、扑翼样震颤，甚至呼吸骤停。

4. 循环系统表现

多数患者有心动过速。严重低氧血症、酸中毒可引起心肌损害，亦可引起周围循环衰竭、血压下降、心律失常、心搏停止。

5. 消化和泌尿系统表现

严重呼吸衰竭对肝、肾功能都有影响，部分患者可出现丙氨酸氨基转移酶与血尿素氮升高，个别患者可出现尿蛋白、血尿和管型尿。胃肠道黏膜屏障功能损伤可引起胃肠道黏膜充血水肿、糜烂渗血及应激性溃疡，甚至引起上消化道出血。

（二）实验室及其他检查

1. 血气分析

血气分析可以很好地判断呼吸衰竭的类型和酸碱失衡的严重程度。Ⅰ型呼吸衰竭表现为 $PaO_2 < 60$ mmHg，$PaCO_2$ 降低或正常，后者是机体为提高氧分压代偿性增强呼吸的结果，可以出现呼吸性碱中毒，严重者可有代谢性酸中毒。Ⅱ型呼吸衰竭主要特征为 $PaO_2 < 60$ mmHg，同时伴有 $PaCO_2 > 50$ mmHg，常出现呼吸性酸中毒、代谢性酸中毒。

2. 肺功能检查

肺功能检查可以判断通气功能障碍的性质和是否存在换气功能障碍，同时可以对其严重程度进行评估。

3. 胸部 X 线检查

胸部 X 线检查有助于明确病因。

4. 纤维支气管镜检查

纤维支气管镜（简称纤支镜）检查可以明确病理学改变和气道情况，对病因诊断具有重要意义。

（三）诊断

呼吸衰竭的诊断主要依靠低氧血症、高碳酸血症及原发病的临床表现、血气分析，同时可以结合肺功能、影像学、纤支镜等检查进行病因诊断。

（四）鉴别诊断

呼吸衰竭的鉴别诊断主要是对产生低氧血症和高碳酸血症的病理生理机制和病因的鉴别。应根据基础疾病、患者症状和体征及实验室相关检查进行综合判断。

三、治疗措施

急性呼吸衰竭的治疗以改善通气、纠正缺氧、防止重要脏器功能的损害为主。

（一）改善通气

急性呼吸衰竭大多突然发生，故应及时采取抢救措施，防止和缓解严重缺氧、二氧化碳潴留和酸中毒，注意保护心、脑、肾等重要脏器的功能。纠正缺氧的主要方法是改善通气，需迅速清理口腔分泌物，保持呼吸道通畅，并立即开始人工呼吸，可行口对口人工呼吸、胸外按压人工呼吸、经面罩或气管插管接简易人工呼吸器呼吸，必要时做气管插管行机械通气，如发生心搏骤停，还应采取有效的体外心脏按压等有关心肺复苏的抢救措施。

（二）氧疗

通过增加吸氧浓度（FiO_2）来纠正患者缺氧状态的治疗方法即为氧疗。对于急性呼吸衰竭患者，应给予氧疗。

1. 吸氧浓度

确定吸氧浓度的原则是在保证 PaO_2 迅速提高到 60 mmHg 或经皮动脉血氧饱和度（SpO_2）在 90% 以上的前提下，尽量降低吸氧浓度。

Ⅰ型呼吸衰竭的主要问题为氧合功能障碍而通气功能基本正常，较高浓度（＞35%）给氧可以迅速缓解低氧血症而不会引起二氧化碳潴留。对于伴有高碳酸血症的急性呼吸衰竭，往往需要低浓度给氧。

2. 吸氧装置

1）鼻导管或鼻塞：主要优点为简单、方便；不影响患者咳痰、进食。缺点为氧浓度不恒定，易受患者呼吸的影响。高流量时对局部黏膜有刺激，氧流量不能大于7 L/min。吸氧浓度与氧流量的关系：吸氧浓度（%）＝21＋4×氧流量（L/min）。

2）面罩：主要包括简单面罩、带储气囊无重复呼吸面罩和文丘里面罩，主要优点为吸氧浓度相对稳定，可按需调节，该方法对鼻黏膜刺激小，缺点为在一定程度上影响患者咳痰、进食。

（三）高压氧治疗

高压氧治疗在急性呼吸衰竭中应用机会较少，而在一氧化碳中毒中应用较多，在肺部厌氧菌感染引起的低氧血症中偶有应用。

（四）体外膜肺氧合

体外膜肺氧合是以膜式氧合器在体外进行气体交换，替代严重损害的肺，为组织提供氧。由于体外膜肺氧合操作较复杂，花费较大，目前尚不能广泛开展。

（五）监测血气

监测血气以指导临床呼吸机的各种参数调整和酸碱失衡的处理。

（六）肾上腺皮质激素

肾上腺皮质激素在急性呼吸衰竭中应用较广泛，能有效防止诱发急性呼吸窘迫综合征（ARDS）的补体激活、中止白细胞裂解、防止氧自由基的产生和释放、避免毛细血管损伤导致渗漏等，但在复杂创伤、严重感染时需同时采取有效抗感染措施，防止二重感染。肾上腺皮质激素剂量要适当，使用时间宜短。

（七）一般支持疗法

电解质紊乱和酸碱失衡的存在，可以进一步加重呼吸系统及其他系统器官的功能障碍，并可干扰呼吸衰竭的治疗效果，因此应及时加以纠正。急性呼吸衰竭较慢性呼吸衰竭更易合并代谢性酸中毒，应积极纠正。

（八）重要脏器功能的监测和支持

危重患者需转入重症监护室（ICU），集中人力物力积极抢救。危重患者应监测血压、心率，记录液体出入量，采取各种对症治疗，预防和治疗肺动脉高压、肺心病、肺性脑病、肾功能不全和消化道功能障碍等。特别要注意防治多器官功能障碍综合征（MODS）。

四、护理要点

（一）一般护理

1. 卧床休息
急性呼吸衰竭患者应绝对卧床休息，慢性呼吸衰竭代偿期患者可适当下床活动。
2. 饮食护理
给予患者富有营养、蛋白质及易消化食品，原则上少食多餐，不能自食者，给予鼻饲，以保证足够热量及水的摄入。
3. 病情观察
除定时测体温、脉搏、呼吸、血压，观察瞳孔变化，以及观察有无唇、指（趾）甲发绀外，还应特别注意以下几项指标。
1) 神志：对缺氧伴二氧化碳潴留患者，在吸氧过程中应密切观察其神志的细微变化，注意有无呼吸抑制。

2）呼吸：注意呼吸的节律，观察快慢深浅变化，如发现异常，应及时通知医生。

3）痰液：观察痰液量及性状，痰液量多、黄稠，表示感染加重，应及时通知医生，留标本送检。

4. 氧气疗法

依病情及病理生理特点，给予不同的给氧方式，争取短时间内使 PaO_2 高于 50 mmHg，动脉血氧饱和度在 80% 以上。

5. 保持呼吸道通畅

神志清楚患者，鼓励其咳痰，被动变换体位，翻身叩背，促使痰液引流；不能自行排痰者，及时吸痰，每次吸痰时间不超过 15 秒，防止缺氧窒息。

6. 观察呼吸兴奋剂使用效果

应用呼吸兴奋剂时，如果给药过快、过多，患者可出现呼吸过快、面色潮红、出汗、呕吐、烦躁不安、肌肉颤动、抽搐和呼吸中枢强烈兴奋后转入抑制，此时应减药或停药。

7. 纠正酸中毒

使用 5% 碳酸氢钠时，应注意观察患者有无二氧化碳潴留的表现。

8. 纠正肺水肿

应用脱水剂、利尿剂时，应注意观察疗效。心功能不全时，静脉滴注不宜过快、过多。

9. 做好各项护理

病情危重、长期卧床者，应做好皮肤护理、生活护理，做好护理记录，准确记录出入量。

10. 备好抢救物品

备好抢救物品，如气管插管、气管切开包，以及人工呼吸器、吸痰器、氧气、强心剂、呼吸兴奋剂等。

11. 应用呼吸器患者的护理

1）熟悉呼吸器性能，在呼吸器发生故障或患者病情发生变化时，采取有效的应急措施。

2）严密观察。

（1）观察患者自主呼吸的恢复和均匀程度，以便适当调节呼吸频率、潮气量、呼吸比。

（2）观察患者有无自主呼吸，与呼吸器是否同步；是否因通气不足、呼吸道阻塞引起烦躁不安。注意观察管道衔接处是否漏气。

（3）观察体温、脉搏、呼吸、血压、神志、瞳孔的变化。正压吸气时使心排血量减少，血压下降。如心功能改善，心率平稳，四肢暖，皮肤红润、无汗，说明呼吸器使用得当。

3）保持呼吸道通畅，掌握适宜的氧浓度，一般在 40% 以下。及时吸痰，防止痰栓形成，注意防止套囊脱落。

4）预防并发症。

（1）注意呼吸道湿化，防止异物阻塞而窒息。

（2）监测血气及电解质变化，注意缺氧、低血压、休克的发生。

（二）出院指导

1）嘱患者注意休息，生活规律，戒烟戒酒，少去人多的场所。

2）嘱患者进行适当的体育锻炼，避免剧烈运动。

3）嘱患者加强营养，进食高蛋白、高热量、低脂肪的食物。

4）嘱患者坚持呼吸锻炼，改善肺功能。

（李志芳）

第二节　支气管哮喘

哮喘是由多种细胞（如嗜酸性粒细胞、肥大细胞、T 淋巴细胞、中性粒细胞、气道上皮细胞等）和细胞组分参与的气道慢性炎症性疾病。这种慢性炎症与气道高反应性相关，通常出现广泛多变的可逆性气流受限，并引起反复发作性喘息、气急、胸闷或咳嗽等症状，常在夜间和清晨发作、加剧，多数患者可自行缓解或经治疗缓解。哮喘如诊治不及时，随病程的延长可产生气道不可逆性缩窄和气道重塑。当哮喘得到控制后，多数患者很少出现哮喘发作，严重哮喘发作则更少见。来自全球哮喘负担的数据表明，尽管从患者和社会的角度来看，控制哮喘的花费似乎很高，但不正确的治疗可导致哮喘反复发作，治疗费用将会更高。因此，合理的哮喘防治至关重要。为此，世界各国的哮喘防治专家共同起草，并不断更新了全球哮喘防治倡议（GINA）。目前 GINA 已成为哮喘防治的重要指南。

一、病因

哮喘的病因目前还不十分清楚，患者个体过敏体质及外界环境的影响是其发病的危险因素。哮喘与多基因遗传有关，同时受遗传因素和环境因素的双重影响。

许多调查资料表明，哮喘患者亲属患病率高于群体患病率，并且亲缘关系越近，患病率越高；患者病情越严重，其亲属患病率也越高。目前，哮喘的相关基因尚未完全明确，但有研究表明存在与气道高反应性、IgE 调节和特应性反应相关的基因，这些基因在哮喘的发病中起着重要作用。

环境因素中主要包括某些激发因素，如尘螨、花粉、真菌、动物毛屑、二氧化硫、氨气等各种特异和非特异性吸入物；感染原，如细菌、病毒、原虫、寄生虫等；食物，如鱼、虾、蟹、蛋类、牛奶等；药物，如普萘洛尔（心得安）、阿司匹林等。

二、病情评估

（一）症状

症状为发作性伴有哮鸣音的呼气性呼吸困难或发作性胸闷和咳嗽。严重者被迫采取坐位或呈端坐呼吸，干咳或咳大量白色泡沫样痰，甚至出现发绀等，有时咳嗽可为唯一的症状。哮喘症状可在数分钟内发作，经数小时至数天，用支气管扩张剂或自行缓解。某些患者在缓解数小时后可再次发作。在夜间及凌晨发作和加重常是哮喘的特征之一。有些青少年哮喘症状表现为运动时出现胸闷、咳嗽和呼吸困难。

（二）体征

发作时胸部呈过度充气状态，有广泛的哮鸣音，呼气音延长。在轻度哮喘或非常严重的哮喘发作时，哮鸣音可不出现，后者称为"寂静胸"，严重哮喘患者可出现心率增快、奇脉、胸腹反常运动和发绀。非发作期体检可无异常。

（三）实验室及其他检查

1. 痰液检查

如患者无痰可通过高渗盐水超声雾化诱导痰的方法进行检查。痰液涂片在显微镜下可见较多嗜酸性粒细胞。

2. 呼吸功能检查

1）通气功能检测：在哮喘发作时呈阻塞性通气功能障碍，呼气流速指标显著下降，第1秒用力呼气容积（FEV_1）、FEV_1占用力肺活量比值、最大呼气中期流速以及呼气流量峰值（PEF）均减少。肺容量指标见用力肺活量减少、残气量增加、功能残气量和肺总量增加，残气量占肺总量百分比增高。

2）支气管激发试验：支气管激发试验用予测定气道反应性。常用吸入激发剂为乙酰甲胆碱、组胺。吸入激发剂后其通气功能下降、气道阻力增加。运动亦可诱发气道痉挛，使通气功能下降。激发试验只适用于FEV_1在正常预计值的70%以上的患者。在设定的激发剂量范围内，如FEV_1下降＞20%，可诊断为激发试验阳性。通过剂量反应曲线计算使FEV_1下降20%的吸入药物累积剂量或累积浓度，可对气道反应性增高的程度作出定量判断。

3）支气管舒张试验：支气管舒张试验用于测定气道气流受限的可逆性。常用吸入型的支气管扩张剂有沙丁胺醇、特布他林等，如吸入支气管扩张剂后，FEV_1较用药前增加≥12%，且其绝对值增加≥200 ml，可诊断为支气管舒张试验阳性。

4）PEF及其变异率测定：PEF可反映气道通气功能的变化，哮喘发作时PEF下降。此外，由于哮喘有通气功能时间节律变化的特点，常于夜间或凌晨发作或加重，使其通气功能下降。若PEF周变异率＞20%，则符合气道气流受限可逆性改变的特点。

3. 血气分析

哮喘发作时，由于气道阻塞且通气分布不均，通气血流比例失调，可致肺泡－动脉血氧分压差增大；严重发作时可有缺氧，PaO_2 降低。由于过度通气可使 $PaCO_2$ 下降，pH 值上升，表现呼吸性碱中毒。若病情进一步发展，气道阻塞严重，缺氧加重并出现二氧化碳潴留，$PaCO_2$ 上升，表现为呼吸性酸中毒。如缺氧明显，可合并代谢性酸中毒。

4. 胸部 X 线检查

在哮喘发作早期胸部 X 线检查可见两肺透亮度增加，呈过度通气状态；在缓解期多无明显异常。如并发呼吸道感染，可见肺纹理增加及炎性浸润阴影。同时要注意肺不张、气胸或纵隔气肿等并发症的存在。

5. 特异性变应原的检测

哮喘患者大多数为变应性体质，对众多的变应原和刺激物敏感。测定变应性指标结合病史有助于患者的病因诊断和减少或避免对该致敏因素的接触。

1）体外检测：可检测患者的特异性 IgE，变应性哮喘患者血清特异性 IgE 可较正常人明显增高。

2）体内试验。

（1）皮肤变应原测试：用于指导避免变应原接触和脱敏治疗，临床较为常用。需根据患者的病史和当地生活环境选择可疑的变应原进行检查，可通过皮肤点刺等方法进行。皮试阳性提示患者对该变应原过敏。

（2）吸入变应原测试：验证变应原吸入引起的哮喘发作，因变应原制作较为困难，且该检验有一定的危险性，目前临床应用较少。在体内试验时应尽量防止发生过敏反应。

（四）诊断

1. 诊断标准

1）反复发作喘息、气急、胸闷或咳嗽，多与接触变应原、冷空气、理化刺激、病毒性上呼吸道感染、运动等有关。

2）发作时在双肺可闻及散在或弥漫性、以呼气相为主的哮鸣音，呼气相延长。

3）上述症状和体征可经治疗缓解或自行缓解。

4）排除其他疾病所引起的喘息、气急、胸闷和咳嗽。

5）临床表现不典型者，至少应有下列三项中的一项：①支气管激发试验或运动试验阳性；②支气管舒张试验阳性；③PEF 周变异率 >20%。

符合 1）~4）条或 4）、5）条者，可以诊断为哮喘。

2. 哮喘的分期及病情严重程度分级

哮喘可分为急性发作期、慢性持续期和临床缓解期。

1）急性发作期：急性发作期是指气促、咳嗽、胸闷等症状突然发生或加剧，常有呼吸困难，以呼气流量降低为其特征，常为接触变应原等刺激物或治疗不当所致。哮喘急性发作时程度轻重不一，病情加重可在数小时或数天内出现，偶尔可在数分钟内即危及生命，故应对病情做出正确评估，以便给予及时有效的紧急治疗。

2）慢性持续期：许多哮喘患者即使没有急性发作，但在相当长的时间内仍有不同频度和不同程度的症状、体征。治疗前根据其临床表现和肺功能可将慢性持续期的病情程度分为 4 级。当患者已经处于规范化分级诊疗时，其病情严重程度分级则应根据当前临床表现、肺功能和目前治疗方案综合判断，如患者未治疗前分级已为轻度持续，经正规治疗后症状仍为轻度持续，则应分级为中度持续；若经正规治疗后症状呈现中度，则应视为重度持续。

3）临床缓解期：临床缓解期是指患者经过治疗或未经治疗症状、体征消失，肺功能恢复到急性发作前水平，并维持 4 周以上。

三、治疗措施

目前尚无特效的治疗方法，长期规范化治疗可使哮喘症状能得到控制，减少复发乃至不发作。长期使用最小量药物或不用药物能使患者活动不受限制，并能与正常人一样生活、工作和学习。

（一）脱离变应原

部分患者能找到引起哮喘发作的变应原或其他非特异刺激因素，立即使患者脱离变应原的接触是防治哮喘最有效的治疗方法。

（二）药物治疗

治疗哮喘药物主要分为两类。

1. 缓解哮喘发作药物

此类药物主要作用为舒张支气管，故也称支气管扩张剂。

1）β_2 肾上腺素受体激动剂（简称 β_2 受体激动剂）：β_2 受体激动剂主要通过激动呼吸道的 β_2 受体，激活腺苷酸环化酶，使细胞内的环磷酸腺苷（cAMP）含量增加，游离钙离子（Ca^{2+}）减少，从而松弛支气管平滑肌，是控制哮喘急性发作的首选药物。常用的短效 β_2 受体激动剂有沙丁胺醇、特布他林和非诺特罗，作用时间为 4～6 小时。长效 β_2 受体激动剂有福莫特罗、沙美特罗及丙卡特罗，作用时间为 10～12 小时。长效 β_2 受体激动剂尚具有一定的抗气道炎症、增强黏液－纤毛运输功能的作用。不主张长效 β_2 受体激动剂单独使用，须与吸入糖皮质激素联合应用。福莫特罗可作为应急缓解气道痉挛的药物。肾上腺素、麻黄碱和异丙肾上腺素，因其心血管副作用多而已被高选择性的 β_2 受体激动剂所代替。

用药方法：可采用吸入，包括定量气雾剂吸入、干粉吸入、持续雾化吸入等，也可采用口服或静脉注射。

（1）吸入给药。首选吸入法给药，药物吸入气道直接作用于呼吸道，局部浓度高且作用迅速，所用剂量较小，全身性不良反应少。常用剂量为沙丁胺醇或特布他林，每喷 100 μg，每日 3～4 次，每次 1～2 喷。通常 5～10 分钟即可见效，可维持 4～6 小时。长效 β_2 受体激动剂如福莫特罗 4.5 μg，每日 2 次，每次 1 喷，可维持 12 小时。应教会患者正确掌握定量气雾剂吸入方法。儿童或重症患者可在定量气雾器上加储雾瓶，雾化释出的药物在瓶中停留数秒钟，患者可从容吸入，并可减少雾滴在口咽部沉积引起刺激。干粉吸入方法较易掌握。持续雾化吸入多用于重症和儿童患者，使用方法简单，易于配合，如沙丁胺醇 5 mg 稀释在 500 ml 溶液中雾化吸入。

（2）口服给药。沙丁胺醇或特布他林一般口服用法为 2.4 ~ 2.5 mg，每日 3 次，15 ~ 30 分钟起效，心悸、骨骼肌震颤等不良反应较多。β_2 受体激动剂的缓释型及控制型制剂疗效维持时间较长，用于防治反复发作性哮喘和夜间哮喘。

（3）注射用药，用于严重哮喘。一般每次用量为沙丁胺醇 0.5 mg，滴速 2 ~ 4 $\mu g/min$，易引起心悸，只在其他疗法无效时使用。

2）抗胆碱药：吸入抗胆碱药，如异丙托溴铵，为胆碱能受体——M 受体拮抗剂，可以阻断节后迷走神经通路，降低迷走神经兴奋性而起舒张支气管作用，并有减少痰液分泌的作用，与 β_2 受体激动剂联合吸入有协同作用，尤其适用于夜间哮喘及多痰的患者。可用定量气雾剂吸入法，每日 3 次，每次 25 ~ 75 μg；或用 100 ~ 150 $\mu g/ml$ 的溶液持续雾化吸入。约 10 分钟起效，维持 4 ~ 6 小时。不良反应少，少数患者有口苦或口干感。近年发展的选择性 M_1、M_2 受体拮抗剂（如噻托溴铵）作用更强，持续时间更久（可达 24 小时），不良反应更少。

3）茶碱类药物：茶碱类药物除能抑制磷酸二酯酶，提高平滑肌细胞内的 cAMP 浓度外，还能拮抗腺苷受体；刺激肾上腺分泌肾上腺素，增强呼吸肌的收缩；增强气道纤毛清除功能和抗炎作用。茶碱类药物是目前治疗哮喘的有效药物。茶碱类药物与糖皮质激素合用具有协同作用。

（1）口服给药。氨茶碱和控（缓）释茶碱，后者因其昼夜血药浓度平稳，不良反应较少，可维持较好的治疗浓度，平喘作用可维持 12 ~ 24 小时，故控（缓）释茶碱可用于控制夜间哮喘。一般剂量每日 6 ~ 10 mg/kg，用于轻中度哮喘。

（2）静脉用药。静脉注射氨茶碱首次剂量为 4 ~ 6 mg/kg，注射速度不宜超过 0.25 mg/（kg·min），静脉滴注维持量为 0.6 ~ 0.8 mg/（kg·h）。每日注射量一般不超过 1.0 g。静脉给药主要应用于重症、危重症哮喘。

茶碱类药物的主要副作用为胃肠道症状（恶心、呕吐），心血管症状（心动过速、血压下降）及尿多，偶可兴奋呼吸中枢，严重者可引起抽搐乃至死亡。最好在用药过程中监测血药浓度。发热、妊娠、小儿或老年患者，或患有肝、心、肾功能障碍及甲状腺功能亢进（简称甲亢）者尤须慎用。合用西咪替丁、喹诺酮类药物、大环内酯类药物等可影响茶碱类药物代谢而使其排泄减慢，应减少用药量。

2. 控制或预防哮喘发作药物

此类药物主要治疗哮喘的气道炎症，亦称抗炎药。

1）糖皮质激素：由于哮喘的病理基础是慢性非特异性炎症，糖皮质激素是当前控制哮喘发作最有效的药物，其主要作用机制是抑制炎症细胞的迁移和活化；抑制细胞因子的生成；抑制炎症介质的释放；增强平滑肌细胞 β_2 受体的反应性。可分为吸入、口服和静脉用药。

（1）吸入用药。吸入用药是目前推荐长期抗感染治疗哮喘最常用的方法，常用吸入药物有倍氯米松（BDP）、布地奈德、氟替卡松、莫米松等，后两者生物活性更强，作用更持久。通常需规律吸入一周以上方能生效。根据哮喘病情，吸入剂量（BDP 或等效量其他糖皮质激素）在轻度持续者一般为 200 ~ 500 μg/d，中度持续者一般为 500 ~ 1 000 μg/d，重度持续者一般 >1 000 μg/d（不宜超过 2 000 μg/d），氟替卡松剂量减半。吸入药物全身不良反应少，少数患者可引起口咽念珠菌感染、声音嘶哑或呼吸道不适，吸药后用清水漱口可减轻局部反应和胃肠吸收。长期使用较大剂量糖皮质激素（>1 000 μg/d）者应注意预防全身性不良反应，如肾上腺皮质功能抑制、骨质疏松等。为减少吸入大剂量糖皮质激素的不良反应，可与长效 β_2 受体激动剂、控（缓）释茶碱或白三烯（LT）调节剂联合使用。

（2）口服用药：常用药物有泼尼松、泼尼松龙。用于吸入糖皮质激素无效或需要短期加强治疗的患者。起始剂量为 30 ~ 60 mg/d，症状缓解后逐渐减量至 ≤10 mg/d。然后停用或改用吸入剂。

（3）静脉用药。重度或严重哮喘发作时应及早应用琥珀酸氢化可的松，注射后 4 ~ 6 小时起作用，常用量为 100 ~ 400 mg/d，或甲泼尼龙，常用量为 80 ~ 160 mg/d，起效时间更短（2 ~ 4 小时）。地塞米松因在体内半衰期较长、不良反应较多，宜慎用，一般 10 ~ 30 mg/d。症状缓解后逐渐减量，然后改用口服和吸入剂维持。

2）LT 调节剂：通过调节 LT 的生物活性而发挥抗炎作用，同时具有舒张支气管平滑肌的作用。可以作为轻度哮喘的一种控制药物的选择。常用半胱氨酰 LT 受体拮抗剂，如孟鲁司特 10 mg，每日 1 次；或扎鲁司特 20 mg，每日 2 次，不良反应通常较轻微，主要是胃肠道症状，少数有皮疹、血管性水肿、氨基转移酶升高，停药后可恢复正常。

3）其他药物：酮替酚和新一代组胺 H_1 受体拮抗剂阿司咪唑、曲尼斯特、氯雷他定对轻症哮喘和季节性哮喘有一定效果，也可与 β_2 受体激动剂联合用药。

（三）急性发作期的治疗

急性发作期的治疗目的是尽快缓解气道阻塞，纠正低氧血症，恢复肺功能，预防进一步恶化或再次发作，防治并发症。一般根据病情的程度进行综合性治疗。

1. 轻度

每日定时吸入糖皮质激素（BDP 200 ~ 500 μg）；出现症状时吸入短效 β_2 受体激动剂，可间断吸入。效果不佳时可加用 β_2 受体激动剂控释片或小量茶碱控释片（200 mg/d）口服；或加用抗胆碱药如异丙托溴铵气雾剂吸入。

2. 中度

吸入剂量一般为每日 BDP 500 ~ 1 000 μg；规则吸入 β_2 受体激动剂或联合抗胆碱药吸入或口服长效 β_2 受体激动剂；亦可加用 LT 拮抗剂口服，若不能缓解，可持续雾化吸入 β_2 受体激动剂（或联合用抗胆碱药吸入），或口服糖皮质激素（<60 mg/d）。必要时可用氨茶碱静脉注射。

3. 重度至危重度

持续雾化吸入 β_2 受体激动剂，或合并抗胆碱药，或静脉滴注氨茶碱或沙丁胺醇。加用 LT 拮抗剂口服，糖皮质激素如琥珀酸氢化可的松、甲泼尼龙、地塞米松静脉滴注（剂量见前）。待病情得到控制和缓解后（一般 3 ~ 5 天），改为口服给药。注意维持水电解质平衡，纠正酸碱失衡，当 pH 值 <7. 20，且合并代谢性酸中毒时，应适当补碱；可给予氧疗，如病情恶化，缺氧不能纠正时，进行无创通气或插管机械通气。若并发气胸，在胸腔引流气体下仍可机械通气。此外，应预防下呼吸道感染等。

（四）哮喘非急性发作期的治疗

一般哮喘虽经过急性期治疗症状得到控制，但哮喘的慢性炎症病理生理改变仍然存在，因此，必须制订哮喘的长期治疗方案。根据哮喘的控制水平选择合适的治疗方案。

由于哮喘的复发性以及多变性，需不断评估哮喘的控制水平，治疗方法则依据控制水平进行调整。如果目前的治疗方案不能够使哮喘得到控制，治疗方案应该升级直至哮喘控制为止。当哮喘控制维持至少 3 个月后，治疗方案可以降级。通常情况下，患者在初诊后 1 ~ 3 个月随访，以后每 3 个月随访 1 次。如出现哮喘发作，应在 2 周至 1 个月进行随访。对大多数患者来说，最大的治疗效果可能要在治疗后 3 ~ 4 个月才能显现，只有在这种治疗策略维持 3 ~ 4 个月，仍未达到哮喘控制，才考虑增加剂量。对所有达到控制的患者，必须通过常规跟踪及阶段性地减少剂量来寻求最小控制剂量。大多数患者可以达到并维持哮喘控制，但一部分难治性哮喘患者可能无法达到同样水平的控制。

以上方案为基本原则，但必须个体化，联合应用，以最小量、最简单的联合，不良反应最少，达到最佳控制症状为原则。

（五）免疫疗法

免疫疗法分为特异性和非特异性两种，前者又称脱敏疗法（或称减敏疗法）。由于有 60% 的哮喘患者发病与特异性变应原有关，采用特异性变应原（如螨、花粉、猫毛等）做定期反复皮下注射，剂量由低至高，以产生免疫耐受性，使患者脱（减）敏。例如采用标化质量（SQ）单位的变应原疫苗，起始浓度为 100 SQ – U/ ml，每周皮下注射一次，15 周达到维持量，治疗 1 ~ 2 年，若治疗反应良好，可坚持 3 ~ 5 年。脱敏治疗的局部反应发生率为 5% ~ 30%（皮肤红肿、风团、瘙痒等），全身反应包括荨麻疹、结膜炎、鼻炎、喉头水肿、支气管痉挛以及过敏性休克等，有个别报道指出脱敏治疗死亡率较低（死亡率在 1/10 万以下），但脱敏疗法需要在有抢救措施的医院进行。

除常规的脱敏疗法外，尚有季节前免疫法，即对于一些季节性发作的哮喘患者（多为花粉致敏），可在发病季节前 3 ~ 4 个月开始治疗，除皮下注射以外，目前已发展了口服或舌下给药的（变应原）免疫疗法，但尚不成熟。

非特异性疗法，如注射卡介苗、转移因子、疫苗等生物制品抑制变应原反应的过程，有一定辅助的疗效。目前采用基因工程制备的人工重组抗 IgE 单克隆抗体治疗中、重度变应性哮喘，已取得较好效果。

四、哮喘患者的教育与管理

哮喘患者的教育与管理是提高疗效，减少复发，提高患者生活质量的重要措施。在医生指导下患者要学会自我管理，学会控制病情。应为每个初诊哮喘患者制订防治计划，使患者了解或掌握以下内容：

1）相信通过长期、适当、充分的治疗，完全可以有效地控制哮喘发作。

2）了解哮喘的激发因素，结合每个人具体情况，找出各自的促激发因素，以及避免诱因的方法。

3）简单了解哮喘的本质和发病机制。

4）熟悉哮喘发作先兆表现及相应处理办法。

5）学会在家中自行监测病情变化，并进行评定，重点掌握峰流速仪的使用方法，有条件的应记录哮喘日记。

6）学会哮喘发作时进行简单的紧急自我处理方法。

7）了解常用平喘药物的作用、正确用量、用法、不良反应。

8）掌握正确的吸入技术。

9）知道什么情况下应去医院就诊。

10）与医生共同制订出防止复发，保持长期稳定的方案。

在此基础上采取一切必要措施对患者进行长期系统管理，包括鼓励哮喘患者与医护人员建立伙伴关系，通过规律的肺功能监测（包括 PEF）客观地评价哮喘发作的程度，避免和控制哮喘激发因素，减少复发，制订哮喘长期管理的用药计划，制订发作期处理方案和长期定期随访保健，改善患者的依从性，并根据患者病情变化及时修订防治计划。

五、预后

哮喘的转归和预后因人而异，与正确的治疗方案关系密切。儿童哮喘通过积极而规范的治疗，临床控制率可达 95%。轻症者容易恢复；病情重者，气道反应性增高明显；伴有其他过敏性疾病者不易控制。若哮喘长期发作而并发 COPD、肺心病者，预后不良。

六、护理要点

（一）一般护理

1. 环境与休息

1）嘱患者避免接触环境中的变应原，室内不宜摆放花草及使用羽毛枕头，避免尘埃飞扬。

2）在哮喘发作时，协助患者取半卧位或坐位，并给予床旁小桌伏案休息以减轻体力消耗。

3）教会、鼓励患者缩唇呼吸或缓慢深呼吸，以改善通气量、缓解症状和有利于痰液排出。

2. 饮食护理

1）为患者提供清淡、易消化、足够热量的饮食，避免进食硬、冷、油煎食物。

2）若能确定与哮喘发作有关的食物，如鱼、虾、蟹、蛋类、牛奶等，应避免食用。某些食物添加剂如酒石黄和亚硝酸盐可诱发哮喘发作，应引起注意。

3）有烟酒嗜好者应戒酒、戒烟。

4）哮喘发作的患者，应注意补充液体，有利于痰液的稀释和补充水分，应鼓励患者每日饮水 2 500～3 000 ml。

（二）病情观察

注意观察哮喘发作的前驱症状，如鼻咽痒、打喷嚏、流涕、眼痒等黏膜过敏症状。在哮喘发作时，应注意观察患者意识状态及呼吸频率、节律、深度及辅助呼吸肌是否参与呼吸运动等。监测呼吸音、哮鸣音、血气分析和肺功能情况，了解病情、治疗和护理效果。加强对急性发作期患者的监护，哮喘在夜间和凌晨易发作，应严密监测病情变化。

（三）对症护理

1. 低氧的护理

重症哮喘患者常伴有不同程度的低氧血症，应遵医嘱给予鼻导管或面罩吸氧，吸氧流量为 1～3 L/min，若哮喘严重发作，经一般药物治疗无效，或患者神志改变，$PaO_2 < 60$ mmHg，$PaCO_2 > 50$ mmHg 时，应准备进行机械通气。

2. 咳嗽、咳痰的护理

教会患者掌握深呼吸和有效咳嗽、咳痰的技巧，协助患者叩背。遵医嘱给予痰液稀释剂或雾化治疗，以促进痰液排出。必要时经鼻腔或口腔吸痰，若患者出现呼吸困难、严重发绀、神志不清，做好气管插管或气管切开的准备，建立人工气道以清除痰液。

（四）心理护理

新发生哮喘和重症哮喘发作的患者，通常会出现紧张，甚至惊恐不安的情绪，应多巡视患者，耐心解释病情和治疗措施，给予其心理疏导和安慰，消除其过度紧张情绪，对减轻哮喘发作的症状和控制病情有重要意义。通过医护人员、患者和家属的合作，使患者对本病有较正确的认识，增强信心，自觉配合医生治疗。

（五）健康教育

1. 疾病预防指导

帮助患者确定、控制并避免接触各种变应原、职业致敏物和其他非特异性刺激因素，学会有效的环境控制，如减少与空气中变应原的接触，戒烟，避免冷空气刺激，注意保暖，避免被动吸烟和预防呼吸道感染，避免摄入引起过敏的食物，避免精神刺激和剧烈运动，避免接触宠物。

2. 学会评估哮喘控制情况

1）指导患者坚持记录哮喘日记，为疾病预防和治疗提供参考资料。

2）指导患者认识哮喘发作的先兆，如出现胸部发紧、呼吸不畅、喉部发痒、打喷嚏、咳嗽等症状，应及时告诉医护人员，及时采取预防措施。

3）指导患者学会利用峰速仪来监测自我的最大呼气流量峰值（PEFR 值）。

　　峰流速仪的使用方法是：患者取站立或坐位（尽可能使用同一种体位），尽可能深吸一口气，然后用唇齿部分包住口含器后，以最快的速度，用1次最有力的呼气吹动游标滑动，游标最终停止的刻度，就是此次峰流速值。如果PEFR经常有规律地保持在81%～100%，为安全区，说明哮喘控制理想；PEFR 50%～80%为警告区，说明哮喘加重，需及时调整治疗方案；PEFR<50%为危险区，说明哮喘严重，需要立即到医院就诊。

　　4）了解哮喘控制评估工具，如哮喘控制测试（ACT）、哮喘控制问卷（ACQ）、哮喘治疗评估问卷（ATAQ），学会使用ACT。

　　ACT仅通过回答有关哮喘症状和生活质量5个问题的评分进行综合判定，25分为完全控制、20～24分为部分控制、20分以下为未控制，并不需要患者检查肺功能，适用于患者自我评估哮喘控制水平（患者可以在家庭或医院，就诊前或就诊期间完成哮喘控制水平的自我评估），有助于增进医患双向交流，提供反复使用的客观指标，以便长期监测。

（李志芳）

第三节　重症肺炎

　　肺炎是指终末气道、肺泡和肺间质的炎症，是严重危害人民健康的呼吸系统常见病，在我国发病率及病死率高，尤其是老年人或免疫功能低下者，在各种致死病因中已居第5位。近年来尽管已经应用强力抗生素和有效疫苗，但肺炎总病死率仍未降低，甚至有所上升。

　　肺炎可按解剖、病因或病情程度分类。按解剖分类，可分为大叶性、小叶性、间质性肺炎。按病因分类，可分为细菌性、病毒性、支原体性、立克次体性、真菌性、化学性、放射性和过敏性肺炎；按病情程度分类，可分为轻型、普通型、中毒型和休克型肺炎。目前细菌性肺炎出现一些新特点，由于病原谱的变迁和细菌耐药菌株的频繁出现，难治性肺炎的比例明显增加，促使病情加重。治疗困难甚至死亡的原因主要有：①感染同时并发败血症、脓胸、心包炎、脑膜炎、ARDS；②近年来，由于抗生素的广泛应用，肺炎的病原体发生了很大变化，过去95%以上由肺炎链球菌引起，目前虽肺炎链球菌仍是重要病原体，但由其他细菌引起肺炎的比例在逐步增加，如金黄色葡萄球菌、肺炎杆菌、大肠杆菌、铜绿假单胞菌、流感嗜血杆菌、变形杆菌、军团菌及一些厌氧菌等。肺炎的临床表现变化大，不少患者被误诊为流行性感冒（简称流感），而典型的由肺炎链球菌引起的大叶性肺炎现已少见。

　　对肺炎患者进行病情程度的评估可以决定治疗措施和判断预后。判断的基本因素包括局部炎症程度、肺部炎症的播散和全身炎症反应程度，入住ICU的重症肺炎病死率可达40%。

一、病因和发病机制

正常的呼吸道免疫防御机制使气管隆凸以下的呼吸道保持无菌。肺炎的发生取决于两个因素：病原体和宿主因素。如果病原体数量多、毒力强和（或）宿主呼吸道局部和全身免疫防御系统损害，即可发生肺炎。病原体可通过下列途径引起社区获得性肺炎：①空气吸入；②血流播散；③邻近感染部位蔓延；④上呼吸道定植菌的误吸。医院获得性肺炎还可通过误吸胃肠道的定植菌以及通过人工气道吸入环境中的致病菌引起。病原体直接抵达下呼吸道后，滋生繁殖，引起肺泡毛细血管充血、水肿，肺泡内纤维蛋白渗出及细胞浸润。除了金黄色葡萄球菌、铜绿假单胞菌和肺炎克雷伯菌等可引起肺组织的坏死性病变易形成空洞外，肺炎治愈后多不遗留瘢痕，肺的结构与功能均可恢复。

二、病情评估

（一）临床表现

1. 一般症状与体征

一般症状与体征有寒战、高热，但亦有体温不升者。可伴头痛、全身肌肉酸痛，口鼻周围出现疱疹；亦可有恶心、呕吐、腹胀、腹痛。体温在 39 ~ 41℃，脉搏细数，血压下降至 90/60 mmHg 以下，亦有神志模糊、烦躁不安、嗜睡、谵妄、抽搐和昏迷，四肢厥冷，出冷汗，少尿或无尿。

2. 呼吸系统症状与体征

1）咳嗽、咯痰、咳血：可为干咳、咯黏痰或脓性痰，有时咯铁锈色痰或血痰，甚至咯血；伴发肺脓肿（厌氧菌感染）时可出现恶臭痰。

2）胸痛：多为尖锐的刺痛，咳嗽在吸气时加重。

3）呼吸困难：表现为气促、进行性呼吸困难、呼吸窘迫等。

4）体征：呼吸急促无力或为深大呼吸，呼吸频率 >30 次/分，鼻翼扇动，口唇及肢端发绀，肺病变部位语颤增强，叩诊呈浊音或实音，肺泡呼吸音减弱，可闻及干、湿啰音，部分患者可闻及胸膜摩擦音。

3. 并发症

炎症反应进行性加重，可导致其他器官功能的损害。常并发：①败血症；②感染性休克，是重症肺炎患者较常出现的临床征象，也是患者需进入 ICU 监护的常见原因之一；③MODS。

（二）实验室及其他检查

1. 血常规

白细胞计数（10 ~ 30）×10⁹/L，或 <4 ×10⁹/L，中性粒细胞比例多在 0.80 以上，并有中毒颗粒，核左移。累及血液系统时，可有血小板计数进行性下降，导致凝血功能障碍。

2. 胸部 X 线检查

胸部 X 线检查早期表现为肺纹理增多或某一个肺段有淡薄、均匀阴影，实变期肺内可见大片均匀致密阴影。重症急性呼吸综合征（SARS）肺部有不同程度的片状、斑片状浸润性阴影或呈网状改变，部分患者进展迅速，呈大片状阴影；常为多叶或双侧改变，阴影吸收消散较慢；肺部阴影与症状、体征可不一致。

3. 胸部 CT

胸部 CT 主要表现为多叶、多段高密度病灶，在病灶内有时可见空气支气管征象，于肺段病灶周围可见斑片状及腺泡样结节病灶，病灶沿支气管分支分布。

4. 病原学检查

1）痰液：痰培养在 24～48 小时可确定病原体，也可痰涂片做革兰染色，革兰染色镜检如发现优势菌，特别是细胞内细菌应考虑为致病菌，某些特殊染色如吉曼尼兹染色，可见巨噬细胞内呈紫红色，此类细菌应考虑为军团菌的可能。

2）血培养：严重感染伴血液感染者，在抗菌药物使用前，可在血液中培养出致病菌。

3）经纤支镜防污染毛刷（PSB）、支气管肺泡灌洗（BAL）标本培养：两者的敏感性和特异性均较高，PSB 者分别为 69% 和 95%；BAL 者敏感性为 72%～100%、特异性为 69%～100%。两者的操作技术要求较高，需技术熟练人员操作。

4）真菌血清学检测：由于痰培养阳性较低，近年来研究发现通过测定真菌的细胞壁成分半乳甘露聚糖（GM）和代谢产物 1，3 - β - D 葡聚糖可提高对真菌感染的诊断能力。临床上的作用还有待更进一步观察。

5. 血气分析

血气分析 PaO_2 下降，$PaO_2/FiO_2 < 250$ mmHg，早期产生呼吸性碱中毒，晚期出现代谢性酸中毒及高碳酸血症。

6. 心电图

心电图可显示有心肌损伤、传导阻滞、心动过速等改变。

（三）诊断与鉴别诊断

1. 肺炎的诊断标准

1）新近出现的咳嗽、咳痰，或原有呼吸道疾病加重并出现脓性痰，伴或不伴胸痛。

2）发热。

3）肺部可闻及干、湿啰音以及有实变体征。

4）白细胞计数（10～30）×10^9/L，或 <4×10^9/L，伴或不伴中性粒细胞核左移。

5）胸部 X 线检查见片状、斑片状浸润性阴影或间质性改变，伴或不伴胸腔积液。

以上 1）～4）项中任何 1 项加第 5）项，并排除肺结核、肺肿瘤、非感染性间质性肺水肿、肺不张、肺栓塞、肺嗜酸性粒细胞浸润症、肺血管炎等，可建立肺炎诊断。

2. 重症肺炎的诊断标准

1）出现意识障碍。

2）呼吸频率≥30 次/分。

3）呼吸空气时，$PaO_2 < 60$ mmHg、$PaO_2/FiO_2 < 250$ mmHg，需行机械通气治疗。

4）血压 < 90/60 mmHg，并发脓毒性休克。

5）胸部 X 线检查显示双侧或多肺叶受累，或入院 48 小时内病变扩大≥50%。

6）血尿素氮 > 7 mmol/L，少尿，尿量 < 20 ml/h，或 < 80 ml/4 h，或并发急性肾衰竭需要透析治疗。

晚发性发病（入院 > 5 天、机械通气 > 4 天）和存在高危因素者（如老年人、慢性肺部疾病或其他基础疾病、恶性肿瘤、免疫受损、昏迷、误吸、近期呼吸道感染等），即使不完全符合重症肺炎规定标准，亦应视为重症肺炎。

3. 鉴别诊断

1）肺结核：与急性干酪性肺炎与大叶性肺炎的临床表现、X 线特征相似，但肺结核患者的病程较长，对一般抗生素无效，痰中可找到结核分枝杆菌，以资鉴别。

2）非感染性呼吸系统急症：由于本处主要讨论的是感染引起的重症肺炎，因此，在鉴别诊断时，亦需与一些非感染原因引起的呼吸系统急症进行鉴别，如吸入性损伤、非感染原因引起的 ARDS、急性放射性肺炎等。

三、治疗措施

（一）抗生素治疗

应尽早应用抗生素，首选青霉素类药物，以后根据细菌培养结果选用对致病菌敏感的抗生素。重症肺炎患者还可选用头孢菌素类，如头孢唑啉、头孢孟多、头孢美唑、头孢哌酮、头孢噻肟等。对青霉素过敏者可选用红霉素或林可霉素。

1. 肺炎链球菌肺炎

肺炎链球菌肺炎首选青霉素 G，青霉素过敏者可选用红霉素或林可霉素，对青霉素耐药者可用头孢噻吩或头孢唑啉。

2. 溶血性链球菌肺炎

溶血性链球菌肺炎青霉素 G 仍为首选，对青霉素过敏者可选用红霉素、林可霉素。此种肺炎好发于儿童，易并发脓胸，此时必须予以引流。

3. 金黄色葡萄球菌肺炎

金黄色葡萄球菌肺炎治疗首选苯唑西林，耐苯唑西林者可用万古霉素、头孢噻吩、头孢唑啉、头孢曲松及氟喹诺酮类（如环丙沙星、氧氟沙星等）。

4. 厌氧菌肺炎

厌氧菌肺炎首选青霉素 G，亦可用甲硝唑或氯霉素，但厌氧菌感染者往往并发金黄色葡萄球菌或铜绿假单胞菌感染，宜同时应用抗生素。

5. 肠源杆菌科细菌性肺炎

致病菌有大肠杆菌、肺炎杆菌、产气荚膜梭菌等。治疗可选用氨苄西林、羧苄西林、哌拉西林，并加用一种氨基糖苷类抗生素，病情危重者可选用氟喹诺酮类（如环丙沙星、氧氟沙星）或头孢菌素类（如头孢唑啉、头孢哌酮、头孢曲松等）。

6. 流感嗜血杆菌肺炎

流感嗜血杆菌肺炎首选氨苄西林或氯霉素。

7. 军团菌肺炎

军团菌肺炎首选红霉素，重症者加用利福平（RFP），总疗程不少于 3 周。目前认为第三代喹诺酮类（如培氟沙星、环丙沙星等）亦有较好疗效。

（二）感染性休克的治疗

由于感染性休克的主要原因是严重感染，其病理生理变化比较复杂，血流动力学又有不同，治疗比较困难。确诊后应立即采用综合措施治疗休克和感染。一般在休克未纠正之前，主要着重治疗休克，同时控制感染；在休克纠正之后，主要着重治疗感染，同时注意巩固治疗休克的疗效。在治疗过程中应积极进行一般监测和一切特殊监测，密切观察病情，注意及时调整治疗方案。

1. 血流动力学的监测

血流动力学的监测是感染性休克治疗中不可缺少的部分。动脉置管可准确地测定血压，同时又可作为实验室检查（血气分析、电解质、血糖、肌酐、尿素氮、肝功能、乳酸等）取血样品的途径。有条件者可放置心脏漂浮导管，一方面可根据肺毛细血管楔压（PCWP）指导输液，了解心功能情况，还可以测定心排血量，了解供氧和耗氧的情况。

2. 补充血容量

感染性休克患者在发生休克之前，常由于有发热、进食减少或呕吐等症状，已有血容量减少的情况存在。发生休克时，因微血管的扩张，血容量减少更多。因此，治疗休克的关键是尽快恢复足够的循环血量。一般宜按先胶体液或血液，后晶体液，先快后慢的速度，同时调整酸碱失衡的原则输液。液体以平衡盐溶液为主，配合适量的血浆和全血。一般先输入低分子右旋糖酐每日 1 000 ml 左右，有出血倾向及心肾功能不全者慎用，当用量达 1 500 ml 而血容量仍不足时，可考虑用血浆、白蛋白或全血。一般开始 1～2 小时输液 800～1 000 ml，12 小时输液 2 000 ml 左右，休克改善后输入含钾、高糖配合胰岛素、三磷酸腺苷（ATP）液体，成年人每日总量约 3 000 ml。有心功能不全者酌减。由于感染的因素，患者常可有心肌损害和肾损害，过多补液将导致不良后果，而补液不足又难以纠正休克。因此，通常应做中心静脉压的测定，根据其测定结果来调节输液的量和速度。

3. 纠正酸碱失衡

感染性休克时经常伴有严重的酸中毒，而且发生较早，须及时纠正。可在补充血容量的同时，从另一静脉途径滴注 5% 碳酸氢钠 200 ml。1 小时后复查血气分析，根据结果再决定是否需追加用量。

4. 心血管药物的应用

当补充血容量、纠正酸中毒后，若休克仍未见好转，应加用血管扩张剂。有时还可联合应用以 α 受体兴奋为主、兼有轻度兴奋 β 受体的血管收缩剂和兼有兴奋 β 受体作用的 α 受体阻滞剂，以抵消血管收缩作用，保持、增强 β 受体兴奋作用，而又不致使心率过于增速，例如山莨菪碱、多巴胺等。或者合用间羟胺、去甲肾上腺素，或去甲肾上腺素和酚妥拉明的联合应用。

感染性休克时，心功能常受损害。改善心功能可给予强心苷（毛花苷 C）、β 受体激动剂（多巴酚丁胺）等。

5. 糖皮质激素治疗

糖皮质激素是促炎细胞因子产生的重要自然抑制体，可在所有层次上调节宿主的防御反应，能抑制多种炎性递质的释放和稳定溶酶体膜，缓解全身炎症反应综合征（SIRS）。糖皮质激素应尽量在病程的早期使用。用量宜大，可用正常用量的 10 ~ 20 倍。一般主张短期使用，不超过 48 小时。但也有人认为延长用药时间可提高治疗效果。

6. 控制感染

加大抗生素剂量，并联合用药，2 ~ 3 种广谱抗生素同时使用。

（三）氧气吸入

重症肺炎患者均伴低氧血症，须做氧疗。但对患 COPD 者，避免用高浓度的氧吸入，否则会引起二氧化碳潴留。

（四）心功能不全的治疗

出现心功能不全征象时，应严格控制静脉输液量和输液速度，限制含钠溶液输入，酌情给予强心剂治疗。大剂量肾上腺素亦有一定作用。水肿、尿少时可酌情给予利尿剂治疗。

（五）保持气管通畅

原有 COPD 患者体弱无力、咳嗽，易使通气受阻。休克型肺炎则可并发呼吸衰竭、ARDS，必须保持呼吸道通畅。

（六）对症支持疗法

重症肺炎患者应卧床休息，注意保暖，加强护理，进食易消化的流质或半流质饮食。高热者用物理降温或药物降温。

四、护理要点

（一）一般护理

1）卧床休息，减少活动，以减少组织对氧的需要，帮助机体组织修复。应尽量将治疗和护理集中在同一时间完成，以保证患者有足够的休息时间。

2）给予高热量、高蛋白和富含维生素的流质或半流质饮食，并鼓励患者进食。对不能进食者，必要时用鼻饲补充营养，以弥补代谢的消耗。鼓励患者多饮水，每日摄入量在 1 ~ 2 L。需静脉补液者，滴速不宜过快，以免引起肺水肿。

3）高热患者，唾液分泌减少，口腔黏膜干燥，口腔内食物残渣易发酵，促使细菌繁殖。同时机体抵抗力下降及维生素缺乏，易引起口唇干裂、口唇疱疹、口腔炎症、溃疡。应在清晨、餐后及睡前协助患者漱口，或用漱口液清洁口腔，口唇干裂者可涂润滑油保护。

（二）病情观察

观察患者的神志、生命体征、皮肤、黏膜、尿量等变化，尤其是关注儿童、老人、久病体弱者的病情变化。及时发现早期休克征象，协助医生及时采取救治措施。准确记录出入液量，估计患者的组织灌流情况。按医嘱执行导尿术及做中心静脉压测定。

（三）对症护理

1）高热者一般先用物理降温，如枕部冷敷、温水擦浴，若体温仍未下降可给予药物降温，降温半小时后测体温。寒战者注意保暖，适当增加盖被，大量出汗者应及时更换衣服和盖被，并注意保持皮肤的清洁干燥。

2）根据血气分析结果给予吸氧，维持 $PaO_2 > 60$ mmHg 有助于改善组织器官的缺氧状态。常用的吸氧方法包括鼻导管吸氧法、面罩吸氧法、正压给氧法。高浓度（>60%）、长时间给氧可损害脑、心、肺、肾等器官，在肺部可引起肺泡间质水肿、肺泡上皮增生、肺透明膜形成、肺出血等，也可引起早产儿视网膜病变综合征，影响视力，因此在吸氧时应注意防止氧中毒。

3）咳嗽、咳痰的护理

（1）有效咳嗽：适用于清醒且配合的患者。有效咳嗽的方法：①患者尽可能采用坐位，先进行深而慢的腹式呼吸 5~6 次，深吸气至膈肌完全下降，屏气 3~5 秒，身体前倾，从胸腔进行 2~3 次短促有力的咳嗽，同时收缩腹肌，或用手按压上腹部或双手环抱一个枕头于腹部，有利于膈肌上升帮助痰液咳出。②可取俯卧屈膝位，借助膈肌、腹肌收缩，增加腹压，咳出痰液。③指导患者经常变换体位有利于痰液咳出。④对于胸痛患者，可用双手或枕头轻压伤口两侧以减轻伤口带来的疼痛。疼痛剧烈时可遵医嘱给予镇痛药，30 分钟后指导患者进行有效咳嗽。

（2）气道湿化：适用于痰液黏稠不易咳出者。应用气道湿化的注意事项：①湿化时间不宜过长，一般以 10~20 分钟为宜，湿化时间过长可引起黏膜水肿和气道狭窄，甚至诱发支气管痉挛，加重水钠潴留。②湿化温度宜在 35~37℃，温度过高易灼伤呼吸道，损害气道黏膜纤毛运动；温度过低可诱发哮喘、寒战反应。③在吸入过程中避免降低吸氧浓度。④治疗后及时鼓励患者咳嗽、咳痰或协助患者翻身、叩背。⑤湿化器应按照规定消毒，专人专用，以预防呼吸道疾病的交叉感染。

（四）用药的护理

1. 用药的一般护理

（1）用药前询问药物过敏史，严格遵药品说明书进行药物敏感试验（简称药敏试验）。

（2）应严格遵医嘱及药品说明书配制和使用抗生素，避免发生药物不良反应，如发现发热、皮疹、胃肠道不适、肝肾毒性、耳毒性等，发现异常及时报告。

（3）在用药过程中密切观察患者有无过敏反应，对于从未使用过抗生素的患者，首次输液速度宜慢，以免发生过敏反应，如患者突然出现呼吸困难、血压下降、意识障碍，应立即停药并报告医生，做好抢救准备。

（4）长期、大量使用抗生素的患者应监测肝肾功能。

2. 感染性休克患者治疗用药的护理

1）扩充有效循环血容量。

（1）根据患者生命体征、年龄、基础疾病、心功能情况、出入液量及中心静脉压水平决定补液速度及补液量。若血压低，中心静脉压 < 5 cmH$_2$O[①] 应迅速补液；若中心静脉压达到或超过 10 cmH$_2$O 时，输液速度不宜过快，以免诱发急性心力衰竭。

（2）下列证据提示血容量已经补足：口唇红润、肢端温暖、收缩压 > 90 mmHg、脉压 > 30 mmHg、尿量 > 30 ml/h。

（3）若血容量已经基本补足，尿比重 < 1.018 及尿量 < 20 ml/h，应及时报告医生，警惕急性肾衰竭的发生。

2）纠正酸中毒：酸中毒是组织缺氧所致。纠正酸中毒可以加强心肌收缩力，增强血管对升压药的反应，改善微循环。常用 5% 碳酸氢钠溶液静脉滴注，因其配伍禁忌较多，应单独输入。

3）血管活性药物的应用：应用血管活性药物应根据血压的变化调整滴速，维持收缩压在 $90 \sim 100$ mmHg 为宜，注意控制输液速度。在输液过程中要防止药液外渗，以免引起局部组织缺血性坏死。

（五）心理护理

高热、咳嗽、咳痰、呼吸困难等症状会给患者带来很大的精神压力。因此，要注意评估重症肺炎对患者日常生活、工作或学习的影响，以及患者能否适应疾病所带来的角色转变，观察其情绪变化，向患者讲解重症肺炎的患病及治疗过程、预后及防治知识，并列举成功的治疗案例，使患者树立康复的信心。

（六）健康教育

（1）向患者宣传有关重症肺炎的基本知识。

（2）保证充足的休息时间，增加水和营养的摄入，以增强机体对感染的抵抗能力。

（3）体温高或需要痰液引流的患者应给予相应的护理指导。

（4）指导使用抗生素者若有不适应及时通知医护人员，以免发生过敏反应。

（5）为减少唾液污染，指导患者漱口后采集深咳痰液，室温下 2 小时内送检。

（6）出院后继续用药者，应嘱其遵医嘱按疗程服药，若更换抗生素应注意迟发过敏反应，出现发热、心率增快、咳嗽、咳痰、胸痛等症状时，应及时就诊。

（7）指导患者病情好转后，注意锻炼身体，加强耐寒锻炼；天气变化时随时增减

---

① 1 cmH$_2$O ≈ 0.1 kPa。

衣服，避免受凉、淋雨、酗酒以及吸烟，预防上呼吸道感染。

（8）预防接种肺炎链球菌疫苗和（或）流感疫苗可减少某些特定人群罹患肺炎的机会。

（李志芳）

第四节 咯 血

咯血是指喉及喉以下的呼吸道及器官病变出血经口腔排出。根据咯血量可分为痰中带血、小量咯血（<100 ml/d）、中量咯血（100~500 ml/d）和大量咯血（>500 ml/d）。咯血常由呼吸系统疾病所致，也见于循环系统或全身其他系统疾病，因此，在询问病史时不仅要考虑呼吸系统疾病，也要考虑其他系统疾病，以免漏诊。

一、病因

（一）支气管疾病

支气管疾病主要由炎症导致支气管黏膜或病灶毛细血管通透性增加，或黏膜下血管破裂。常见于慢性支气管炎、支气管扩张、支气管结核、支气管肺癌等。

（二）肺结核

肺结核是最常见的咯血原因之一。结核性病变可使毛细血管通透性增高、血液渗出，表现为痰中带血；病变侵蚀小血管壁使管壁破溃则可致中量咯血；空洞壁肺动脉分支形成的小动脉瘤破裂时，可致大量咯血。

（三）肺血管疾病

1. 肺淤血
咯血者以二尖瓣狭窄引起肺淤血多见，且发生于较严重的瓣口狭窄的慢性充血期，也可见于其他心脏病引起的急性肺水肿，表现为痰中带血，小量咯血或咯出粉红色泡沫样痰。

2. 急性肺血栓栓塞症
急性肺血栓栓塞症导致的咯血发生率约30%，量不多，鲜红色，数日后可变成暗红色。伴有呼吸困难、胸痛。常有深静脉血栓形成或血栓性静脉炎、静脉曲张等危险因素。

3. 肺出血肾炎综合征
肺出血肾炎综合征表现为间歇的咯血，合并呼吸困难与胸痛；除肺、肾两脏器之外，其他器官很少受累。此病主要侵犯健康的青年男性，病程数月至1年，预后不良。

肾脏病变为进行性，尿毒症症状迅速出现，并掩盖肺部症状，死亡的原因通常为肾衰竭。

（四）气管、肺先天疾病

1. 单侧肺动脉发育不全

单侧肺动脉发育不全较少见，患者大多有不同程度的咳嗽、咳痰、痰中带血、胸痛和气促等表现，查体发现患侧胸廓扩张稍受限，语颤及呼吸音减弱，多可闻及啰音，可被误诊为肺气肿、气胸、支气管扩张等。诊断主要依靠胸部 X 线检查。

2. 肺囊肿

先天性肺囊肿患者往往因突然小量咯血或痰中带血而就诊。如有下列情况应考虑本病：肺部阴影长期存在；阴影在同一部位反复出现；无播散灶；阴影新旧程度一致；肺门纵隔淋巴结不肿大；患者虽反复咯血但无结核中毒症状。支气管造影或 CT 检查对本病诊断有决定性意义。

（五）全身性疾病的肺部表现

例如急性传染病（肺出血型钩端螺旋体病、流行性出血热等）、各种血液病、白塞病、各种结缔组织病、子宫内膜异位症、弥散性血管内凝血（DIC）等。

（六）少见的咯血原因

少见的咯血原因包括肺囊性纤维化（我国少见）、艾滋病（AIDS）继发卡波西肉瘤（Kaposi 肉瘤）时、棘球蚴疾病、硬皮症（伴支气管黏膜毛细血管扩张）、冠状动脉粥样硬化性心脏病（简称冠心病）、恶性纤维组织细胞瘤、主动脉硬化（溃破引起致命性咯血）、急性细菌性心内膜炎（伴动脉瘤）、家族性淀粉样疾病、家族性多器官动脉膨胀病、心室支气管瘘、体外碎石术后、大疱性类天疱疮病、遗传性鼻出血伴出血性毛细血管扩张、肺肉芽肿病、上皮样血管内皮瘤（肺泡出血）、粥样硬化性主动脉瘤、异物食管穿孔、肺曲霉病、肺孢子菌肺炎、尿毒症、间质性肺炎、潜水病、食管疾病等。个别报告有"诈病"或"癔症"患者痰中"带血"。

二、病情评估

（一）病史

咯血的病情评估首先依据病史。

1. 首先要确定是否为咯血

临床上患者自述咯血时要检查其口腔、鼻咽部有无出血，必要时，做局部检查以明确诊断；要鉴别是咯血还是呕血；还要排除出血性血液病等。

2. 患者的年龄与性别

青壮年咯血要考虑支气管扩张、肺结核。40 岁以上男性吸烟者首先要考虑支气管肺癌。年轻女性反复咯血要考虑支气管结核和支气管腺瘤。咯血发生于幼儿则可见于先天性心脏病。

3. 既往史

幼儿曾患麻疹、百日咳，有反复咳嗽咳痰史者首先要考虑支气管扩张。有风湿性心脏病史者要注意二尖瓣狭窄和左心衰竭。

4. 咯血量

一般来说，不能以咯血量多少来判断咯血的病因和病情轻重。痰中带血多由于毛细血管通透性增加所致，持续数周，经抗感染治疗无效者应警惕支气管肺癌，只有在排除其他原因后才可考虑慢性支气管炎是小量咯血的原因。反复大量咯血要考虑肺结核空洞、支气管扩张、肺脓肿和风湿性心脏病二尖瓣狭窄。突发急性大量咯血应注意肺梗死。咯血量的估计时应注意盛器内唾液、痰及水的含量，以及患者吞咽和呼吸道内存留的血量。

5. 咯血的诱因

有生食螃蟹或蝲蛄史者要考虑肺吸虫病。在流行季节到过疫区者要考虑肺出血型钩端螺旋体病或流行性出血热。与月经期有一定关系的周期性咯血考虑代偿性月经。

6. 咯血的伴随症状

咯血伴刺激性干咳，老年人多见于支气管肺癌，青少年多见于支气管结核；伴乏力、盗汗、食欲减退等全身性中毒症状者则肺结核病可能性大；伴杵状指（趾）者多见于支气管扩张、支气管肺癌、慢性肺脓肿等；伴全身其他部位皮肤黏膜出血者多见于血液系统疾病和传染性疾病；伴局限性喘鸣音者应考虑气道不完全性阻塞，见于支气管肺癌或支气管内异物。

（二）体格检查

在体格检查时应常规检查脉搏、呼吸、血压、体温；检查皮肤及关节有无出血，鼻、咽、口腔有溃疡出血者，应考虑血液病；检查心脏有无扩大、震颤、杂音及心音的改变，应特别注意二尖瓣区；检查肺部有无异常浊音区及呼吸音改变等，局限的湿啰音可能与该部的出血有关；如有杵状指（趾）则应想到肺脓肿、支气管扩张、肺癌等。

（三）实验室及其他检查

1. 血液及痰液检查

血常规、血小板、出凝血时间检查可以提示或排除血液疾病。痰液查结核分枝杆菌、肺吸虫卵、阿米巴原虫、真菌及其他致病菌、癌细胞，对肺结核、肺吸虫病、肺阿米巴病、肺真菌病、肺癌有重要意义。

2. 胸部 X 线检查

咯血患者均应进行胸部前后位及侧位 X 线检查，在大量咯血不易搬动时可进行床边胸部 X 线检查或咯血停止后再进行检查。

3. 支气管镜检查

支气管镜检查不仅可迅速查明出血部位，也可进行适当的治疗。在病情允许时可通过活检或刷检进行组织学或细胞学检查，帮助明确病因。纤支镜检查应在大量咯血停止

1~2 小时或小量出血时进行。大量咯血有窒息危险时应用硬质支气管镜进行急救吸引以防气道的阻塞,重度肺功能损害、衰弱不能耐受者应慎用。

4. 支气管造影

对于近期或活动性咯血患者而言,其诊断价值相当有限。目前,主要用于以下情况。

(1) 为证实局限性支气管扩张(包括隔离的肺叶)的存在。

(2) 为排除拟行外科手术治疗的局限性支气管扩张患者存在更广泛的病变。

5. 血管造影

1) 选择性支气管动脉造影:咯血患者的出血绝大部分来自支气管动脉系统。选择性支气管动脉造影不仅可以明确出血的准确部位,同时,还能够发现支气管动脉的异常扩张、扭曲变形、动脉瘤形成及体循环 – 肺循环交通支的存在,从而为支气管动脉栓塞治疗提供依据。

2) 肺动脉造影:对肺结核空洞、肺脓肿等疾病所引起的顽固性大量咯血,以及怀疑有侵蚀性假性动脉瘤、肺动脉畸形存在者,应在做选择性支气管动脉造影的同时,加做肺动脉造影。

6. 放射性核素扫描

咯血停止后行通气/灌注扫描有助于明确肺栓塞的诊断。

三、治疗措施

咯血是许多疾病的一个症状,应当积极寻找病因,治疗原发病。如对于左心衰竭及某些血液系统疾病来说,积极治疗原发病即可在短期内起到良好的止血效果。对于大量咯血而言,即刻止血至关重要,否则可能窒息致死。目前,临床上最常见的咯血多为感染性疾病所引起,尤其以支气管扩张、肺结核多见,故对于感染性疾病所致咯血,治疗原发病的同时,止血治疗是首要的治疗措施。

(一) 病因治疗

肺结核患者应进行正规抗结核治疗,初治患者可用链霉素、异烟肼、利福平三联治疗。风湿性心脏病左心衰竭患者可静脉推注毛花苷 C 0.2~0.4 mg 和呋塞米 20 mg。肺部真菌病可应用氟康唑、酮康唑等抗真菌药物。

(二) 一般治疗

1. 卧床休息

绝对卧床休息,一般采取半坐位,要符合患者的要求,保持最舒适的体位,如已知出血来源,应采取患侧卧位压住出血侧,使出血侧呼吸运动减小。如需平卧,出血侧置沙袋。

2. 镇静

咯血可给患者带来较大的惊恐,应适当予以镇静药如地西泮 10 mg 肌内注射或苯巴比妥 0.1~0.2 g 肌内注射。同时指导患者呼吸和咳嗽,不可屏气,有出血务必将血咯出，以防窒息。咳嗽可加剧咯血，剧咳者可给予镇咳药，如可卡因 15～30 mg，每日 3 次，也可用喷托维林、复方吐根散、苯丙哌林等，忌用吗啡，吗啡抑制呼吸中枢，减少咳嗽反射，血液或血块不易咳出，可引起窒息。

3. 吸氧及建立静脉输液通道

患者失血量多时，可少量多次输新鲜血，既防止休克又有促进止血作用。除非已发生休克，否则不宜大量输液或输血，以免促进出血。不可用低分子右旋糖酐，它能防止血凝。对有缺氧表现者，应给予氧疗，需首先使呼吸道通畅，免受血液堵塞，才能有效地进行氧疗。采用高频通气方式给氧可能更为有效。

4. 其他

大量咯血时暂禁食，咯血停止或减轻后可给予易消化食物。保持大便通畅。

（三）止血疗法

1. 止血剂应用

目前，还没有经双盲实验证明对治疗咯血确切有效的药物。常用止血剂有氨甲苯酸、垂体后叶激素、巴曲酶，其他如维生素 K、普鲁卡因等。应用止血剂一般没有严格规定，可酌情交替应用，增强治疗效果。

1）垂体后叶激素：为脑神经垂体的水溶性成分，可使肺小动脉收缩致血管破裂处血栓形成，同时减少肺内血流量，降低肺循环压力。大量咯血时可用 5～10 U 溶于 20～40 ml 生理盐水或葡萄糖液缓慢静脉注射，后以 10～40 U 于 5% 葡萄糖液 500 ml 中静脉滴注维持治疗，必要时 6～8 小时重复 1 次。不良反应有头痛、面色苍白、心悸、胸闷、腹痛、便意或血压升高等，高血压、冠心病者及孕妇禁用。

2）普鲁卡因：通过神经阻滞作用达到扩张血管、降低肺循环压力的作用。用于不能使用垂体后叶激素者，常用 150～300 mg 普鲁卡因溶于 5% 葡萄糖液 500 ml 内静脉滴注，每日 1 次。少数人对此药过敏，首次应用时应做皮试。

3）酚妥拉明：为 α 受体阻滞剂，以直接扩张血管平滑肌，降低肺动静脉压，减轻肺淤血达到止血目的。常用酚妥拉明 10～20 mg 加入 5% 葡萄糖液 250～500 ml 中，缓慢静脉滴注，连用 5～7 日，应用过程中注意监测血压，血容量不足时易引起血压下降，故应在补足血容量的基础上应用。

4）巴曲酶：含有类凝血酶和类凝血激酶 2 种有效成分。主要作用为促进出血部位的血小板聚集，促进凝血过程。一般先肌内注射 0.3 U，然后静脉注射 0.3 U，如出血不止，可 4～6 小时重复 1 次。

5）阿托品及山莨菪碱：可用于垂体后叶激素有禁忌者。为治疗肺结核、支气管扩张所致咯血的首选药物。阿托品 1 mg 肌内注射，咯血不止于 2～3 小时再次肌内注射 0.5 mg，以后 0.3 mg，每日 2 次口服，血停为止；或山莨菪碱 10 mg 肌内注射，方法同上。药理机制尚不清楚，可能与其扩张周围血管、减少回心血量以致降低肺动脉压、减少肺血流量有关。青光眼者禁用。

6）催产素：催产素具有直接扩张血管的作用，既能扩张静脉，也能扩张周围小动脉，从而减少回心血量，降低肺动脉压和减少肺循环血量，而达到止血目的。用法：催产素 5～10 U 加入 25% 葡萄糖液 20 ml 中缓慢静脉注射，大部分人 10～20 分钟咯血量明显减少，再用催产素 10～15 U 加入 5% 葡萄糖液 500 ml 中静脉滴注，每日剂量 40～50 U，遇有停药后再次咯血者，按原剂量再次给药。

7）氯丙嗪：取氯丙嗪 10 mg 每 4～6 小时肌内注射 1 次，必要时增至氯丙嗪 15 mg 每 4 小时 1 次。药理机制是氯丙嗪既可扩张静脉，也可扩张周围小动脉，从而降低心脏前后负荷而止血。

8）硝酸异山梨酯：硝酸异山梨酯可松弛血管平滑肌，扩张周围血管，减少回心血量，降低心排血量。方法：硝酸异山梨酯 10～20 mg，每日 3 次口服。

9）冬眠 Ⅱ 号：哌替啶 50 mg，异丙嗪 25 mg，氢化麦角碱 0.3 mg，加入灭菌注射用水 9 ml 中，共 12 ml。每次取 2 ml 肌内注射，每 2～4 小时 1 次，肌内注射间隔时间长短视患者反应及病情需要而定，待咯血完全停止后再继续使用 3 日。

10）肾上腺皮质激素：顽固性咯血患者用一般治疗及垂体后叶激素治疗无效时，加用泼尼松每日 30 mg，疗程 1～2 周，可获止血效果，对浸润型肺结核疗效较好。

11）桂利嗪：桂利嗪每次 50 mg，每日 2 次口服，中等以上咯血者加倍服用。近期疗程 1 周，止血后长期或间断服用。不良反应有咽干、嗜睡，大多可耐受，无须特殊处理。

12）肼屈嗪：肼屈嗪开始用量每次 25 mg，每日 3～4 次，以后可逐渐增加，治疗剂量为每日 200～300 mg。肼屈嗪为动脉扩张剂，能有效地降低肺动脉压力，适用于各种原因所致的肺动脉高压性咯血。不良反应有头痛、心悸、心动过速、恶心、呕吐、眩晕、体位性低血压等。

13）其他：如肾上腺色腙、维生素 K、6 - 氨基己酸、酚磺乙胺、氨甲苯酸等均可酌情选用。

2. 硬质支气管镜

对采用药物治疗效果不佳的顽固性大量咯血患者，应及时进行纤支镜检查。其目的：一是明确出血部位；二是清除气道内的积血；三是配合血管收缩剂、凝血酶、气囊填塞等方法进行有效的止血。出血较多时，一般先采用硬质支气管镜清除积血，然后通过硬质支气管镜再应用纤支镜，找到出血部位进行止血。目前，借助硬质支气管镜的常用止血措施有：①支气管灌洗；②局部用药；③气囊填塞。

3. 支气管动脉栓塞术

支气管动脉栓塞术已被广泛应用于大量咯血患者的治疗，尤其是对于双侧病变或多部位出血；心、肺功能较差不能耐受手术或晚期肺癌侵及纵隔和大血管者，支气管动脉栓塞治疗是一种较好的替代手术治疗的方法。

4. 放射治疗

有文献报道，对不适合手术及支气管动脉栓塞术的晚期肺癌及部分肺部曲菌感染引起大量咯血的患者，局限性放射治疗可能有效。

（四）窒息时的紧急处理

窒息是咯血患者致死的主要原因，应及早识别和抢救，窒息抢救的重点是保持呼吸道通畅和纠正缺氧。其具体措施为：

1. 体位引流

1）对于一次大量咯血窒息者，立即抱起患者下半身，倒置使其身体躯干与床呈40°～90°，由另一人轻托患者的头部向背部屈曲并叩击背部，倒出肺内积血，防止血液淹溺整个气道。

2）对一侧肺已切除，余肺发生咯血窒息者，将患者卧于切除肺一侧，健侧肺在上方，采用头低脚高卧位。

2. 清除积血

用开口器将患者口腔打开，并用舌钳将舌拉出，清除口咽部积血；或用导管自鼻腔插至咽喉部，用吸引器吸出口、鼻、咽喉内的血块，并刺激咽喉部，使患者用力咳出气道内的积血；必要时，可用气管插管或气管切开，通过冲洗和吸引，亦可迅速恢复呼吸道通畅。

3. 高流量吸氧

高流量吸氧，同时注射呼吸兴奋剂如尼可刹米、洛贝林等。

4. 其他措施

其他措施包括迅速建立静脉输液通道，使用止血剂及补充血容量、纠正休克、抗感染、加强监测和护理，必要时行气管插管及机械通气。

（五）抗感染

预防肺部感染应予以适当抗生素，支气管扩张、肺脓肿及肺炎等引起的咯血更需要抗感染治疗。

四、护理要点

（一）一般护理

1）保持病室内安静，和患者避免不必要的交谈，以减少肺部活动度，小量咯血时应静卧休息，大量咯血时应绝对卧床休息。

2）安排专人守护在患者身旁并安慰患者，对患者轻声、简要地解释病情，使之有安全感、消除恐惧感。

3）向患者解释心情放松有利止血，告知患者咯血时绝对不能屏气，以免诱发喉头痉挛，血液引流不畅形成血块，导致窒息。协助患者取患侧卧位或平卧位头偏向一侧，嘱其尽量将血轻轻咯出。

4）大量咯血者暂禁食，小量咯血者宜进少量凉或温的流质饮食，多饮水及多食富含纤维素食物，以保持大便通畅。

5）备好吸痰器、鼻导管、气管插管和气管切开包等急救用品，以便医生及时抢救，解除呼吸道阻塞。

（二）病情观察与护理

1）严密观察生命体征，及时测量血压、脉搏、呼吸。

2）严密观察精神及意识状态的变化，注意咯血量及出血的速度，及时发现窒息的早期症状，如患者突然发生胸闷、躁动、呼吸困难，突然出现痰鸣音；患者反应迟钝，伴有发绀现象，咯血突然中断等。

3）注意观察患者对治疗的反应，并根据病情变化控制药液滴速。

4）大量咯血者病情凶险危重，应迅速建立静脉输液通道，补充血容量及药物。保持呼吸道通畅，体位引流无效时，可通过支气管镜用吸引器抽吸气管、支气管中的血凝块；或用呼吸器行人工呼吸，必要时行气管切开，并协助医生吸取气管内滞留的血块，以保持呼吸道通畅。因患者持续咯血需静脉滴注或推注垂体后叶激素时，速度不宜过快，并应观察药物反应，如恶心、便意、心悸、面色苍白等。反复使用止血剂无效时，应做好术前准备、术中配合、术后观察不良反应。需行支气管检查时，应向患者解释手术方法和目的，鼓励患者密切配合。

（李志芳）

第五节　急性呼吸窘迫综合征

多种急性致病原因可以导致肺等器官的损伤，严重时可引起 ARDS 和（或）MODS。ARDS 往往是 MODS 中最先出现的器官功能障碍，在 MODS 的整个发展过程中居重要甚至决定性的地位。

ARDS 是指由心源性以外的各种肺内外致病因素所导致的急性、进行性呼吸衰竭。ARDS 主要病理特征为肺微血管通透性增高而导致肺泡腔渗出富含蛋白质的液体，进而导致肺水肿及透明膜形成，可伴有肺间质纤维化。病理生理改变以肺顺应性降低、肺内分流增加及通气血流比例失调为主。临床表现为呼吸窘迫和顽固性低氧血症。

急性肺损伤（ALI）和 ARDS 为同一疾病过程的两个阶段，ALI 代表早期和病情相对较轻的阶段，而 ARDS 代表后期病情较严重的阶段，55% 的 ALI 在 3 天内会进展成为ARDS。ALI 概念的提出主要有三个意义：①强调了 ARDS 的发病是一个动态过程。致病因子通过直接损伤肺泡膜，或通过机体炎症反应过程中细胞和相应递质间接损伤肺毛细血管内皮和肺泡上皮，形成 ALI，逐渐发展为典型的 ARDS。②可在 ALI 阶段进行早期治疗，提高临床疗效。③按不同发展阶段对患者进行分类（严重性分级），有利于判断临床疗效。

在第二次世界大战的伤员中，人们首次认识了 ARDS，当时被称为"创伤性湿肺"。自从 1967 年 *The Lancet* 杂志发表了一篇关于 12 名 ARDS 患者的描述性报道以来，ARDS受到了重视。1972 年开始将这种综合征称为成年人呼吸窘迫综合征，以便与新生儿的呼吸窘迫综合征相区别。然而多年的临床实践表明，该综合征绝不仅限于成年人，已有大量儿童和青少年患病的报道，故已将这种呼吸衰竭按其发病特点正式改称为急性呼吸窘迫综合征。2012 年发表的 ARDS 柏林定义中取消了 ALI 命名，统一为 ARDS，原 ALI 相当于轻度 ARDS。

一、病因

常见病因可分为如下几类：

（一）肺误吸胃内容物

34% 的 ARDS 是因肺误吸入胃内容物所致。胃液 pH 值低于 2.5 时特别容易导致 ARDS。

（二）溺水

溺水是很重要的原因，其 10% 可发生喉痉挛，90% 是因为溺水时水充塞于呼吸道及肺泡，使肺泡表面活性物质减少所致。

（三）毒性气体吸入

毒性气体如二氧化氮、氨气、氯气、二氧化硫等均能诱发 ARDS。长期吸入高浓度的氧（50%）也可发生氧中毒，高浓度的氧在细胞代谢中产生过多的氧自由基及过氧化氢，过氧化氢虽不是氧自由基，但也是毒性氧，这些物质可诱发脂质过氧化，破坏 DNA 的结构而造成组织损伤，进而发生 ARDS。

（四）组织损伤

严重肺内和肺外创伤、大手术、大面积烧伤及长骨骨折所致肺脂肪栓塞等。

（五）休克

脓毒性、失血性、创伤性及心源性休克等。

（六）严重感染与脓毒症

细菌性感染尤以革兰阴性杆菌感染多见，肠道菌群紊乱引起的内源性菌血症及内毒素血症也是重要因素。此外尚有病毒感染、真菌感染及粟粒型结核等。

（七）药物过量

如巴比妥类、美沙酮、秋水仙碱过量等。

（八）血液系统疾病

多次大量输血、DIC、严重输血反应及体外循环等。

（九）妇产科疾病

子痫及子痫前期、羊水栓塞等。

（十）其他

急性胰腺炎、糖尿病酮症酸中毒、结缔组织病、尿毒症、放射性损伤及高山病等。

综上可见，有些病因直接作用于肺，如肺挫伤、误吸、各种重症肺炎等；多数则间接作用于肺，如休克、脓毒症、肺外创伤等。

二、发病机制

ARDS 的发病机制至今尚未完全阐明。肺损伤的过程除与基础疾病的直接损伤有关外，更重要的是炎症细胞及其释放的炎症介质和细胞因子的作用。这两个因素在 ARDS 的发病中起关键性作用。参与反应的效应细胞中，粒细胞、单核巨噬细胞、肺泡上皮细胞和血管内皮细胞对 ARDS 的发生发展起重要作用。导致 ARDS 的炎症介质和细胞因子有氧自由基、花生四烯酸代谢产物（如 LT）、白介素、肿瘤坏死因子、血小板活化因子等。它们的作用使肺毛细血管损伤、通透性增加和微血栓形成；肺泡 II 型上皮细胞受损使肺表面活性物质减少或消失，导致肺水肿、肺泡内透明膜形成和肺不张。随着 ARDS 的发生发展，患者肺内氧合功能障碍，导致进行性呼吸窘迫和顽固性低氧血症。

三、病理形态和病理生理

ARDS 的病理组织学改变可分为三期。

（一）急性期（渗出期）

发病后前 7 天。肺组织外观见充血、水肿、实变，有散在出血灶。镜下主要表现为肺毛细血管充血，间质和肺泡水肿，大量炎细胞（主要是中性粒白细胞）浸润。水肿液蛋白含量很高，肺泡毛细血管膜通透性增加。肺泡上皮损伤十分明显，肺泡 I 型上皮细胞呈不同程度退行性变，部分坏死脱落，裸露出基底膜，呼吸性细支气管和肺泡可见透明膜形成。微血管内可见由白细胞、血小板、纤维蛋白等形成的微血栓。病变严重处呈出血坏死。通过连续测定肺泡水肿液蛋白含量来判断肺泡上皮功能是评估预后的重要指标。如肺泡水肿液在机械通气后 12 小时内开始吸收，蛋白含量降低，表明上皮功能尚完好，预后较佳。如此期肺泡水肿液蛋白含量无改变，则表明病死率很高。约 40% 患者有胸膜腔渗液。肺渗出总量的 20% ~40% 引流至胸膜腔，再经胸膜淋巴管吸收。

（二）亚急性期（增生期）

始于发病后第 7~21 天。病变主要累及肺间质，出现进行性加重的纤维性肺泡炎。超微结构可见肺泡 II 型上皮细胞显著增生，以修复急性期严重损伤的肺泡 I 型上皮细胞；间质中成纤维细胞和胶原形成明显增加。现认为这与肺泡巨噬细胞或其他肺组织细胞释放大量成纤维细胞和上皮细胞生长因子有关。肺间质变厚，毛细血管减少，血液和淋巴回流受阻，肺泡萎陷，小气道内充满细胞碎屑和肺泡水肿液，感染将接踵而至。

（三）慢性期（纤维化期）

始于发病后 3~4 周。此期特点为肺泡间隔和透明膜处纤维组织沉积和纤维化，不同程度的肺结构毁损，形成肺气肿和肺血管阻塞，严重者可波及全肺。

由于肺毛细血管内皮细胞和肺泡上皮细胞损伤，肺泡毛细血管膜通透性增加，引起肺间质和肺泡水肿；肺表面活性物质减少，导致小气道陷闭和肺泡萎陷不张。通过 CT 观察发现，ARDS 肺形态改变具有两个特点，一是肺水肿和肺不张在肺内呈"不均一"分布，即在重力依赖区（仰卧位时靠近背部的肺区）以肺水肿和肺不张为主，通气功能极差，而在非重力依赖区（仰卧位时靠近胸前壁的肺区）的肺泡通气功能基本正常；二是由于肺水肿和肺泡萎陷，使功能残气量和有效参与气体交换的肺泡数量减少，因而称 ARDS 肺为"婴儿肺"或"小肺"。上述病理和肺形态改变引起严重通气血流比例失调、肺内分流增加和弥散障碍，造成顽固性低氧血症和呼吸窘迫。

呼吸窘迫的发生机制主要有：①低氧血症刺激颈动脉体和主动脉体化学感受器，反射性刺激呼吸中枢，产生过度通气；②肺充血、水肿刺激肺毛细血管旁感受器，反射性使呼吸加深、加快，导致呼吸窘迫。由于呼吸的代偿，$PaCO_2$ 最初可以表现降低或正常。极端严重者，由于肺通气量减少以及呼吸窘迫加重呼吸肌疲劳，可发生高碳酸血症。

四、病情评估

（一）病史

一般在原发病起病或复苏治疗后 24~48 小时发生，在 24 小时内发生者占 80%，继发于脓毒症者可在 6 小时内发病（即"暴发型"）。

（二）临床表现

除原发病的相应症状和体征外，最早出现的症状是呼吸加快，并呈进行性加重的呼吸困难、发绀，常伴有烦躁、焦虑、出汗等。其呼吸困难的特点是呼吸深快、费力，患者常感到胸廓紧束、严重憋气，即呼吸窘迫，不能用通常的吸氧疗法改善，亦不能用其他原发心肺疾病（如气胸、肺气肿、肺不张、肺炎、心力衰竭）解释。早期体征可无异常，或仅在双肺闻及少量细湿啰音；后期多可闻及水泡音，可有管状呼吸音。

（三）实验室及其他检查

1. 血气分析

呼吸空气时，$PaO_2 < 60$ mmHg，肺泡－动脉血氧分压差［$P_{(A-a)}O_2$］> 30 mmHg，早期 $PaCO_2 \leq 35$ mmHg，晚期 $PaCO_2 > 50$ mmHg。吸纯氧后，$PaO_2 < 350$ mmHg，$P_{(A-a)}O_2 > 100$ mmHg。

2. 胸部 X 线片表现

ARDS 胸部 X 线片的改变是具特征性而非特异性的,它很少反映 ARDS 的病因,在胸部 X 线片上尽管与心源性肺水肿很难鉴别,但 ARDS 通常缺乏肺血管重新分布、胸腔积液、心脏扩大的表现,随时间的推进,胸部 X 线片中见弥漫性小斑点片状浸润影,可融合并出现大片肺实变。如患者病情好转后胸部 X 线片可转正常。如正压通气出现气压伤时胸部 X 线片可有皮下、纵隔、后腹膜、腹腔内气肿或气胸征象。

3. CT 改变

有些 ARDS 患者虽然胸部 X 线片正常,但 CT 检查常常能发现斑片状的浸润阴影,CT 还能显示肺部气压伤或局部的感染。CT 的应用还使临床上发现 ARDS 尽管双肺广泛受累,但重力依赖区肺水肿和肺泡萎陷最显著,肺损伤分布具有"不均一性"的特点,其具体机制尚不清楚。

4. 肺活检和支气管肺泡灌洗术应用

对某些 ARDS 患者基础疾病的诊断具有一定的临床价值,尤其是对非特异性急性肺损伤、不常见肺部感染(如真菌、支原体等)及肺血管炎等。但检查前,应仔细考虑其与患者的利弊关系。

五、治疗措施

ARDS 治疗的目标包括:改善肺氧合功能,纠正缺氧,保护器官功能,以及基础病和并发症的治疗。常规治疗包括:监护、氧疗、机械通气及水电解质紊乱的治疗等。

(一)加强监护

应对 ARDS 患者进行特别监护。动态监测生命体征的变化,包括呼吸、血压、脉搏、体温以及神志的改变等。

(二)积极治疗原发疾病

原发疾病是 ARDS 发生发展最重要的病因,必须及时治疗。

1)积极控制感染。严重感染是引起 ARDS 的首位高危因素,又是影响 ARDS 的首要原因。因此,在危重患者抢救过程中,应严格无菌操作,撤除不必要的血管内导管和尿管,预防皮肤溃疡,寻找并处理外科感染,以减少医院内感染。对 ARDS 并发感染征象的患者,应加快对感染部位的寻找,并结合血、尿、痰细菌培养和临床情况,选择强有力的抗生素治疗。

2)积极抢救休克。

3)静脉输液避免过多过快,晶体液与胶体液以 1:1 为宜,参考中心静脉压、血压、肺动脉楔压、脉压与尿量,随时调整输入液体量。

4)尽量少用库存血。

5)及时行骨折复位、固定。

6)危重患者抢救应吸氧,但应避免长时间高浓度的氧吸入,一般吸氧浓度为 40% ~ 50%,维持 PaO_2 为 60 mmHg。

（三）氧疗

氧疗是有效纠正缺氧的重要措施。需要高浓度给氧，才能使 $PaO_2 \geq 60$ mmHg 或动脉血氧饱和度 $\geq 90\%$。一般多用面罩给氧，部分患者可在机械通气的同时给氧。

（四）机械通气

1. 呼气末正压通气

呼气末正压通气（PEEP）对 ARDS 患者是一种支持疗法，单纯使用间歇正压机械呼吸效果不大，采用 PEEP 治疗可提高 PaO_2，疗效较好。PEEP 系在呼气末增加气管和肺泡压力，扩张小气管和肺泡，阻止肺泡关闭，使萎陷的肺泡复张，减少肺内分流；同时 PEEP 可使肺泡内液体变为扁平，有利于气体交换，以上作用可提高氧合效果，纠正低氧血症。经用 PEEP 治疗后，当临床病情稳定，呼氧浓度为 40%，$PaO_2 \geq 70$ mmHg 时，可试行逐步撤离 PEEP。先降低 PEEP 值到 5 cmH_2O，10 分钟后复测血气分析，如 PaO_2 稳定不变或较原值降低 $< 20\%$，即可根据病情逐步予以撤离；如 PaO_2 明显降低，则需恢复原 PEEP 值继续治疗。使用 PEEP 时应注意有无充血性心力衰竭、低血压、尿量减少、气胸、纵隔气肿等并发症发生，加强护理，密切监测患者的呼吸和循环情况。

2. 反比通气

反比通气（IRV）即机械通气吸（Ⅰ）与呼（E）的时间比 $\geq 1:1$。延长正压吸气时间，有利于气体进入阻塞所致时间常数较长的肺泡使之复张，恢复换气，并使快速充气的肺泡发生通气再分布，进入通气较慢的肺泡，改善气体分布、通气血流比例，增加弥散面积，缩短呼气时间，使肺泡容积保持在小气道闭合的肺泡容积之上，具有类似 PEEP 的作用；IRV 可降低气道峰压和 PEEP，升高气道平均压，并使 PaO_2/FiO_2 随气道平均压的增加而增加。同样延长吸气末的停顿时间有利于提高血红蛋白的氧合效果。所以当 ARDS 患者在 PEEP 疗效差时，可加试 IRV。要注意气道平均压过高仍有发生气压伤和影响循环功能、减少心排血量的不良反应，故气道平均压以不超过 14 cmH_2O 为宜。应用 IRV 时，若患者感觉不适或难受，可加用镇静药或麻醉药。

3. 膜式氧合器

ARDS 患者经人工气道机械通气、氧疗效果差，呼吸功能在短期内又无法纠正的情况时，有人应用体外膜氧合器（ECMO）维持生命，采用静脉→膜肺→静脉的模式，经双侧大隐静脉根部用扩张管扩张后分别插入导管深达下腔静脉。现发展了血管内氧合器/排除二氧化碳装置（IVOX），以具有氧合和二氧化碳排除功能的中空纤维膜经导管从股静脉插至下腔静脉，用负压吸引使氧通过 IVOX，能改善气体交换。配合机械通气可降低机械通气治疗的一些参数，减少机械通气并发症的发生。

（五）改善微循环

ARDS 患者多有肺小静脉痉挛、组织灌注不良、组织缺氧等微循环障碍，故应使用血管扩张剂及改善微循环的药物。

1. 肾上腺皮质激素

应用原则：早期、大量、早撤。具体方法：地塞米松每日 20 ~ 40 mg 静脉滴注，2 ~ 3 天为 1 个疗程或氢化可的松每日 300 ~ 500 mg 静脉滴注，疗程同前。

2. α 受体阻滞剂

酚妥拉明 20 ~ 80 mg 加入 10% 葡萄糖液 500 ml 内，静脉滴注，滴速每分钟 0.5 ~ 1.0 mg；亦可小剂量静脉推注，每次 1 mg，每 15 ~ 20 分钟重复 1 次。用药过程中应注意监测血压的变化，以收缩压不低于 90 mmHg 为宜。

3. 抗胆碱药

东莨菪碱每次 40 mg，必要时加大剂量静脉注射或静脉滴注，5 分钟后酌情重复使用。主要适用微循环痉挛阶段，患者处于休克状态，四肢潮冷。

4. 肝素和低分子右旋糖酐

ARDS 患者，尤其并发感染患者，DIC 发生率高，如鱼精蛋白副凝固试验（3P 试验）阳性，或血小板减少为 70×10^9/L 以下，凝血时间少于 5 分钟应立即使用肝素。第 1 次用 50 mg 静脉滴注，以后每 6 小时用半量，直到血小板、凝血时间、3P 试验恢复正常，再维持 2 ~ 3 天。右旋糖酐有防止红细胞凝集的功能，与肝素并用有预防 DIC 作用。

5. 双嘧达莫

双嘧达莫是较温和的防血小板聚集和黏附药物，可抗血栓形成。可用双嘧达莫 50 mg 溶于 10% 葡萄糖液 500 ml 中静脉滴入，每 6 小时 1 次。与肝素合用可引起出血倾向。

6. 前列腺素 E_1

前列腺素 E_1（PGE_1）可扩张肺血管，降低肺静脉及其阻力，抑制白细胞及血小板聚集，抑制氧自由基，防止溶酶体释放等。剂量为每分钟 100 ng/kg。

（六）消除肺间质水肿

1. 控制输液量，限制入水量

ARDS 患者每日输液量不超过 2 000 ml，保持液体轻度负平衡。早期以晶体液为主，晚期可用胶体液，如白蛋白每日 100 ~ 200 g。

2. 应用利尿剂

应用利尿剂可提高 PaO_2，减轻肺间质水肿，尤适用于输液诱发 ARDS 及肺水肿而尿少者。一般用呋塞米 40 ~ 60 mg，每日 2 ~ 4 次，静脉注射，以不减少心排血量为度。

（七）并发症的治疗

ARDS 患者在发病过程中，可发生脏器功能衰竭，最常见的并发部位是肾、胃肠、中枢神经、肝等。

1. 控制感染

ARDS 患者的免疫功能低下，气道防御功能降低，气管插管、气管切开、频繁吸痰等因素易诱发肺部感染。可做痰、支气管肺泡分泌物、血、尿培养，寻找致病性微生物。及时应用抗生素或进行相应治疗。

2. 氧中毒

ARDS 患者避免持久吸入 50% 以上氧浓度的氧气。

3. 胃出血

由于应用肾上腺皮质激素及严重缺氧而引起消化道应激性溃疡，导致胃、十二指肠大出血，急诊临床多应用西咪替丁 1.0～1.2 g，静脉滴注，或口服氢氧化铝凝胶，去甲肾上腺素＋冰盐水口服等。

4. 纠正酸碱失衡

ARDS 患者早期可由于通气过度发生呼吸性碱中毒；继而可由于输入含枸橼酸的血、肾小球滤过率减少和肾排碱功能减退及低钾、低氯等并发代谢性碱中毒；如有严重缺氧、创伤和休克可出现代谢性酸中毒；后期可由于呼吸衰竭导致高碳酸血症，出现呼吸性酸中毒和高乳酸血症的代谢性酸中毒。以上情况必须及时合理纠正，并注意监测血气。

5. 强心剂的应用

在无明显心力衰竭时，不必常规应用洋地黄类药物。由于感染、休克可给心肌造成损害，大量输液也会加重心脏负担，故小剂量、短期应用强心剂，对治疗 ARDS 有效。

6. 心律失常

因缺氧、酸碱失衡、水电解质紊乱等因素易导致心律失常，故应针对发生原因及时纠正。

7. 弥散性血管内凝血

血小板计数如逐日降低，要警惕 DIC 发生并做相应的抗凝治疗。

ARDS 的死亡率在 50% 左右，与其严重程度有关。常死于基础疾病、多器官功能衰竭和顽固性低氧血症。康复者部分能完全恢复，部分遗留肺纤维化病灶，但多不影响生活质量。

六、护理要点

（一）一般护理

1）设专人守护，加强护理。
2）保持环境清洁，防止交叉感染。
3）定时开窗通风，避免受凉感冒。
4）定时翻身叩背，及时吸痰，保持呼吸道通畅。
5）做好皮肤护理，避免局部受压，防止出现压力性溃疡。
6）做好口腔护理，避免口腔感染。
7）对清醒患者应给予生活上的关心和照顾，以及精神上的安慰，以使其配合治疗。

（二）机械通气护理

1）严格执行消毒隔离制度，防止加重感染。
2）定期留取痰液等各种标本，监测细菌学和病原学的改变。

3）定时听诊肺呼吸音，判断气管插管位置，防止其移位或脱出。

4）加强气道湿化，监测雾化罐水温，防止呼吸道损伤，计算每日湿化量，保证日湿化量为 250 ml 左右。

5）定时清理呼吸道和口咽部分泌物，保持人工气道通畅，减少隐性误吸。

6）随时检查气囊压力，使气囊充气压保持在 25 mmHg 左右。

7）正确设置报警限，发现报警，立即查找原因，及时处理。

（三）病情观察与护理

1. 生命体征

观察患者生命体征尤其是呼吸频率的变化，如呼吸频率大于 25 次/分，常提示有呼吸功能不全，有可能是 ARDS 先兆期的表现。观察患者意识状态、有无发绀、皮肤的温湿度、皮肤黏膜的完整性、出血倾向、球结膜有无充血及水肿、两侧呼吸运动的对称性，肺部叩诊音、呼吸音及啰音，心率、心律，腹部有无胀气及肠鸣音的情况。昏迷患者要检查瞳孔大小及对光反应、肌张力、腱反射及病理反射。

2. 准确记录出入量

必要时监测每小时尿量，有条件时要监测 ARDS 患者每日体重的变化，注意电解质尤其是血钾的变化。

3. 血气分析

血气分析是判断病情、指导治疗的重要指标。

血气分析最常用的采血部位是桡动脉，也可选择肱动脉或股动脉。通过血气分析可获得血液中气体的分压、浓度和酸碱平衡参数方面的分析数据，它是呼吸衰竭诊治中最常用、最可靠的指标。

4. 经皮动脉血氧饱和度的监测

SpO_2 可通过脉搏血氧仪直接测得，即将血氧仪的换能器夹在患者的耳垂或指端，在荧屏上直接显示患者的 SpO_2 及脉搏。血氧仪是根据氧合和还原血红蛋白的吸收光谱特性为原理设计的。它是一种无创性连续监测，对评估缺氧程度、考核氧疗效果及调整吸氧浓度有一定的参考价值，但由于氧离曲线的特点及局部血液循环状态会影响 SpO_2 的测值，使其在 ARDS 抢救中的作用受到一定限制。

（四）并发症护理

1）ARDS 患者极易并发肺部感染，这是在抢救治疗中进行气管切开、气管插管、反复吸痰及患者免疫功能低下所致。感染对患者的预后有很大影响，甚至成为其致死的重要原因。故在护理 ARDS 患者时一开始就要采取措施来预防感染的发生，如严格执行消毒灭菌制度、保持呼吸道通畅等，并随时观察体温及痰液颜色、性状和量的变化，发现感染征象及时通知医生，随即送检痰细菌培养和药敏试验，以便选择有效的抗生素。

2）如患者发生 DIC 应用肝素等治疗时，应严格掌握药物剂量和滴速，以防因过量、过快引起出血。

（李志芳）

第二章 循环系统急重症

第一节 急性心力衰竭

急性心力衰竭是指由各种原因使心脏在短时间内发生心肌收缩力明显减弱，或心室负荷加重、心室充盈受限而导致急性心排血量减少的临床情况，其中以急性左心衰竭最为常见，表现为急性肺水肿，可发生心源性休克或心搏骤停。

一、病因和发病机制

心脏解剖或功能的突发异常，使心排血量急剧减少和肺静脉压突然升高可发生急性左心衰竭。常见的病因有以下几点。

1）急性心肌弥散性损害，导致心肌收缩无力，常见于冠心病急性广泛前壁心肌梗死。

2）急性机械性梗阻，如严重的二尖瓣及主动脉瓣狭窄、左室流出道梗阻、二尖瓣口黏液瘤或血栓嵌顿主动脉主干或大分支的栓塞，以及急进性高血压，致使心脏的后负荷急剧增加，排血严重受阻。

3）急性心脏容量负荷过重，如急性心肌梗死、感染性心内膜炎等引起乳头肌功能失调、腱索断裂、瓣膜穿孔、室间隔穿孔和主动脉窦瘤破裂等，以及输液过多过快，使心脏负荷显著增加。

4）突然的心室舒张受限，如急性大量心包积液或积血所致的急性心脏压塞。

5）严重的心律失常，包括快速性室上性和室性心律失常及严重的心动过缓等，使心脏排血量显著减少。

主要的病理生理基础为心脏收缩力严重减弱，心排血量急剧减少，或左心室瓣膜急性反流，或急性心脏压塞致使左心室舒张末压（LVEDP）迅速升高，肺静脉回流不畅。由于肺静脉压快速升高，肺毛细血管压随之升高使血管内液体渗入到肺间质和肺泡内形成急性肺水肿。

在上述各种病因的作用下，心肌收缩力突然明显降低或心脏负荷突然明显增加，致使心排血量急剧减少，心室充盈压显著升高，此与慢性心力衰竭不同，各种代偿机制的作用均不明显。

正常人肺毛细血管血压与毛细血管胶体渗透压差异很大，故血管内液体不渗入肺组织间隙。发生急性左心衰竭时，LVEDP 迅速升高，使左心房、肺静脉和肺毛细血管压力相继升高，当肺毛细血管静水压超过胶体渗透压时（即 >25 mmHg 时），血清即渗入肺组织间隙，若渗入液体迅速增多，则又可进一步通过肺泡上皮细胞浸入肺泡或进入终末小支气管后再到达肺泡，引起肺水肿。

肺泡内液体与气体混合形成泡沫，后者表面张力很大，可阻碍通气和肺毛细血管自肺泡内摄取氧，引起缺氧，同时，肺水肿可降低肺顺应性，引起换气不足和肺内动静脉分流，导致动脉血氧饱和度降低。缺氧又很快使组织产生过多的乳酸，发生代谢性酸中毒，从而使心力衰竭进一步加重，最后可引起休克或严重的心律失常，严重者可导致死亡。

在上述过程中，肺淋巴管引流量、肺泡表面活性物质、血浆白蛋白浓度和毛细血管通透性等因素的改变，均可影响肺水肿产生的速度。

二、病情评估

（一）临床表现

1. 病史

常见于原有心脏器质性疾病，如急性心肌梗死、高血压心脏病、重度二尖瓣狭窄、急进性肾小球肾炎等。常有过度体力活动、肺部感染、妊娠、分娩、心动过速、过量过快输液等诱因。

2. 症状和体征

根据心排血量下降的急剧程度、持续时间的长短以及机体发挥代偿功能的状况，可有晕厥、休克、急性肺水肿、心搏骤停等表现。

1）晕厥：指心排血量减少致脑部缺血而发生的短暂性意识丧失。若持续数秒钟时可有四肢抽搐、呼吸暂停、发绀等表现，称为阿－斯综合征。

2）休克：心排血功能低下导致心排血量不足而引起的休克，称为心源性休克。临床上除休克表现外，多伴有心力衰竭，出现体循环静脉淤血表现，如静脉压升高、颈静脉怒张等表现。

3）急性肺水肿：突然发作、高度气急、呼吸浅速、端坐呼吸、咳嗽，咳白色或粉红色泡沫样痰，面色灰白、口唇及肢端青紫、大汗、烦躁不安、心悸、乏力等。体征为双肺满布湿啰音和（或）哮鸣音，心率增快，心尖区奔马律及收缩期杂音，心界向左下扩大，可有心律失常和交替脉。

4）心搏骤停：为严重心力衰竭的表现，见心搏骤停章节。

（二）实验室及其他检查

1. 胸部 X 线检查

胸部 X 线检查可见肺门有蝴蝶状大片阴影并向周围扩展，心界扩大，心尖搏动减弱等。

2. 心电图

心电图可表现为窦性心动过速或各种心律失常，心肌损害，左心房、左心室肥大等。

（三）诊断

1. 左心衰竭

有累及左心的心脏病基础，出现肺循环淤血的表现。

1）呼吸困难、咳嗽、咯血，咳粉红色泡沫样痰。

2）发绀、端坐呼吸、左心室扩大、心率增快、心尖部第一心音减弱、心尖区收缩期杂音、肺动脉瓣区第二心音亢进、舒张期第三心音奔马律、闻及肺底部或广泛性湿啰音等。

3）胸部 X 线检查示肺门阴影增大、肺纹理增粗等肺淤血及左心室增大征象。

4）PCWP > 18 mmHg。

具备第 1）、2）项或兼有第 3）项即可诊断，兼有第 4）项可确诊。

2. 右心衰竭

有引起急性右心衰竭的病因，出现体循环淤血征象。

1）腹胀、上腹疼痛、恶心等肝及胃肠道淤血症状。

2）水肿、发绀、颈静脉怒张、三尖瓣区可听到收缩期杂音、肝大且压痛、肝颈静脉反流征阳性。

3）胸部 X 线检查示右心室增大，上腔静脉增宽。心电图示右心室肥厚。

4）心导管检查示右心室充盈压明显增高，而左心室充盈压正常或偏低，或两者增高不成比例。

具备 1）、2）或有 3）项即可诊断，兼有第 4）项可确诊。

（四）鉴别诊断

心力衰竭的某些症状如呼吸困难、水肿、肝大、肺底啰音等并非心力衰竭所特有的表现，应与有类似症状的疾病相鉴别。急性左心衰竭所致的劳力性呼吸困难，应与阻塞性肺气肿、肥胖、神经性呼吸困难、身体虚弱相鉴别；夜间呼吸困难心源性哮喘应与支气管哮喘相鉴别；肺底湿啰音应与慢性支气管炎、支气管扩张、肝炎相鉴别；急性右心衰竭，应与心包积液或缩窄性心包炎相鉴别。

三、治疗措施

（一）一般治疗

1. 减少静脉回流

将患者置于半坐卧位，两腿下垂，以减少静脉回心血量，必要时可四肢轮流结扎。

2. 吸氧

立即高流量给氧（6～8 L/min），严重者可采用面罩正压供氧。使用 70% 乙醇或 1% 硅酮溶液消除泡沫。

（二）药物治疗

1. 吗啡

皮下或肌内注射吗啡 5～10 mg，可减轻烦躁不安和呼吸困难，扩张周围静脉，减少回心血量。呼吸抑制、昏迷、休克和慢性肺炎者忌用。老年体弱者减量。

2. 利尿剂

呋塞米 20~40 mg 或依他尼酸 25~50 mg 静脉注射，以减少回心血量降低前负荷。

3. 血管扩张剂

血管扩张剂可降低肺循环阻力。

（1）硝普钠：50 mg 溶于 5% 葡萄糖液 500 ml 内（浓度 100 μg/ml）静脉滴注，从小剂量开始，一般为 15 μg/min 或 0.25 μg/（kg·min），无效时每 15~30 分钟增加 1 次，每次增加 5~10 μg/min，直至达到所需效果。若已达 80 μg/min 滴速仍未有疗效，则按每分钟增加 20 μg/min 或 0.25 μg/kg 速度进行静脉滴注。维持量为 25~150 μg/min。最高剂量为 300 μg/min。大量使用可致氰化物中毒，使用前宜补充血容量防止血压过低。

（2）酚妥拉明：对急性左心衰竭肺水肿可先给较大剂量，如第一分钟给 5 mg，继以较小剂量静脉注射，或以 5~10 mg 加入 25% 或 50% 葡萄糖液 20~40 ml 缓慢注射 5~10 分钟。一般常用量为 1~5 μg/（kg·min）。

（3）硝酸甘油：舌下含服可迅速扩张静脉，减少回心血量。

4. 氨茶碱

氨茶碱 0.25 g 加入 50% 葡萄糖液 20~40 ml 中缓慢静脉注射，以减轻呼吸困难。

5. 强心剂

如发病 2 周内未用过洋地黄毒苷，1 周内未用过地高辛，可予速效洋地黄类药物，以加强心肌收缩力和减慢心率，对伴有房性快速性心律失常的急性肺水肿特别有效，但对重度二尖瓣狭窄而伴有窦性心律的急性肺水肿忌用。如发病 2 周内曾用过洋地黄，则强心剂的应用需根据病情小剂量追加，用法同慢性心力衰竭。

6. 糖皮质激素

地塞米松 10~20 mg 加入 5% 葡萄糖液 500 ml，静脉滴注。糖皮质激素可扩张外周血管，增加心排血量，解除支气管痉挛，改善通气，促进利尿，降低毛细血管通透性，减少渗出。对急性肺水肿和改善全身情况有一定价值。

四、护理要点

（一）一般护理

1）安置患者于 ICU，并协助患者取端坐位或半坐卧位，两腿下垂。注意给患者提供合适的支撑物，并保护患者的安全，防止坠床。迅速建立静脉通路，并保持通畅。注意监护患者呼吸、血压、脉搏及心电图变化。

2）宜用低钠、低脂肪、低盐、富含维生素、易消化的低热量饮食。采用低热量饮食可降低基础代谢率，减轻心脏负荷，但时间不宜过长。低盐饮食可控制水钠潴留，从而减轻心脏负荷，根据水肿程度忌用或少用含钠量高的食物，如发酵面食、咸肉、咸菜、海鱼、海虾、含钠饮料、调味品和含盐罐头等。进食量少或利尿明显者可适当放宽钠盐的限制。在心力衰竭时因胃肠道淤血、呼吸困难、疲乏、焦虑而影响患者食欲和消化功能，应给予易消化食物，少食多餐，可减少胃肠消化食物所需的血液供应，使心脏负荷减轻。

3）严重呼吸困难时，可给氧。对四肢厥冷、发绀的患者，要注意保温。保持大便通畅。

4）抢救时护理人员应表情镇静，神态自若，操作熟练，使患者产生信任感和安全感。尽可能守护在患者身旁，安慰患者，告诉患者医护人员正在积极采取有效措施，病情会逐渐得到控制。对患者做简要解释，消除患者的紧张、恐惧心理。注意语言简练，以免增加患者负担。

5）协助患者翻身，使用气垫或气圈。指导患者穿柔软和宽松的衣物，以防破损，并随时保持皮肤清洁。心力衰竭患者因肺淤血而易致呼吸道感染，需定时给患者叩背。病房空气新鲜、温度适宜，避免受凉，避免呼吸道感染加重心力衰竭。应鼓励患者下肢活动，协助患者被动肢体锻炼，早晚用温水浸足，以预防和减少下肢静脉血栓形成。需密切观察患者有无疲倦、乏力、情感淡漠、食欲减退、尿量减少等症状，并监测液体出入量和电解质变化，以防低钾血症和低钠血症等的发生。

（二）病情观察与护理

1）观察体温、脉搏、呼吸、血压的变化。注意心力衰竭的早期表现，夜间阵发性呼吸困难是左心衰竭的早期症状，应予警惕。当患者出现血压下降、脉率增快时，应警惕心源性休克的发生，并及时报告医生处理。

2）观察神志变化，由于心排血量减少，脑供血不足，缺氧及二氧化碳增高，可导致头晕、烦躁、迟钝、嗜睡、晕厥等症状，及时观察以利于医生综合判断及治疗。

3）观察心率和心律，注意心率快慢、心律规则与否、心音强弱等。有条件时最好能做心电监护并及时记录，以利及时处理。

出现以下情况应及时报告医生：①心率低于40次/分钟或高于130次/分钟。②心律不规则。③心率突然加倍或减半。④患者有心悸或心前区痛的病史而突然心率加快。

4）注意判断治疗有效的指标，如自觉气急、心悸等症状改善，情绪安定，发绀减轻，尿量增加，水肿消退，心率减慢，原有的期前收缩减少或消失，血压稳定。

5）注意观察药物治疗的效果及不良反应，如使用洋地黄类药物时，应注意观察患者心率、心律的变化，观察药物的毒性反应，并协助医生处理药物的毒性反应。此外，应迅速建立良好的静脉通道，以保证药物的顺利应用，严格控制静脉输液速度。做好各种记录，发现异常及时报告医生，配合处理。备好一切抢救药品、器械。

洋地黄中毒的处理：①立即停用洋地黄类药物，轻度毒性反应，如胃肠道、神经系统和视觉症状，一度房室传导阻滞，窦性心动过缓及偶发室性期前收缩等心律失常的表现，停药后可自行缓解。中毒症状消失的时间，地高辛为24小时内，洋地黄毒苷需7～10天。②酌情补钾，钾盐对治疗由洋地黄中毒引起的各种房性快速心律失常和室性期前收缩有效，肾衰竭和高血钾患者忌用。③苯妥英钠是治疗洋地黄中毒引起的各种期前收缩和快速心律失常最安全有效的常用药物，有抑制呼吸和引起短暂低血压等不良反应，应注意观察。

（三）健康教育

1）向患者及家属介绍急性心力衰竭的诱因，积极治疗原有心脏疾病。急性肺水肿发作后，如原发病因得以去除，患者可完全恢复；若原发病因继续存在，患者可有一段稳定时间，待有诱因时又可再发心力衰竭症状。

2）嘱患者在静脉输液前主动告诉护理人员自己有心脏病史，便于护理人员在输液时控制输液量及速度。

（安姝）

第二节 心搏骤停

心搏骤停系指心脏射血功能的突然停止，偶可自行恢复，通常会导致死亡。心源性猝死系指由心脏原因所致的突然病死，可发生于原来有或无心脏病的患者中，常无任何危及生命的前期表现，突然意识丧失，在急性症状出现后 1 小时内病死。91% 以上的心源性猝死是心律失常所致，某些非心电意外的情况，如心脏破裂、肺栓塞等亦可于 1 小时内病死，其发生机制及防治与心律失常性猝死相异。

一、危险因素

（一）性别、年龄

心源性猝死有两个高发年龄段。第一高峰出现在出生后的头 6 个月，由于"婴儿猝死综合征"造成。第二高峰出现在 45 ~ 75 岁年龄段，与冠心病高发有关。心源性猝死在儿童 1 ~ 13 岁年龄组占所有猝死的 19%，青年 14 ~ 21 岁年龄组占 30%。中老年占 80% ~ 90%，这可能与冠心病发病率随年龄而增加有关，因为 80% 以上的心源性猝死者患冠心病。男性心源性猝死较女性发生率高（约 4:1），在 45 ~ 75 岁间男女发生率的差异更大（可达 7:1）。

（二）运动

冠心病患者行中等度的体力活动有助于预防心搏骤停和心源性猝死的发生，而剧烈的运动则有可能触发心源性猝死和急性心肌梗死。成年人 11% ~ 17% 的心搏骤停发生在剧烈运动过程中或运动后即刻，这与发生心室颤动有关。规则的运动可通过降低血小板黏附与聚集，改变自主神经功能，特别是增加迷走神经反射而预防心肌缺血诱导的心室颤动和猝死，有助于降低心血管病的发病率与病死率。心脏病患者应避免剧烈运动。

（三）吸烟

每日吸烟 20 支者，每年心源性猝死发生率比不吸烟者增加 2.4 倍。吸烟增加血小板黏附，降低心室颤动阈值，升高血压，诱发冠状动脉痉挛，使碳氧血红蛋白积累和肌红蛋白利用受损而降低循环携氧能力，导致尼古丁诱导的儿茶酚胺释放，从而促发心源性猝死。

（四）精神因素

生活方式的突然改变，个人与社会因素造成的情绪激动及孤独与生活负担过重引起的情绪压抑是心源性猝死的触发因素之一。大约 40% 的心源性猝死由精神因素促发。

（五）其他危险因素

高血压、左心室肥厚、心室内传导阻滞、血清胆固醇升高、糖耐量试验减低和肥胖、左心室功能受损、心源性猝死的家庭史等亦是重要的危险因素。

二、病因

（一）各种心脏病

1. 冠心病
大面积急性心肌梗死、冠状动脉痉挛或先天性冠状动脉异常。
2. 严重心律失常
心室颤动、心室扑动，房室传导阻滞、室内双束支传导阻滞或病态窦房结综合征、QT 间期延长综合征、埋置起搏器故障等。
3. 心肌病变
急性心肌炎、扩张型心肌病、梗阻性肥厚型心肌病。
4. 心脏瓣膜性病变
二尖瓣脱垂、主动脉瓣狭窄和关闭不全、人工瓣膜置换异常。
5. 先天性心脏病
主动脉瓣狭窄、肺动脉瓣狭窄、法洛四联症、马方综合征、艾森门格综合征等。
6. 血管性改变
多发性大动脉栓塞、大面积肺动脉梗死、主动脉瘤、夹层动脉瘤破裂。
7. 其他
如亚急性细菌性心内膜炎、大量心包积液等。

（二）非心源性心搏骤停

1. 呼吸停止
气道阻塞（如气管内异物、溺水或窒息）、急性脑血管疾病、巴比妥类药物过量、头部外伤等，可发生呼吸停止，随后导致心搏骤停。

2. 电解质和酸碱平衡失调

严重高血钾（ > 6.5 mmol/L）及低血钾常见，严重高血钙、高血镁、酸中毒也可发生心搏骤停。

3. 药物中毒或过敏反应

强心苷、氯喹、奎尼丁、锑剂等药物的毒性反应；静脉注射普萘洛尔、利多卡因、苯妥英钠、维拉帕米、氨茶碱或氯化钙等药物，尤其是注射速度较快时；注射青霉素、链霉素或某些血清制品发生严重过敏反应时，可导致心搏骤停。

4. 手术、治疗操作或麻醉意外

如在心脏导管检查、支气管镜检查、气管插管或切开、胸腔手术和麻醉过程中，压迫颈动脉不当等，可导致心搏骤停。

5. 其他

如电击或雷击，可导致心搏骤停。

三、心搏骤停的类型

（一）心室颤动

心室肌发生极不规则的快速而又不协调的颤动；心电图表现为 QRS 波群消失，代之以不规则的、连续的心室颤动波，频率为每分钟 200 ~ 400 次。

（二）无脉性电活动

此种情况也称电机械分离，指心肌仍有生物电活动，断续出现慢而极微弱且常不完整的"收缩"情况，心电图上有间断出现的宽而畸形、振幅较低的 QRS 波群，频率多在每分钟 30 次以下。此时心脏已丧失排血功能，心脏听诊时听不到心音，周围动脉扪不到搏动。

（三）心脏停搏

心房、心室肌完全失去电活动能力，心电图上房室均无激动波可见，或偶见 P 波。

以上三种类型共同的结果是心脏丧失有效收缩和排血的功能，使血液循环停顿而引起相同的临床表现。其中，以心室颤动最为常见，如心脏复苏无效，颤动波变为慢小，最后心脏停搏。

四、病理

冠状动脉粥样硬化是最常见的病理表现。急性冠状动脉事件如斑块破裂、血小板聚集、血栓形成等在心源性猝死的发生中起着重要的作用。病理研究显示在心源性猝死患者冠状动脉中急性血栓形成的发生率为 15% ~ 64%，但有急性心肌梗死表现者仅为 20% 左右。

陈旧性心肌梗死亦是常见的病理表现，心源性猝死患者可见左心室肥厚，左心室肥厚可与急性或慢性心肌缺血同时存在。

此外，冠状动脉先天性异常、冠状动脉炎、冠状动脉夹层分离、心肌桥等非冠状动脉粥样硬化性病变也与心源性猝死有关。

五、病情评估

（一）临床表现

心源性猝死的经过大致分为 4 个时期，即前驱期、终末事件期、心搏骤停期和生物学死亡期。

前驱期：有些患者在猝死前数天至数月可出现胸痛、气促、疲乏及心悸等非特异性症状，但亦可无前驱表现，瞬间即发生心搏骤停。

终末事件期：导致心搏骤停前的急性心血管改变时期，通常不超过 1 小时。此期可表现为长时间的心绞痛或急性心肌梗死的胸痛、急性呼吸困难、突然心悸、持续心动过速、头晕目眩等。若心搏骤停瞬间发生，事前无预兆，则 95% 为心源性，并有冠状动脉病变。

心搏骤停期：意识完全丧失为该期的特征。心搏骤停是临床病死的标志，其症状和体征如下：①心音消失。②脉搏扪不到，血压测不出。③意识突然丧失或伴有短阵抽搐。④呼吸断续，呈叹息样，以后即停止。多发生在心搏骤停后 30 秒内。⑤昏迷，多发生于心搏骤停 30 秒后。⑥瞳孔散大，多在心搏骤停后 30~60 秒。此期尚未到生物学死亡期。

生物学死亡期：从心搏骤停至发生生物学死亡时间的长短取决于原发病的性质，以及心搏骤停至复苏开始的时间。心室颤动或心室停搏如在前 4~6 分钟未予心肺复苏，则预后很差。

（二）诊断

早期诊断心搏骤停最可靠的临床征象是出现意识突然丧失伴大动脉（如颈动脉和股动脉）搏动消失。一般主张：①用手拍患者肩部并呼唤患者以确定意识是否存在，同时判断有无呼吸。②触诊颈动脉了解有无搏动，若两者均消失，即可确定心搏骤停。其他征象出现的时间均较上述两项为晚，心音消失有助于诊断，但听心音常受到抢救时外界环境影响，若为证实心音消失而反复听诊，势必浪费宝贵时间，延误复苏进行。

（三）鉴别诊断

心搏骤停的诊断成立后，应立即进行初步急救。在不影响心肺复苏的前提下，需进行病因诊断，以便予以相应的处理。首先应鉴别是心搏骤停还是呼吸骤停，有明显发绀者，多为呼吸骤停。如系呼吸道阻塞引起的窒息，患者往往有剧烈的挣扎；如系中枢性（脑干出血或肿瘤压迫），患者可以出现突然呼吸停止而无挣扎。原无发绀性疾病而心搏骤停者，多无明显发绀，常有极度痛苦的呼喊。因心脏本身疾病而发生心搏骤停者，多见于心肌梗死及急性心肌炎；心外原因多见于败血症及急性胰腺炎。

六、治疗措施

心搏骤停诊断一经确立，应立即进行心肺脑复苏，目的在于建立人工的，进而自主的有效循环和呼吸。心肺脑复苏包括基础生命支持（BLS）、高级生命支持（ALS）和持续生命支持（PLS）三部分。

（一）基础生命支持

BLS 又称初期复苏处理或现场急救，是复苏中抢救生命的重要阶段，如果现场心肺复苏不及时，抢救措施不当甚至失误，则将导致整个复苏的失败。BLS 包括：呼吸停止的判定、开放气道（A）、人工呼吸（B）、胸外心脏按压（C）和转运等环节，即心肺复苏的 CAB 步骤。

1. 人工心脏按压

胸外心脏按压可刺激心脏收缩，恢复冠状动脉循环，以复苏心搏，提高血压，维持有效血液循环，恢复中枢神经系统及内脏的基本功能。其作用机制：胸廓具有一定弹性，胸骨可因受压而下陷。按压时，对位于胸骨和脊柱之间的心脏产生直接压力，引起心室内压力的增加瓣膜的关闭，促使血液流向肺动脉和主动脉；放松时，心室内压力降低，血流回流，另外，按压胸骨使胸廓缩小，胸腔内压力增高，促使动脉血由胸腔内向周围流动；放松时，胸腔内压力下降，静脉血回流至心脏。如此反复，建立有效的人工循环。

1）操作方法。

（1）与人工呼吸同时进行。使患者仰卧于硬板床或地上，睡在软床上的患者，则用心脏按压板垫于其肩背下。头后仰 10° 左右，解开上衣。

（2）操作者紧贴患者身体左侧，为确保按压力垂直作用于患者胸骨，救护者应根据个人身高及患者位置高低，采用脚踏凳式、跪式等不同体位。

（3）确定按压部位的方法为救护者靠近患者足侧手的食指和中指沿着患者肋弓下缘上移至胸骨下切迹，将另一手的示指靠在胸骨下切迹处，中指紧靠示指，靠近患者足侧手的掌根紧靠另一手的中指放在患者胸骨上，该处为胸骨中、下 1/3 交界处，即正确的按压部位。

（4）在操作时，将靠近患者头侧的手平行重叠在已置于患者胸骨按压处的另一手背上，手指并拢或互相握持，只以掌根部接触患者胸骨，操作者两臂位于患者胸骨正上方，双肘关节伸直，利用上身重量垂直下压，对中等体重的成年人下压深度为 5 ~ 6 cm，而后迅速放松，解除压力，让胸廓自行恢复。如此有节奏地反复进行，按压与放松时间大致相等，频率每分钟 100 ~ 120 次。

有效的按压可扪及大动脉如颈、股动脉的搏动，动脉血压可升至 60 ~ 80 mmHg，瞳孔缩小，发绀减轻；皮温回升，有尿液排出，昏迷浅或意识恢复，出现自主呼吸，心电图好转。按压时过轻、过重，下压与放松比例不当；两臂倾斜下压，类似揉面状；一轻一重，或拍打式按压等都是不正确的。

2）胸外心脏按压并发症：胸外心脏按压法操作不正确，效果大为降低。按压的动作要迅速有力，有一定的冲击力，每次松压时需停顿瞬间，使心室较好充盈。按压切忌用猛力，以避免造成以下并发症。

（1）肋骨、胸骨骨折，肋软骨脱离，造成不稳定胸壁。

（2）肺损伤和出血、气胸、血胸、皮下气肿。

（3）内脏损伤，如肝、脾、肾或胰损伤，后腹膜血肿。

（4）心血管损伤，发生心脏压塞、心脏起搏器或人工瓣膜损坏或脱离、心律不齐、心室颤动。

（5）栓塞症（血、脂肪、骨髓或气栓子）。

（6）胃内容物反流，造成吸入或窒息。

有以下情况的患者不宜采用胸外心脏按压术，如大失血、老年人桶状胸、胸廓畸形、心脏压塞、肝脾过大、妊娠后期、胸部贯通伤等。

在多数情况下，胸外心脏按压为首选措施，但目前通用的胸外心脏按压法所产生的血流远不能满足脑和心肌的需要，因此，提出开胸心脏按压的应用指征应予放宽。当胸外挤压5分钟后仍无反应，或因胸廓畸形、张力气胸、纵隔心脏移位、室壁瘤、左心房黏液瘤、重度二尖瓣狭窄、心脏撕裂或穿破、心包积液时应果断开胸进行胸内心脏直接挤压。

2. 开放气道

一般采用仰头抬颏法（或仰头抬颌法），救护者一手置于患者前额，使患者头部后仰，另一手的食指与中指置于患者下颌附近下颏或下颌角处，抬起下颏（颌）。此法可使舌根离开咽后壁，可开放气道。

3. 人工呼吸

1）口对口人工呼吸。

（1）单手抬颏法：开放气道后，一手抬起颏部使下颌前推、开口，另一手置于患者前额使患者头后倾，拇指与食指捏闭患者鼻孔或以颊部堵塞患者鼻孔，然后深吸一口气，用口部包含患者口部，用力吹入气体，同时观察患者胸廓起伏情况。

（2）双手托下颌法：用双手四指分别托起患者左右下颌角并使患者头后仰、下颌前推、开口，用双拇指分别捏闭患者左右鼻孔，然后深吸一口气，用口部包含患者口部，用力吹入气体。

2）口对鼻人工呼吸：对于牙关紧闭、下颌骨骨折或口腔严重撕裂伤等不适于口对口人工呼吸的患者应采用口对鼻人工呼吸。口对鼻人工呼吸时，应紧闭患者嘴唇，深吸气后，口含患者鼻孔，用力吹入气体。吹入气体量为患者2倍的潮气量或成年人吹入气体量可为800~1 000 ml。如果吹入气体量过大、流速过快，则可使咽部压大于食管开放压，空气进入胃，引起胃扩张，甚至发生胃内容物反流误吸。目前认为，应减慢吹气频率，吹气时间增至1.5~2秒（以往标准为1.0~1.5秒），使吹入气流压力低，不超过食管开放压，从而降低反流误吸的危险。患者胸廓起伏运动表示吹气有效。

在有简易呼吸器的条件时可用面罩扣紧患者口鼻，托起下颌，挤压气囊，吹气入患者肺内，再松开气囊使气体呼出，这样胸廓起伏一次即呼吸一次，给患者吸入100%的氧气。如插入气管导管，可接呼吸器，经导管进行间断正压人工呼吸。

3）口对口鼻人工呼吸法：用于婴幼儿。与上法相似，用口包住婴幼儿口鼻吹气，同时观察婴幼儿胸部有无抬起。

4）口对气管切开口人工呼吸法：与上两个方法相似，但向气管吹气时使患者口鼻关闭，患者呼气时使之开放。

5）口对辅助器具人工呼吸（使用空气或氧气）。

6）球囊面罩或球囊－插管人工呼吸（使用空气或氧气）。

7）手控式氧气动力人工呼吸器人工呼吸。

8）机械人工呼吸机。

注意：在心搏骤停刚发生时，最好不要立即进行气管插管（因要中断心脏按压，延误时间），而应先进行胸外心脏按压及口对口人工呼吸。口对口人工呼吸效果不佳或是复苏时间过长及有胃反流现象等才是气管插管的适应证。

心脏按压和口对口人工呼吸是心搏骤停抢救中最紧急的措施。两者必须同时进行，人工呼吸和心脏按压的比例为2:30，如只有一人操作，则做30次心脏按压后接着做2次人工呼吸。

此外，在胸外心脏按压前，予以迅速心前区叩击，可能通过机械－电转换产生低能电流而中止异位心律的近返通路，使室性心动过速或心室颤动转为较稳定的节律。但也有可能使室性心动过速转为更严重的心室扑动或颤动，对心室停顿无效，而且不具有胸外心脏按压推动血流的作用，因此，现不作为心脏复苏抢救的常规操作，心搏骤停无脉而一时又无电除颤器可供应立即除颤者可考虑采用。绝不要为做心前区叩击而推迟电除颤。

4. 非同步直流电除颤或无创体外心脏除颤起搏器的应用

在进行徒手心肺复苏术的同时，应争取立即安置除颤器或除颤起搏器，接好除颤起搏多功能电极板，如示波屏上显示为"心室颤动"，则按下除颤键，如系"停搏"就按起搏键。

电除颤成功率有报道称可达98%，实施越早成功率越高。患者若为心室停搏或电机械分离所致的心搏骤停，盲目除颤反可损伤心肌，不利于心脏复跳。此外，对电击除颤无效的心室颤动患者，还可试用超速起搏除颤。

注意事项：

（1）除颤前应详细检查器械和设备，做好一切抢救准备。

（2）电极板放的位置要准确，并应与患者皮肤密切接触，保证导电良好。

（3）在电击时，任何人不得接触患者及病床，以免触电。

（4）对于细颤型心室颤动者。应先进行胸外心脏按压、氧疗及药物等处理后，使细颤变为粗颤，再进行电击，以提高成功率。

（5）电击部位皮肤可有轻度红斑、疼痛，也可出现肌肉痛，3天后可自行缓解。

（6）在开胸除颤时，电极直接放在心脏前后壁。除颤能量一般为5~10 J。

（二）高级生命支持

ALS主要是在BLS基础上应用辅助设备及特殊技术，建立和维持有效的通气和血液循环，识别及治疗心律失常，建立有效的静脉通路，改善并保持心肺功能及治疗原发疾病。

1. 气管内插管

气管内插管应尽早进行，插入通气管后，可立即连接非同步定容呼吸机或麻醉机。每分钟通气 8～10 次即可。一般在通气时，暂停胸外按压 1～2 次。

2. 环甲膜穿刺

遇有插管困难而严重窒息的患者，可以 16 号粗针头刺入环甲膜，接上 "T" 形管输氧，可立即缓解严重缺氧情况，为下一步气管插管或气管造口术赢得时间，为完全复苏奠定基础。

3. 气管造口术

气管造口术是为了保持较长期的呼吸道通畅，主要用于心肺复苏后仍然长期昏迷的患者。

4. 心肺复苏药物的应用

使用药物的目的在于提高胸外心脏按压效果，增加心肌与脑的灌注，促使心脏尽早复跳；提高心室颤动阈值，为电除颤创造条件；纠正酸中毒和电解质失衡；治疗心律失常。

1）给药途径

（1）静脉给药：首选现有的静脉通路，应尽可能选用颈外静脉或中心静脉。若中心静脉不能选用而必须选用外周静脉时，应尽量选用肘部静脉而不用肢体远端尤其是下肢静脉。

（2）气管内给药：在无静脉通路的情况下，可通过气管内给药。效果与静脉给药几乎相同。可将静脉给药剂量的 1～2 倍稀释于 10～20 ml 生理盐水中注入气管导管。如果能通过无菌细导管将药物直接注入气管插管内深达支气管，则药物通过肺泡吸收更快。适于气管内给药的药物包括肾上腺素、利多卡因、阿托品、地西泮、纳洛酮等不会引起组织损伤的药物；碳酸氢钠、去甲肾上腺素及钙剂可能引起气道黏膜和肺泡损伤，不宜通过气管内给药。

（3）心内注射：心内注射需中断胸外心脏按压，并可能引起气胸与顽固性心律失常，损伤冠状动脉与心肌，发生心脏压塞，目前不主张首先采用。一旦应用，不主张经胸骨旁路，可考虑经剑突旁路。后者损伤冠状动脉前降支的机会较少。操作方法为自剑突左侧，向头侧、向后、向外进针，回抽有回血后即可注入药物。在开胸心脏复苏时，可在直视下用细针头将药物注入左心室腔。心内注射的肾上腺素或抗心律失常药物剂量约为静脉剂量的一半。碳酸氢钠不允许心内注射。

2）常用药物

（1）儿茶酚胺类药物：儿茶酚胺类药物可分为 α 受体激动剂（甲氧明、去氧肾上腺素）、β 受体激动剂（异丙肾上腺素、多巴酚丁胺）和 α、β 非选择性激动剂（肾上腺素、去甲肾上腺素、多巴胺和间羟胺）三类。

近年来，临床和实验一致认为肾上腺素应是心脏复苏的首选药物，因为肾上腺素不仅能兴奋 α_1 受体，也能兴奋 α_2 受体，其收缩外周血管的作用有利于提高主动脉舒张压，改善冠状动脉灌注，并能使脑微血管扩张，从而增加脑血流灌注，若在用药同时进行胸外心脏按压，升高血压的效果更好。

心肺复苏时推荐肾上腺素的常规剂量为每隔 5 分钟给予 1 mg，静脉注射或经气管导管滴注。近年大剂量肾上腺素的应用受到重视，有人主张成年人心肺复苏时每隔 5 分钟给予 2~5 mg 肾上腺素可提高复苏成功率，在儿童可用 0.1~0.2 mg/kg。

（2）利多卡因：抑制心室异位节律，提高心室颤动阈值，治疗剂量对心肌收缩力和动脉血压均无明显影响，为室性心动过速的首选药物，对除颤成功后复发心室颤动者亦有效。常规剂量为 1 mg/kg 静脉注射，复律后继之以 1~4 mg/min 静脉滴注，每小时总量可达 225 mg。

（3）阿托品：可降低迷走神经兴奋性，增加窦房结频率，改善房室传导，用于心室停搏、三度房室传导阻滞或高度房室传导阻滞，以及严重心动过缓。剂量为 0.5~1.0 mg 静脉注射，每 5 分钟 1 次，直至心率增至 60 次/分。

（4）溴苄胺：有明显的提高心室颤动阈值作用，在非同步除颤前，先静脉注射溴苄胺，具有较高的转复率，并防止心室颤动复发。用法：溴苄胺 5~10 mg/kg，静脉注射，不必稀释。注入后即进行电击除颤，如不成功可重复。每 15~30 分钟给 10 mg/kg，总量不超过 30 mg/kg。

（5）甲氧明：近年研究证明甲氧明在心脏复苏中效果良好，因其属单纯兴奋 α 受体的药物，可明显提高主动脉舒张压，改善冠状动脉灌注，提高复苏成功率，故近年主张首选。

（6）5% 碳酸氢钠：传统观念认为，因心搏骤停后导致代谢性乳酸中毒而使 pH 值降低，心室颤动阈值降低影响除颤，故最近十年来的心肺脑复苏的实验研究证明，心搏骤停时的酸中毒主要是呼吸性酸中毒而非代谢性酸中毒，故反复应用大量的 5% 碳酸氢钠有严重的潜在性危害，其机制是抑制心肌收缩力，增加脑血管阻力，大脑阻抑，影响意识恢复，且大剂量应用可致高钠血症，血液黏度升高，血栓形成。1985 年由美国心脏病学会、红十字会、心脏病学院和国立心、肺、血液研究院主持召开的美国全国第三届心肺复苏（CPR）、心脏急救（ECC）会议中制定的 CPR - ECC 的标准和指南规定，碳酸氢钠在成年人进一步生命支持初期不主张应用。因为它不改善患者预后，只在除颤、胸外心脏按压、支持通气和药物治疗后才考虑应用。用法：一般可静脉注射或快速静脉滴注，首剂为 0.5~1.0 mmol/kg（5% 碳酸氢钠 100 ml=60 mmol）；最好根据血气分析及 pH 值决定用量，如无条件，可每 10 分钟重复首次剂量的 1/2，连用 2~3 次。一般总量不超过 300 ml，同时保证充分通气，以免加重心脏和大脑功能损害。

（7）纳洛酮：可拮抗 β 内啡肽所介导的效应，增加心肌收缩力，升高动脉血压，改善组织血液灌注，有利于心搏骤停后的心脏复苏。纳洛酮可迅速通过血脑屏障，解除中枢抑制，有利于肺功能的恢复。常规剂量为 0.01 mg/kg 静脉注射，可反复应用。

（8）异丙肾上腺素：每次 1 mg 静脉注射，于尖端扭转型室性心动过速时将 1 mg 加入 5% 葡萄糖液中，以每分钟 2 μg 的速度静脉滴注。

（9）氯化钙：可使心肌收缩力加强，使心脏的收缩期延长，并使心肌的激惹性提高。目前观点认为，当机体缺血、缺氧时 Ca^{2+} 通道开放，大量 Ca^{2+} 流入细胞内，细胞内线粒体与内质网的 Ca^{2+} 释放，使细胞内 Ca^{2+} 浓度增加 200 倍，形成 Ca^{2+} "过载"，导致蛋白质和脂肪酸破坏，激活蛋白酶和磷酸酶 A_2，破坏细胞膜，并释放出有破坏性的游离酸进入细胞内，使线粒体功能丧失和细胞损伤，导致脑细胞产生不可逆性损害，心肌纤维受损，致复苏成功率降低。CPR - ECC 的标准和指南规定指出，在心肺复苏时不宜用钙剂，用了反可增加病死率。因此，除非有高血钾、低血钙或钙通道阻滞中毒存在外，一般均不宜用钙剂。

（10）呼吸兴奋剂：使用呼吸兴奋剂的目的在于加强或完善自主呼吸功能。常用的有二甲弗林、尼可刹米、戊四氮、洛贝林等。在呼吸复苏早期，由于脑组织内氧合血液的灌注尚未完全建立，细胞仍处于缺氧状态，此时不宜使用呼吸兴奋剂，用了反可促进细胞的新陈代谢而加重细胞损害，致其功能恢复困难，甚至导致细胞死亡。常在复苏成功 20 ~ 30 分钟，脑组织才逐渐脱离缺氧状态，60 分钟后脑组织有氧代谢恢复。因此，呼吸兴奋剂应在复苏成功 1 小时后才考虑应用，适应证为有自主呼吸，但有呼吸过浅、过慢、不规则等呼吸功能不全者禁用。

（11）其他用药：有指征时酌情应用升压药、强心剂、抗酸剂及抗心律失常药物。

（三）持续生命支持

PLS 的重点是脑保护、脑复苏及复苏后疾病的防治。

1. 脑复苏

脑组织平均重量虽仅为体重的 2%，但脑总血流量占心排血量的 15%，脑的耗氧量相当于静息时全身耗氧量的 20% ~ 25%。脑组织对缺氧最敏感，而且越高级的部位，对缺氧的耐受性愈差，脑缺氧 10 秒，就可丧失意识，缺氧 15 秒可以出现数分钟的昏迷，缺氧 3 分钟可昏迷 24 小时以上，完全缺氧 8 分钟，大脑皮质的损害即不可逆转。因此，心肺复苏术一开始应注意对脑的保护以促使脑复苏。

近年，大量临床实践证实，心搏骤停后脑细胞的损害并不是在脑血流灌注停止时即形成不可逆的损害，而是在灌注恢复后相继发生脑充血、脑水肿及持续低灌注状态，使脑细胞的损害逐渐加重，以致死亡。这一过程称之为"再灌流损伤"，其程度与心跳停止时间长短、脑血流量多少及血糖浓度等因素密切相关。

再灌注造成不可逆损伤的机制有多种，迄今为止，一般认为与细胞内 Ca^{2+} 增多、氧自由基和前列腺素的作用关系较密切。

心肺复苏术中各个环节均是脑复苏的基本措施，针对脑复苏的具体措施有以下几种。

1）低温疗法：为目前治疗心搏骤停后脑缺氧损害的主要措施。低温可降低脑代谢，减轻脑水肿，稳定细胞膜，维持内环境稳定，抑制氧自由基的产生与脂质过氧化反应，减少氨基酸的释放，抑制破坏性酶反应等，从多方面对脑缺氧起到保护作用。

使用低温疗法应注意以下几点。

（1）及早降温。心跳恢复，能测得血压即开始。

（2）以头部降温为主。患者头部戴冰帽，配合腹股沟、腋窝部放置冰袋，以尽快降低脑温。

（3）足够降温。在第一个 24 小时内将肛温降至 30~32℃，脑温降至约 28℃。

（4）复温方法。待四肢协调活动和听觉等大脑皮质功能开始恢复后才进行复温，以每 24 小时温度回升 1℃ 为宜。

在降温的过程中，为避免寒战、制止抽搐，可应用冬眠疗法等。

2）脱水：在心肺复苏时，血压维持在 80/50 mmHg 以上时可予脱水，纠正颅内高压、脑水肿，连续用药 3~5 天。一般给予 20% 甘露醇 250 ml 静脉快速滴注，还可给予呋塞米 20~40 mg 静脉注射或用地塞米松 30 mg 静脉滴注。脑水肿伴肺水肿，给予呋塞米加用地塞米松。脑水肿伴休克，先提高血压，纠正休克。脑水肿伴颅内出血时，可使用物理降温及脑外科治疗。

3）促使脑功能恢复：给予胞二磷胆碱 200~600 mg/d 或醋谷胺 100~400 mg/d，分次静脉滴注，还可给予肾上腺皮质激素等药物，以保护脑细胞，减少自溶性破坏，减少毛细血管通透性，抑制醛固酮和抗利尿激素的分泌，有利于利尿。

4）巴比妥类药物疗法：巴比妥类药物能增加神经系统对缺氧的耐受力，可以抑制脑灌注复苏后脑氧代谢率的异常增加，具有稳定脑细胞膜的作用。巴比妥类药物还可减轻脑水肿，改善局部血流的分布异常，缩小梗死面积。此外，巴比妥类药物还可防治抽搐发作，强化降温对脑代谢率的抑制能力，提高低温疗法的效果。一般强调在心脏复跳后 30~60 分钟开始应用，迟于 24 小时则疗效显著降低。可选用 2% 硫喷妥钠 5 mg/kg 即刻静脉注射，每小时 2 mg/kg，以达到脑电图正常为宜，总量不超过 30 mg/kg。或苯妥英钠 7 mg/kg 静脉注射。必要时重复给药。硫喷妥钠多用于昏迷患者，属于深度麻醉药，应在麻醉医生指导下进行。下列情况暂停给药：①维持正常动脉压所需血管收缩剂剂量过大时。②心电图出现致命性心律失常时。③中心静脉压及肺动脉楔压升至相当高度或出现肺水肿。

5）高压氧的应用：高压氧可提高脑组织的氧分压，降低耗氧量及颅内压，促进脑功能的恢复，尤其对心肺复苏后脑损害严重，脑复苏比较困难，反复抽搐，持续呈昏迷状态且病情逐渐恶化者可行高压氧治疗。

6）钙通道阻滞剂疗法：钙通道阻滞剂可直接作用在细胞膜上的 Ca^{2+} 通道，抑制 Ca^{2+} 内流、释放。因而解除血管痉挛，抑制血小板凝聚，疏通脑微循环，减少 Ca^{2+} 对线粒体核酸异位酶的抑制，使 ATP 合成与释放增加，保护心功能，降低心肌耗氧量，减少乳酸生成，使糖利用接近正常。

7）肾上腺皮质激素：肾上腺皮质激素在心肺脑复苏过程中具有多方面的良好作用。一般来讲，单独应用仅适于轻度脑损害者；多数情况下与脱水剂、低温疗法同时应用。用量要大，如地塞米松每次 5~10 mg，静脉注射，每 4~6 小时 1 次，一般情况下应连用 3~5 天。

8）抗自由基药物的应用：该类药物有阻断自由基作用的超氧化物歧化酶、过氧化氢酶、谷胱甘肽过氧化物酶和自由基清除剂。如甘露醇、维生素 C、维生素 E、辅酶 Q_{10}、丹参、莨菪碱等。

2. 维持血压及循环功能

心搏骤停复苏后，循环功能往往不够稳定，常出现低血压或心律失常。低血压如系血容量不够，则应补充血容量；心功能不良者应酌情使用强心剂如毛花苷 C；需用升压药者，则以选用间羟胺或多巴胺为好；如发生严重心律失常，应先纠正缺氧、酸中毒及电解质紊乱，然后再根据心律失常的性质进行治疗。

多巴胺 20～40 mg 加入 5% 葡萄糖液 100 ml 中，静脉滴注，滴速以维持合适血压及尿量为宜，每分钟在 2～10 μg/kg，可增加心排血量；每分钟大于 10 μg/kg，则使血管收缩；每分钟大于 20 μg/kg，降低肾及肠系膜血流量。

如升压不满意，可加氢化可的松 100～200 mg 或地塞米松 5～10 mg，补充血容量，纠正酸血症，多数血压能上升，待血压平稳后逐渐减量。

如升压药不断增加，而血压仍不能维持，脉压小，末梢发绀，颈静脉怒张，中心静脉压升高（或 PCWP 升高，左心房压升高），心力衰竭早期可加用血管扩张剂：①硝酸甘油 20 mg 加入 5% 葡萄糖液 100 ml 中，静脉滴注，滴速为 5～20 μg/min。②硝普钠 5 mg 加入 5% 葡萄糖液 100 ml 中，静脉滴注，滴速为 5～200 μg/min。用药超过 3 天，有氰化物中毒的可能。③酚妥拉明 2～5 mg 加入 5% 葡萄糖液 100 ml 中，静脉滴注，滴速为 20～100 μg/min。

3. 维持呼吸功能

患者均应做机械通气，根据患者动脉血氧饱和度、血气分析和呼吸末二氧化碳分压等结果，考虑选用间歇正压通气、PEEP 等。机械通气超过 48 小时，可考虑气管切开。机械通气时应避免纯氧吸入。当患者有自主呼吸，而又考虑应继续机械通气或辅助呼吸，且有人机对抗时，可应用适量镇静药或少量肌松药。无论机械通气或自主呼吸，均应维持 $PaCO_2$ 在 25～30 mmHg，这样可降低颅内压，减轻脑水肿。过度通气所致的呼吸性碱中毒可代偿代谢性酸中毒，脑组织中 pH 值升高，有助于脑循环自动调节功能的恢复。维持吸氧浓度为 50% 时 PaO_2 不低于 100 mmHg。当患者自主呼吸恢复，又符合停机指征时，可选择同步间歇指令通气（SIMV），以逐步停用呼吸机。

4. 维持水电解质和酸碱平衡

应该根据代谢性指标、水的出入量、生化指标以及血气分析结果调节输液的质与量，以维持水电解质和酸碱平衡。已明确高血糖对脑有害，因此，输液以平衡液为主，只有当低血糖时才给葡萄糖液。对电解质亦应根据实验室检查结果进行针对性治疗。酸中毒一般为混合型，除应用碱性药物外，应妥善管理呼吸。

5. 防治肾衰竭

复苏患者应留置导尿管，监测每小时尿量，定时检查血、尿尿素氮和肌酐浓度，血、尿电解质浓度，鉴别尿少系因肾前性、肾后性或肾性肾功能所致，并依次给予相应的治疗。更重要的是心跳恢复后，必须及时稳定循环、呼吸功能，纠正缺氧和酸中毒，从而预防肾衰竭的发生。

6. 继发感染的防治

心搏骤停复苏后容易继发感染，尤其气管切开、气管插管、静脉切开后更应注意防治。

7. 重症监护

加强治疗、多脏器功能支持、全身管理，监护中心静脉压、血压、尿量、心电图等的变化，保持生命体征稳定，保持血浆胶体渗透压稳定。

（四）复苏的监测指标

1. 复苏的有效指标
1）瞳孔由大变小。
2）患者开始挣扎，出现吞咽动作、咳嗽、自主呼吸恢复等。
3）心电图出现房性或室性心律。
4）发绀消退。

2. 可终止复苏的指征
1）脑死亡：①深度昏迷，对任何刺激无反应。②自主呼吸停止。③脑干反射全部或大部分消失。④脑电图活动消失。
2）心跳停止：坚持做心脏复苏半小时以上无任何反应。心电图呈一直线。
3）心跳停止在 12 分钟以上而没有进行任何复苏措施治疗者，几乎无一存活。但是在低温环境下（如冰库、雪地、冷水中淹溺者）及年轻的创伤患者，虽心跳停止超过 12 分钟，仍应积极抢救。

七、护理要点

1. 心脏复苏
发现心搏骤停患者，除立即通知医生外，应将患者仰卧于硬板床或地面上，估计为心室颤动者应立即心前区拳击 1 次，无心跳恢复时可再连击 2～3 次，一旦证明有心跳，切勿再进行捶击，以免复跳的心脏再次停跳。如无效，应协助医生行胸外心脏按压，按压要有节奏，力量要适中，避免因用力过猛而引起肋骨骨折、组织损伤、血气胸等。备好除颤器，以上方法无效时尽早电除颤。开始用 200～300 J，无效时可以再次电击，适当加大电量。

2. 建立人工通气
先疏通气道，清理口腔及气管内异物，舌后坠者用舌钳将舌体拉出或放置口咽通气管。在紧急情况下可行口对口人工呼吸，条件具备者尽早行气管插管、人工呼吸囊或呼吸机辅助呼吸。气管插管的方法有两种，经鼻或经口气管插管（紧急抢救时宜选用经口气管插管），插管动作要快、轻，注意此时不宜中止胸外心脏按压。

3. 迅速建立静脉通路
一路可用留置针头，以备快速输液或输血，另一路可用普通头皮针，便于静脉推药。

4. 连接监护仪
备好各种抢救用药、吸痰器等，积极配合医生进行抢救。

5. 促进脑组织的恢复
在抢救开始时，争取 5 分钟内用冰帽保护大脑，降低脑细胞代谢率，减轻脑组织的损害。对血压、心率已恢复稳定而意识尚未清醒者，立即进行全身体表降温，也可给予人工冬眠疗法，以保持低温，维持循环，保护心肾。镇静止痉，防止脑水肿的发展。

6. 复苏后的患者应安置在监护室

嘱患者绝对卧床休息，限制陪护及探视。

7. 安排有经验的医护人员在监护室工作

监护室内保持空气新鲜，注意患者及室内清洁卫生。做好各种护理记录，随时备好各种抢救药品、器械；建立良好的静脉通路，以保证液体及药物的顺利输入。

8. 应注意无菌操作

器械物品必须经过严格消毒灭菌。

9. 防止压力性损伤

如病情许可，应勤翻身叩背，防止压力性损伤及继发感染的发生。患者如处于心排血量不足的状态时，则不宜翻身，防止引起心搏骤停的再次发生。

10. 注意眼部护理

眼部可滴注抗生素或用凡士林纱布覆盖，防止角膜干燥、溃疡及角膜炎的发生。

11. 严密观察心率、血压和呼吸的变化

复苏后心率应维持在每分钟 80～120 次，心率过速或过缓均易再次出现停搏或心力衰竭；若有多源性、频发室性期前收缩或其他心律失常表现，应及时采取防治措施。因此，应做好心电监护，密切观察心电图的变化。血压应维持在 80～100/50～60 mmHg。每 30～60 分钟测量 1 次，并详细记录。若血压下降应协助医生查明原因，是否存在血容量不足、泵衰竭、微循环功能障碍、心律失常、电解质紊乱等。复苏后的呼吸功能往往不健全，可表现为呼吸不规则，表浅、双吸气、潮式呼吸、间断呼吸等。应酌情调节氧流量，注意呼吸道有无分泌物阻塞，应及时清除以保证气道畅通，鼓励患者咳嗽排痰，必要时使用人工呼吸机或行气管切开术。

12. 注意观察体温的变化

每日测体温 4 次，如患者体温超过 39℃，应给予物理降温、人工冬眠等，体温低、四肢冷者应予以保温。

13. 注意及时观察酸中毒及水电解质紊乱征象

因机体缺氧后产生过量的乳酸，易发生代谢性酸中毒，同时，由于二氧化碳不能很好地从肺中排出，故又可导致呼吸性酸中毒，应密切观察体征，如有无呼吸急促、烦躁不安、皮肤潮红、多汗和二氧化碳潴留而致酸中毒的症状，应及时采取防治措施。有条件者，可根据血气分析结果用药。

14. 严密观察神志、瞳孔的变化及肢体活动情况

心搏停止后，脑细胞缺氧，继而发生脑水肿，颅内压升高。复苏后，应注意观察患者的意识、瞳孔的变化及肢体活动等情况。及早应用冰帽或冰袋，以减少脑的耗氧量，保护脑细胞。此外，应遵医嘱给予脱水剂、细胞活化剂等。

15. 准确记录出入量，有计划地输液

一般每日液体不超过 2 000 ml，避免液体过多导致心力衰竭。

16. 加强基础护理及监测病情

观察患者意识状态、生命体征，记出入量，了解电解质及血气分析结果。预防压力性损伤、呼吸道感染。

17. 保证患者摄入足够的热量

遵医嘱静脉输入营养液，意识清楚者可进流质饮食或半流质饮食。

18. 保持循环、呼吸功能

心脏复跳后患者血压较低，与心脏收缩无力、缺氧、酸中毒等因素有关，应遵医嘱给予处理，同时心脏仍处于不稳定阶段，仍需严密监测。继续保持呼吸道通畅，自主呼吸恢复后，可暂维持使用一段时间呼吸机，观察呼吸频率、深度，监测血气分析结果。

19. 维持肾脏功能

由于心搏骤停时间较长或复苏后持续低血压，易诱发急性肾衰竭，复苏后应监测尿量、尿比重。

八、预防

1）预防心搏骤停的根本方法是防治器质性心脏病或影响心脏的其他因素，其中最重要的是防治冠心病。

2）心搏骤停可发生在任何场所，复苏成功率与早期识别、早期抢救有关，因此，普及心肺复苏的知识与技术具有十分重要的意义。

3）建立社区急救医院，在最易发生心搏骤停的场所，如急诊室、手术室、冠心病监护病房等，均应有健全的复苏设备和专门训练的复苏队伍。

4）及时发现并处理心搏骤停的先兆征象，有助于预防心搏骤停的发生及提高复苏的成功率。

5）注意防止心搏骤停的复发，如积极治疗急性冠状动脉综合征；对持续性室性心动过速或心室颤动的存活者除了采用内外科治疗原发病外，还可植入自动心脏起搏转复除颤器（ICD）。

（安姝）

第三节　急性冠状动脉综合征

急性冠状动脉综合征（ACS）包括不稳定型心绞痛（UAP）、非 ST 段抬高型心肌梗死（NSTEMI）和 ST 段抬高型心肌梗死（STEMI）。它们的共同病理基础是冠状动脉内粥样斑块破裂、表面破损或出现裂纹，局部血小板聚集继而引发不同程度的血栓形成和远端血管栓塞，引起冠状动脉不完全或完全性阻塞。

在轻度狭窄基础上，发生的冠状动脉痉挛可引起心绞痛、心肌梗死甚至猝死。冠状动脉的其他病变（炎症、梅毒、栓塞、结缔组织病、先天性畸形等）也可导致冠状动脉狭窄或阻塞而引起心绞痛或心肌梗死，但较少见。

ACS 患者心电图可表现为 ST 段抬高或不抬高。大多数 ST 段抬高的患者最终发生 Q 波心肌梗死；无 ST 段抬高的患者发生 UAP 或非 Q 波心肌梗死，两者的鉴别取决于急性期是否可以检测到心肌损伤标志物。

一、不稳定型心绞痛和非 ST 段抬高型心肌梗死

UAP 是介于稳定型心绞痛与急性心肌梗死和猝死之间的临床综合征,系冠状动脉内粥样斑块不稳定而致破裂,继以血栓形成以及血管收缩或痉挛,引起心肌严重缺血所致。NSTEMI 与 PUA 在发病机制与临床表现等方面具有很多相似之处,所以统称为非 ST 段抬高的 ACS(NSTE – ACS)。

(一)病因和发病机制

目前认为,ACS 发病最主要的原因是易损斑块,即指那些不稳定和有血栓形成倾向的斑块。ACS 是由于斑块破裂、糜烂和继发血栓形成、血管痉挛及微血管阻塞等多因素作用下导致的急性和亚急性心肌缺血缺氧。

(二)病情评估

1. 临床表现

1)UAP:心绞痛发作持续时间一般都达到或超过 15 分钟,有以下 5 种类型。

(1)初发型心绞痛:指心绞痛发作病程在 1 个月以内,过去未发生过心绞痛或心肌梗死者。

(2)恶化型心绞痛:指原有稳定型心绞痛在短期内心绞痛发作次数、严重程度及持续时间突然加重,硝酸甘油不能缓解。常有多支病变且病变有所发展。

(3)卧位性心绞痛:属稳定型心绞痛晚期表现,多伴有左心室功能不全。比一般心绞痛更剧烈,持续时间更长。发作时必须坐位,甚至需要站立才可缓解的特点,含服硝酸甘油亦可缓解,有的仅发生于夜间平卧睡眠时,多在午夜前,即平卧后 1~3 小时发作。

(4)变异型心绞痛:疼痛一般较剧烈,持续可达 30 分钟。多发生于后半夜或凌晨欲醒或醒来时,几乎均在每日同一时刻发作。发作时,心电图呈现短暂的 ST 段抬高,对应的 ST 段降低,或原倒置的 T 波变成直立,出现"假改善"。

(5)梗死后心绞痛:急性心肌梗死后 1 个月内开始出现反复发作的心绞痛。提示除已梗死的心肌外尚存在缺血的心肌;或与梗死无关的其他冠状动脉也有严重狭窄病变,本型常易于使心肌梗死延展或近期出现再次急性心肌梗死。

UAP 患者血肌钙蛋白 T 及 I(TnT 及 TnI)不升高。

2)NSTEMI:临床有 UAP 表现,TnT、TnI 升高,应考虑有心肌梗死可能。

2. 实验室及其他检查

1)心电图:静息 12 导联心电图是可疑 NSTE – ACS 患者的首要检查手段。

ST – T 动态变化是 NSTE – ACS 最可靠的心电图表现。

UAP 时静息心电图可出现 2 个或更多的相邻导联 ST 段下移≥0.1 mV。患者静息状态下症状发作时记录到一过性 ST 段改变,症状缓解后 ST 段缺血改变改善,或者发作时倒置 T 波呈伪性改善(假性正常化),发作后恢复原倒置状态更具有诊断价值,提示急性心肌缺血，并高度提示可能是严重冠状动脉疾病。变异型心绞痛 ST 段常呈一过性抬高，但是心电图正常并不能排除 ACS 的可能性。

NSTEMI 的心电图 ST 段压低和 T 波倒置比 UAP 更明显和持久，并有系列演变过程，如 T 波倒置逐渐加深，再逐渐变浅，部分还会出现异常 Q 波。两者鉴别除了心电图外，还要根据胸痛症状及血中是否检测到心肌损伤标志物。高达 25% 的 NSTEMI 可演变为 Q 波心肌梗死，其余 75% 则为非 Q 波心肌梗死。

没有 ST 段抬高，则没有证据表明该患者可以从溶栓治疗中获益。有资料提示溶栓治疗对只有 ST 段压低的患者甚至有害。

2）心肌损伤标志物：主要用于心肌缺血性坏死的诊断及临床预后的判断。常用肌酸激酶同工酶（CK-MB）、肌钙蛋白。根据 CK-MB 诊断标准，若 CK-MB ≥ 正常上限的 2 倍，即为 NSTEMI，反之则为 UAP；若以肌钙蛋白为诊断标准，肌钙蛋白阳性支持 NSTEMI，肌钙蛋白阴性支持 UAP，至于对部分出现 CK-MB 并不升高，而肌钙蛋白超过正常上限的 ACS 患者，称为微小心肌损伤。

3）连续心电监护：连续监测患者心律，及早识别心律失常，并在必要时监测血流动力学。连续的心电监测可发现无症状或心绞痛发作时的 ST 段变化。

4）其他非创伤性检查：在患者病情允许的情况下可行其他非创伤性检查，其目的是判断患者病情的严重性及近、远期预后，包括心电图活动平板运动试验、运动负荷核素心肌灌注显像、超声心动图及药物负荷试验等。

5）冠状动脉造影：仍是诊断冠心病的金标准，可以直接显示冠状动脉狭窄程度，并对决定治疗策略有重要意义。

6）电子束 CT 检查：可对冠状动脉钙化程度和范围做无创性检查和评价。研究发现，UAP 患者钙化检出率及集约化钙化计分均较稳定型心绞痛为低，提示其病变斑块的钙化程度不高，稳定性较差，而易于破裂。

7）其他检查：还应从冠心病的二级预防着眼，对患者做血糖、血脂、肝功能、肾功能等常规检查，以加强控制危险因素和并发症，进行全面综合治疗。

3. 诊断

1）UAP 的诊断标准

（1）相对稳定的心绞痛，近 2 个月逐渐加重。

（2）近 2 个月新出现的心绞痛，日常轻度活动即引起心绞痛。

（3）近 2 个月静息状态下出现的心绞痛。

（4）梗死后心绞痛（急性心肌梗死 24 小时至 1 个月出现心绞痛）。

2）NSTEMI 的诊断标准

（1）典型缺血性胸痛 >60 分钟。

（2）心电图仅有 ST 段压低或 T 波倒置，无 ST 段抬高或病理 Q 波。

（3）反映心肌坏死的特异标志物 CK-MB、TnT、TnI 水平升高（大于高限 2 倍）。

4. 鉴别诊断

1）主动脉夹层：主动脉夹层的胸痛时间长、程度重，胸痛一开始即达高峰，呈撕裂状并不能缓解，常放射到背、肋、腹、腰和下肢，但一般无 ST-T 改变、无血清心肌坏死标志物异常升高，可资鉴别。两上肢的血压和脉搏可有明显差别，可有下肢暂时性瘫痪、偏瘫和主动脉关闭不全的表现。二维超声心动图检查、X 线、CT 血管成像（CTA）或磁共振成像（MRI）有助于诊断。

2）急性心包炎：尤其是急性非特异性心包炎可有较剧烈而持久的心前区疼痛。有发热和呼吸系统疾病提示急性心包炎可能。其胸痛是典型的胸膜性疼痛，随呼吸、咳嗽、吞咽和体位改变而改变，仰卧位时胸痛加重。心包摩擦音对心包炎有诊断意义，但持续时间短，在心包腔出现渗液时消失。心电图除 aVR 导联外，其余导联均有 ST 段弓背向下的抬高，T 波倒置，无异常 Q 波出现。

3）严重肺动脉高压：可有劳累性胸痛。严重肺动脉高压的胸痛是劳累引起右心室心肌缺血所致。其他伴随症状包括劳累时呼吸困难、头晕和晕厥。体检时可发现胸骨旁抬举感和肺动脉瓣第二心音亢进，心电图可见右心室肥大的表现。

4）急性肺栓塞：急性大面积肺栓塞可引起胸痛、呼吸困难、晕厥、休克等表现，患者可伴有冷汗、发绀或濒死感。患者的查体、心电图和胸部 X 线检查常常有急性肺动脉高压或者急性右心衰竭的表现，如心电图出现肺性 P 波、右束支传导阻滞或者较特异的 $S_1Q_{III}T_{III}$ 等。胸部 X 线检查示上腔静脉影增宽，右下肺动脉增宽或肺动脉段突出、中外肺叶纹理减少。超声心动图可发现右心室搏动减弱，室间隔左移，根据三尖瓣反流还可估计肺动脉压力。漂浮导管如中心静脉压、肺动脉压增高，同时肺动脉楔压正常可资鉴别。必要时行肺动脉加冠状动脉造影检查。

5）胸部外伤：应询问病史，有触痛，疼痛与咳嗽、深呼吸、姿势或者某些活动有关。

6）肋软骨炎和肋间神经痛：为刺痛或灼痛，可与活动有关，有明确的压痛点，有时伴有神经症的表现，心电图无变化，血清心肌酶不高。其他胸壁痛可由肋间肌肉劳损、病毒感染引起，胸痛特点为锐痛，有触痛，咳嗽、深呼吸可使其加重。

7）胸部带状疱疹：在出现疱疹前可与心肌缺血性疼痛混淆。受累区域表现为皮肤过度敏感、有触痛，可有头痛、发热和全身不适等。

8）肺炎：心电图可出现类似心肌梗死或心肌缺血的表现，但不符合心肌梗死或心肌缺血的演变，有发热、咳嗽或者咳痰等症状，血清心肌酶学检查、胸部 X 线检查可鉴别。

9）自发性气胸：突然的胸痛和呼吸困难，胸痛在气胸的发生侧，胸部叩诊呈鼓音，胸部 X 线检查可确诊。

10）纵隔气肿：胸痛和纵隔捻发音是典型的表现，颈或胸上部可出现皮下气肿，胸部 X 线检查可以确诊。

11）胸出口综合征：胸出口综合征是从胸腔上缘出来或通过的神经和血管结构被压迫所致。与骨或肌肉异常有关系，症状多在 20～40 岁出现，可与职业活动、不良的体位或者颈外伤等有关系，多数患者表现为上肢痛，尤其尺侧，也可放射至颈、肩部、肩胛区或腋下，极少数疼痛位于胸壁。应在仔细体格检查的同时，对胸痛者进行心电图、血清心肌酶学检查。

12）胃肠道原因引起的疼痛：急性胰腺炎、消化性溃疡穿孔、急性胆囊炎、胆石症等，均可引起与 UAP/NSTEMI 相似的临床表现，可伴休克。通过仔细询问病史、体格检查、心电图检查、血清心肌标志物测定可协助鉴别。值得注意的是部分急腹症也可产生类似急性心肌缺血的心电图改变。

（三）治疗措施

1. 一般处理

1）休息：患者应卧床休息，特别是心绞痛严重且频繁发作者应绝对卧床休息，晚间可酌情使用镇静药和地西泮等治疗。

2）吸氧：给予吸氧，对改善心肌缺氧状态、缓解疼痛、精神安慰有一定作用。

3）去除诱因：对诱发冠状动脉病变的危险因素，应予去除。如吸烟者应给予戒烟，控制高脂血症，伴有高血压、心律失常及心力衰竭者应采取相应措施。

2. 硝酸盐类药物的应用

这类药物除有扩张冠状动脉，降低其阻力，增加其血流量的作用外，还通过对周围血管的扩张作用，减少静脉回血量，降低心室容量、心腔内压、心排血量和血压，减少心脏前后负荷和心肌的需氧量，从而缓解心绞痛。

1）硝酸甘油：0.3 ~ 0.6 mg 舌下含服，可于 1 ~ 2 分钟镇痛，作用时间较短，可重复使用。仍不能控制发作者，可将硝酸甘油 10 ~ 30 mg 溶于 5% 葡萄糖液 250 ~ 500 ml 中静脉滴注，开始滴速为每分钟 20 ~ 40 μg，以后可逐渐加至每分钟 100 ~ 200 μg，作用迅速、效果明显，对胸痛严重而频繁或难以控制的心绞痛发作有良效。主要不良作用有头晕、头胀痛、头部跳动感、面红、心悸等，偶有血压下降，一般患者能坚持用药。

2）硝酸异山梨酯：5 ~ 10 mg 舌下含服，每 2 小时 1 次，必要时可加大剂量，3 ~ 5 分钟见效，或用喷雾剂喷入口腔，每次 1.25 mg，1 分钟见效。

3）亚硝酸异戊酯：每安瓿 0.2 ml，用时以手帕包后敲碎，立即盖于鼻部吸入。作用快而短，约 10 秒钟见效，几分钟即消失。本药降低血压作用较硝酸甘油明显，血压低者慎用。

3. 镇痛药

UAP 一旦诊断明确，且疼痛严重，可即刻将吗啡 3 ~ 5 mg 加入生理盐水 5 ml 中静脉注射，常可达到满意的镇痛效果。也可用罂粟碱 30 ~ 60 mg 加入 5% 葡萄糖液 250 ml 中静脉滴注，每日 1 次，连用 5 ~ 7 天多能缓解心绞痛发作。

4. β 受体阻滞剂

单纯血管痉挛引起的心绞痛单用 β 受体阻滞剂治疗，可引起心绞痛加重。但大部分冠状动脉痉挛的患者尚合并器质性病变（狭窄），这类患者联合应用 β 受体阻滞剂与硝苯地平等药物，可明显增强抗心绞痛效果。口服美托洛尔，自小剂量开始 12 ~ 25 mg 每日 2 次，紧急需要时可静脉注射。应用时应对心率及血压进行监测，心率控制在 60 ~ 90 次/分为宜，剂量为 5 mg 静脉缓注，5 分钟一次，直至最大量 15 mg 或心率得到控制。已有心力衰竭特别是射血分数 <40% 者，或有哮喘及传导阻滞者忌用。

5. 钙通道阻滞剂

患者常有冠状动脉收缩与痉挛因素参与发病机制，故应用钙通道阻滞剂是合理的。

单纯使用硝苯地平的效果不及 β 受体阻滞剂或硝酸酯类。有报道指出，单用硝苯地平后心绞痛发作会加剧，而单用地尔硫䓬则未见此现象。目前倾向于同时应用三类不同的抗心绞痛药物。在同时使用两种负性肌力药物（β 受体阻滞剂与钙通道阻滞剂如维拉帕米）时，应根据心功能等情况，权衡利弊，慎重选择，严密观察。

6. 抗凝及溶栓剂

UAP（除自发性心绞痛外）与血栓形成有密切关系。目前多主张静脉或冠状动脉内给予肝素、尿激酶（UK）、链激酶（SK）或重组组织型纤维蛋白溶酶原激活物（rt-PA），溶解非闭塞性血栓。

7. 抗血小板聚集药物的应用

血栓素 A_2（TXA_2）有强烈的缩血管及促使血小板聚集的作用，前列环素（PGI_2）则正相反，有扩张血管及抑制血小板聚集的作用，阿司匹林小剂量抑制 TXA_2，大剂量抑制 PGI_2。一般每日用 40～50 mg 即可生效。也可使用双嘧达莫（梗死后心绞痛不主张使用双嘧达莫）、低分子右旋糖酐等抑制血小板聚集的药物。

8. 放射性核素碘

有报道指出，对发作频繁而顽固的心绞痛，可考虑采用放射性核素碘治疗，以抑制甲状腺功能，降低基础代谢和心脏的需氧量，从而减轻与减少心绞痛的发作。

9. 激光冠状动脉成形术及血管腔内斑块旋切术

通过心导管内的光导纤维将激光引入冠状动脉，使阻塞动脉的粥样硬化病变气化而再通；或引入旋转的刀片，将斑块切下并吸出。

10. 经皮冠状动脉腔内成形术

经皮冠状动脉腔内成形术（PTCA）指征为：心绞痛病程 <1 年，估计粥样硬化斑块无钙化；冠状动脉近端病变；有心肌缺血的客观证据；估计有较好的侧支循环和左心室功能者。

11. 冠状动脉旁路移植术

冠状动脉旁路移植术（CABG）用于药物积极治疗不能控制的患者，指征为：左冠状动脉主干病变；三支病变或包括左前降支的二支病变；冠状动脉狭窄在 70% 以上。

12. 其他

国内应用体外反搏治疗心绞痛，取得比药物更好的效果。高压氧治疗能增加全身的氧供应，可使顽固的心绞痛得到改善，但疗效不易巩固。

13. 抗高血脂药

羟甲基戊二酰辅酶 A 还原酶抑制剂（他汀类药物）的应用，是 ACS 治疗学上的一大进展，备受重视，他汀类药物不但显著降低低密度脂蛋白胆固醇（LDL - C）与总胆固醇（TC），更有一系列调血脂之外的特殊治疗作用。所以，应用他汀类药物强化治疗已成为当今防治 ACS 不可或缺的主要措施之一。

14. 康复治疗

大多数 UAP 或 NSTEMI 患者有慢性稳定型心绞痛，而且病情还可能反复发作，因此其二级预防十分重要。常用的康复治疗包括：

（1）无禁忌证时应长期坚持服用阿司匹林 75～325 mg/d，国人一般推荐 100 mg/d

为合适剂量。

（2）由于过敏或胃肠道不适，不能耐受阿司匹林者，最好口服氯吡格雷 75 mg/d（有禁忌证者除外）。

（3）凡已做经皮冠状动脉介入术（PCI）安放支架的患者，联合服用阿司匹林和氯吡格雷 9 个月。

（4）无禁忌证时建议服用 β 受体阻滞剂。

（5）控制血脂，凡血 LDL－C＞3.36 mmol/L 时，应坚持服用他汀类药物，并保持血脂处于达标水平，同时严格控制饮食。充血性心力衰竭、左心室功能障碍、原发性高血压与糖尿病患者应口服血管紧张素转化酶抑制剂（ACEI）。

（6）如胸痛持续 2～3 分钟，而休息不能终止发作时，可含服硝酸甘油，必要时重复用药，但不超过 3 次，前后 2 次服药间隔 5 分钟。

（7）如果心绞痛表现为不稳定状态，如发生频率增加，疼痛程度加重，发作时间延长，服用硝酸甘油效果不佳等，应及时就医检查，确诊病变性质，采取更积极的处理措施，包括有创性治疗等。

（8）坚持有效地控制各种危险因素，推荐综合处理的方法，包括改善生活方式的治疗和药物治疗，药物治疗也宜联合用药，如阿司匹林、ACEI 与抗高血脂药合用。

（四）护理要点

1. 一般护理

1）患者应卧床休息，嘱患者避免做突然用力的动作，饭后不宜进行体力活动，防止精神紧张、情绪激动、受寒、饱餐及吸烟、酗酒，宜少量多餐，清淡饮食，不宜进含动物脂肪及高胆固醇的食物。对有恐惧和焦虑心理的患者，应向患者解释冠心病的性质，只要注意生活保健，坚持治疗，可以防止病情的发展；对情绪不稳定者，可适当应用镇静药。

2）保持大小便通畅，做好皮肤及口腔的护理。

2. 病情观察与护理

1）UAP 患者应在监护室予以监护，密切观察病情和心电图变化，观察胸痛持续的时间、次数，并注意观察硝酸盐类等药物的不良反应。发现异常，及时报告医生，并协助行相应的处理。

2）患者心绞痛发作时，嘱其安静卧床休息，做心电图检查观察其 ST－T 的改变，并给予舌下含服硝酸甘油 0.6 mg，吸氧。对有频繁发作的心绞痛或属自发性心绞痛的患者，需提高警惕，用心电监护观察是否发展为心肌梗死。如有上述变化，应及时报告医生。

3. 健康教育

1）向患者及家属讲解有关疾病的病因及诱因，防止过度脑力劳动，适当参加体力活动；合理搭配饮食结构；肥胖者需限制饮食；戒烟酒。积极防治高血压、高脂血症和糖尿病。有上述疾病家族史的青年，应早期注意血压及血脂变化，争取早期发现，及时治疗。

2）心绞痛症状控制后，应坚持服药治疗。避免导致心绞痛发作的诱因。对不经常发作者，需鼓励其做适当的体育锻炼，如散步、打太极拳等，这样有利于冠状动脉侧支循环的建立。随身携带硝酸甘油或亚硝酸异戊酯等药物，以备心绞痛发作时自用。

3）出院时指导患者根据病情调整饮食结构，坚持医生、护理人员建议的合理化饮食。教会家属正确测量血压、脉搏、体温的方法。教会患者及家属识别与自身有关的诱因，如吸烟、情绪激动等。

4）出院带药，给患者提供有关的书面材料，指导患者正确用药。

5）教给患者门诊随访知识。

二、急性 ST 段抬高型心肌梗死

心肌梗死是冠状动脉急性闭塞导致血流中断，心肌因严重而持久的缺血而发生局部坏死。据心电图有无 ST 段持续抬高，将急性心肌梗死分为 STEMI 和 NSTEMI。

NSTEMI 与 UAP 具有相似的病理生理基础，即动脉粥样硬化斑块破裂，临床表现和治疗措施相似，只是病变程度不同而已，因而统称为非 ST 段抬高型 ACS，已在前进行了统一阐述。而 STEMI 的病理生理基础为动脉粥样硬化斑块破裂形成血栓导致血管急性闭塞，临床症状更重，治疗关键是强调尽早开通阻塞的血管。下面主要阐述此型心肌梗死。STEMI 在发达国家较常见，美国每年大约有 50 万该类患者，近年来，发展中国家的发病率有所增加。尽管如此，在过去的几十年中，该类患者的病死率已明显下降。

（一）病因

基本病因为冠状动脉粥样硬化。诱因以剧烈体力活动、精神紧张或情绪激动最为多见，其次为饱餐、上呼吸道感染或其他感染、用力排便或心动过速，少数诱因为手术大出血或其他原因的低血压、休克等。气候寒冷、气温变化大亦可诱发。

（二）病理

急性心肌梗死时，冠状动脉内常有粥样斑块破溃、出血和继发性血栓形成。急性期心肌呈大片凝固性坏死，心肌间质充血、水肿，伴有大量炎性细胞浸润。以后，坏死的心肌纤维逐渐溶解吸收形成肌溶灶，随后逐渐出现肉芽组织形成。坏死组织在梗死后 1~2 周开始吸收，并逐渐纤维化，在 6~8 周形成瘢痕而愈合，称为陈旧性心肌梗死。

（三）病理生理

主要出现左心室舒张和收缩功能障碍的一些血流动力学变化，其严重程度和持续时间取决于梗死的部位、程度和范围。心脏收缩力减弱、顺应性减低，以及收缩不协调，左心室压力曲线最大上升速度减低，左心室舒张末压增高、舒张末期和收缩末期容量增多。射血分数减小，心排血量下降，心率增快或有心律失常，血压下降。病情严重者静脉血氧含量降低。心室重构出现心壁厚度改变、心脏扩大和心力衰竭，可发生心源性休克。右心室心肌梗死在急性心肌梗死患者中少见，其主要病理生理改变是右心衰竭的血流动力学变化，右心房压力增高，心排血量降低，血压下降。

急性心肌梗死引起的心力衰竭称为泵衰竭，按 Killp 分级法可分为：Ⅰ级，尚无明显心力衰竭；Ⅱ级，有轻度左心衰竭；Ⅲ级，有急性肺水肿；Ⅳ级，有心源性休克不同程度或阶段的血流动力学变化。心源性休克是泵衰竭的严重阶段，如兼有肺水肿和心源性休克则情况最严重。

（四）病情评估

1. 临床表现

1）病史：发病前常有明显诱因，如精神紧张、情绪激动、过度体力活动、饱餐、高脂饮食、糖尿病未控制、感染、手术、大出血、休克等。少数患者在睡眠中发病。有半数以上的患者过去有高血压及心绞痛史。部分患者则无明确病史及先兆表现，首次发展即是急性心肌梗死。

2）先兆：急性心肌梗死多突然发病，少数患者起病症状轻微。1/2～2/3 的患者起病前 1 日至 2 周或更长时间有先兆症状，其中最常见的是稳定型心绞痛转变为不稳定型；或既往无心绞痛，突然出现心绞痛，且发作频繁，程度较重，用硝酸甘油难以缓解，持续时间较长。伴恶心、呕吐、血压剧烈波动。心电图显示 ST 段一过性明显上升或降低，T 波倒置或增高。这些先兆症状如诊断及时，治疗得当，半数以上患者可免于发生心肌梗死；即使发生，症状也较轻，预后较好。

3）症状。

（1）胸痛：为最早出现而突出的症状。其性质和部位多与心绞痛相似，但程度更为剧烈，呈难以忍受的压榨、窒息，甚至濒死感，伴有大汗淋漓及烦躁不安。持续时间可为 1～2 小时甚至 10 小时以上，或时重时轻达数天之久。用硝酸甘油无效，需用麻醉性镇痛药才能减轻。疼痛部位多在胸骨后，但范围较为广泛，常波及整个心前区，约 10% 的患者波及剑突下及上腹部或颈、背部，偶尔到下颌、咽部及牙齿处。约 25% 的患者无明显的疼痛，多见于老年、糖尿病（由于感觉迟钝）或神志不清患者，或有急性循环衰竭者，疼痛被其他严重症状所掩盖。15%～20% 的患者在急性期无症状。

（2）心律失常：见于 75%～95% 的患者，多发生于起病后 1～2 天，而以 24 小时内最多见。经心电图观察可出现各种心律失常，可伴乏力、头晕、晕厥等症状，且为急性期引起死亡的主要原因之一。其中最严重的心律失常是室性异位心律（包括频发性期前收缩、阵发性心动过速和心室颤动）。频发（>5 次/分），多源，成对出现，或 R 波落在 T 波上的室性期前收缩可能为心室颤动的先兆。房室传导阻滞和束支传导阻滞也较多见，严重者可出现三度房室传导阻滞，室上性心律失常则较少见，多发生于心力衰竭患者。前壁心肌梗死易发生室性心律失常。下壁（膈面）梗死易发生房室传导阻滞。

（3）心力衰竭：主要是急性左心衰竭，为心肌梗死后收缩力减弱或不协调所致，可出现呼吸困难、咳嗽、烦躁及发绀等症状。严重时两肺满布湿啰音，形成肺水肿，进一步导致右心衰竭。右心室心肌梗死者可一开始就出现右心衰竭。

（4）低血压和休克：仅于疼痛剧烈时血压下降，未必是休克。但如疼痛缓解而收缩压仍低于 80 mmHg，伴有烦躁不安、大汗淋漓、脉搏细快、尿量减少（<20 ml/h）、

神志恍惚甚至晕厥者，则为休克，主要为心源性，是心肌广泛坏死、心排血量急剧下降所致。而神经反射引起的周围血管扩张尚属次要，有些患者还有血容量不足的因素参与。

（5）胃肠道症状：疼痛剧烈时，伴有频繁的恶心、呕吐、上腹胀痛、肠胀气等，与迷走神经张力增高有关。

（6）坏死物质吸收引起的症状：主要是发热，一般在发病后 1~3 天出现，体温 38℃ 左右，持续约 1 周。

4）体征。

（1）约半数患者心浊音界轻度至中度增大，有心力衰竭时较显著。

（2）心率多增快，少数可减慢。

（3）心尖区第一心音减弱，有时伴有奔马律。

（4）10%~20% 的患者在起病后 2~3 天出现心包摩擦音，多数在几天内又消失，是坏死波及心包面引起的反应性纤维蛋白性心包炎所致。

（5）心尖区可出现粗糙的收缩期杂音或收缩中晚期喀喇音，为二尖瓣乳头肌功能失调或断裂所致。

（6）可听到各种心律失常的心音改变。

（7）常见到血压下降到正常以下（起病前有高血压者血压可降至正常），且可能不再恢复到起病前水平。

（8）还可有休克、心力衰竭的相应体征。

5）并发症：心肌梗死除可并发心力衰竭及心律失常外，还可有下列并发症。

（1）动脉栓塞：主要为左心室附壁血栓脱落所引起。根据栓塞的部位，可能产生脑部或其他部位的相应症状，常在起病后 1~2 周发生。

（2）心室壁瘤：梗死部位在心脏内压的作用下，显著膨出。心电图常显示持续的 ST 段抬高。

（3）心脏破裂：少见。可在发病 1 周内出现，患者常突然休克甚至造成死亡。

（4）乳头肌功能不全：乳头肌功能不全的病变可分为坏死性与纤维性两种，在发生心肌梗死后，心尖区突然出现响亮的全收缩期杂音，第一心音减低。

（5）心肌梗死后综合征：发生率约 10%，于心肌梗死后数周至数月出现，可反复发生。表现为发热、胸痛、心包炎、胸膜炎或肺炎等症状、体征，可能为机体对坏死组织的过敏反应。

2. 实验室及其他检查

1）心电图检查：STEMI 有特征性心电图改变，其肯定性改变是出现异常、持久的 Q 波或 QS 波，以及持续 1 日以上的演进性损伤电位，以后 T 波逐渐倒置。如为下壁梗死，应描记右胸导联即 $V_{4R} \sim V_{6R}$，以免漏掉右心室心肌梗死。

有 5%~15% 的患者心电图改变不典型。如梗死图形可始终不出现或延后出现，常规心电图导联不显示梗死 Q 波而仅有 ST-T 改变，以及其他一些非特异性的 QRS 波群形态改变等。

2）血清肌酸激酶（CK）和 CK-MB 于发病 6 小时内升高，12~24 小时达高峰，

48～72 小时后消失。天冬氨酸氨基转移酶发病后 6～12 小时升高。24～48 小时达高峰，3～6 天恢复正常。乳酸脱氢酶（LDH）发病后 8～12 小时升高，2～3 天达高峰，1～2 周才恢复正常。LDH_2 在急性心肌梗死后数小时总 LDH 尚未升高前就已出现，可持续 10 天。

3）血肌钙蛋白测定：TnT 和 TnI 测定是诊断心肌梗死最敏感指标，可反映微型梗死。正常情况下，周围血液中无 TnT 或 TnI（亦有报道其正常值为 TnT ≤ 0.2 ng/ml，TnI < 7 ng/ml），发生急性心肌梗死时，两者均在 3 小时后升高，其中 TnT 持续 10～14 天，TnI 持续 7～10 天。

4）其他实验室检查：发病 1 周内白细胞计数可增为（10～20）× 10^9/L，中性粒细胞比例多在 75%～90%，嗜酸性粒细胞减少或消失，红细胞沉降率增快，可持续 1～3 周。尿肌红蛋白在梗死后 5～40 小时开始排泄，平均持续 83 小时。血清肌红蛋白在 4 小时左右升高，多数 24 小时即恢复正常。

5）超声心动图（包括二维和多普勒技术）：是影像学检查中最便宜、最实用的一种技术。它能提供心室壁活动度分析，瓣膜受影响的情况，心功能的评判。该技术由于经济、无创，很容易为患者所接受，可以作为心肌梗死的常规检查项目。近年来，高分辨率的仪器应用于临床，有文献报道称，二维超声心动图可以直接分辨左右冠状动脉的近、中、远段。食管超声心动图（TEE）使冠状动脉成像更清晰。血管内超声是无创与有创技术的结合，提供了冠状动脉横截面的图形，可分辨冠状动脉内膜及中层的病变及硬化。由于探头微型化，可使其与 PTCA 球囊或旋切刀相结合，这样可以边治疗边观察，但是费用昂贵，使该技术远未普及。

二维超声心动图观察心肌梗死的主要表现为阶段性心室壁活动异常，急性期可见到心室壁阶段性活动度消失、心室壁变薄，可用公式计算出梗死面积，目前定量的办法有以下几种：目测阶段性心室壁活动异常（半定量），计算机辅助定量阶段性心室壁活动异常，心内膜标测法。出现心室壁瘤时，可见到阶段性心室壁膨出。另外可提供心功能计算，乳头肌功能判定。

6）放射性核素检查：利用坏死心肌细胞中的 Ca^{2+} 能结合 ^{99m}Tc（锝）焦磷酸盐或坏死心肌细胞的肌凝蛋白可与其特异抗体结合的特点，静脉注射 ^{99m}Tc - 焦磷酸盐或 ^{111}In（铟）- 抗肌凝蛋白单克隆抗体，进行"热点"扫描或照相；利用坏死心肌血供断绝和瘢痕组织中无血管以至 ^{201}Tl（铊）或 ^{99m}Tc - 甲氧异腈（MIBI）不能进入细胞的特点，静脉注射这种放射性核素进行"冷点"扫描或照相；均可显示心肌梗死的部位和范围。前者主要用于急性期，后者用于慢性期。用门电路 γ 闪烁照相法进行放射性核素心腔造影（常用 ^{99m}Tc - 标记的红细胞或白蛋白），可观察心室壁的运动和左心室的射血分数，有助于判断心室功能，诊断梗死后造成的心室壁运动失调和心室壁瘤。目前多用单光子发射计算机体层摄影（SPECT）来检查，新的方法正电子发射计算机体层扫描术（PET）可观察心肌的代谢变化，判断心肌的死活可能效果更好。

3. 诊断

1）诊断标准：诊断 STEMI 必须至少具备以下标准中的 2 条。

（1）缺血性胸痛的临床病史，疼痛常持续 30 分钟以上。

（2）心电图的特征性改变和动态演变。

（3）心肌坏死的血清心肌标志物浓度升高和动态变化。

2）诊断步骤：对疑为 STEMI 的患者，应争取在 10 分钟内完成。

（1）临床检查（问清缺血性胸痛病史，如疼痛性质、部位、持续时间、缓解方式、伴随症状；查明心、肺、血管等的体征）。

（2）描记 18 导联心电图（常规 12 导联加 $V_7 \sim V_9$，$V_{3R} \sim V_{5R}$），并立即进行分析、判断。

（3）迅速进行简明的临床鉴别诊断后做出初步诊断（老年人突发原因不明的休克、心力衰竭、上腹部疼痛伴胃肠道症状、严重心律失常或较重而持续性胸痛或胸闷，应慎重考虑有无本病的可能）。

（4）对病情做出基本评价并确定即刻处理方案。

（5）继之尽快进行相关的诊断性检查和监测，如血清心肌标志物浓度的检测，结合缺血性胸痛的临床病史、心电图的特征性改变，做出 STEMI 的最终诊断。此外，尚应进行血常规、血脂、血糖、凝血时间、电解质等检测，以及二维超声心动图检查、床旁心电监护等。

3）危险性评估。

（1）伴下列任一项者，如高龄（＞70 岁）、既往有 STEMI 史、心房颤动、前壁心肌梗死、心源性休克、急性肺水肿或持续低血压等可确定为高危患者。

（2）病死率随心电图 ST 段抬高的导联数的增加而增加。

（3）血清心肌标志物浓度与心肌损害范围呈正相关，可帮助估计梗死面积和患者预后。

4. 鉴别诊断

1）心绞痛：心绞痛的疼痛性质与 STEMI 相同，但发作较频繁，每次发作历时短，一般不超过 15 分钟，发作前常有诱因，不伴有发热、白细胞计数增加、红细胞沉降率增快或血清肌钙蛋白、心肌酶增高，心电图无变化或有 ST 段暂时性压低或抬高，很少发生心律失常、休克和心力衰竭，舌下含服硝酸甘油疗效好等，可资鉴别。应注意 UAP 可在短期内演变为 STEMI。

2）主动脉夹层：该病也具有剧烈的胸痛，有时出现休克，其疼痛常为撕裂样，一开始即达高峰，多放射至背部、腹部、腰部及下肢，两上肢的血压和脉搏常不一致是本病的重要体征。可出现主动脉瓣关闭不全的体征，心电图和血清心肌酶学检查无 STEMI 时的变化。胸部 X 线和超声检查可出现主动脉明显增宽。

3）急腹症：急性胆囊炎、胆石症、急性坏死性胰腺炎、溃疡病穿孔等常出现上腹痛及休克的表现，但应有相应的腹部体征，心电图及血清心肌酶学检查有助于鉴别。

4）急性心包炎：特别是急性非特异性心包炎亦可有严重而持久的胸痛及 ST 段抬高。但胸痛与发热同时出现，呼吸和咳嗽时加重。早期可听到心包摩擦音。心电图改变常为普遍导联 ST 段弓背向下抬高，无 STEMI 心电图的演变过程，亦无血清心肌酶学改变。

5）肺动脉栓塞：可引起胸痛、咯血、呼吸困难、休克等表现。但有右心负荷急剧增加的表现，如发绀、肺动脉瓣区第二心音亢进、颈静脉充盈、肝大、下肢水肿等。心电图示电轴右偏，Ⅰ导联 S 波加重，Ⅲ导联出现 Q 波和 T 波倒置，胸导联过渡区左移，右胸导联 T 波倒置等改变。与 STEMI 心电图的演变迥然不同，可资鉴别。

（五）治疗措施

1. 处理原则

改善冠状动脉血液供给，减少心肌耗氧量，保护心脏功能，挽救因缺血而濒死的心肌，防止梗死面积扩大，缩小心肌缺血范围，及时发现、处理、防治严重心律失常、泵衰竭和各种并发症，防止猝死。

流行病学调查发现，50% 的患者发病后 1 小时在院外猝死，死因主要是可救治的心律失常。因此，院前急救的重点是尽可能缩短患者就诊延误的时间和院前检查、处理、转运所用的时间；尽量帮助患者安全、迅速地转送到医院；尽可能及时给予相关急救措施，如嘱患者停止任何主动性活动和运动，舌下含服硝酸甘油，高流量吸氧，镇静镇痛（吗啡或哌替啶），必要时静脉注射或滴注利多卡因，或给予除颤治疗和心肺复苏；缓慢性心律失常给予阿托品肌内注射或静脉注射；及时将患者情况通知急救中心或医院，在严密观察、治疗下迅速将患者送至医院。

急诊室医生应力争在 10～20 分钟完成病史、临床检查、记录 18 导联心电图，尽快明确诊断。对 ST 段抬高者应在 30 分钟内收入冠心病监护病房（CCU）并开始溶栓，或在 90 分钟内开始行急诊 PTCA 治疗。

2. 监护和一般治疗

1）休息：患者应卧床休息，保持环境安静，减少探视，防止不良刺激。

2）监测：在冠心病监护室进行心电图、血压和呼吸的监测 5～7 日，必要时进行床旁血流动力学监测，以便于观察病情和指导治疗。

3）护理：第 1 周完全卧床，加强护理，进食、漱洗、大小便、翻身等都需要别人帮助。第 2 周可在床上坐起，第 3～4 周可逐步离床和室内缓步走动。但病重或有并发症者，卧床时间宜适当延长。食物以易消化的流质或半流质为主，病情稳定后逐渐改为软食。便秘 3 日者可服轻泻剂或用甘油栓等，必须防止用力大便造成病情突变。焦虑、不安患者可用地西泮等镇静药。禁止吸烟。

4）吸氧：急性心肌梗死患者常有不同程度的动脉血氧张力降低，在休克和左心衰竭时尤为明显。吸氧对有休克或左心衰竭的患者特别有用，对一般患者也有利于防止心律失常，并改善心肌缺血缺氧，可有助于减轻疼痛。通常在发病早期用鼻导管或面罩吸氧 2～3 天，3～5 L/min，并发心力衰竭、休克或肺部疾病患者则根据氧分压处理。

5）补充血容量：心肌梗死患者，由于发病后出汗、呕吐或进食少，以及应用利尿剂等因素，引起血容量不足和血液浓缩，从而加重缺血和血栓形成，有导致心肌梗死面积扩大的危险。因此，如每日摄入量不足，应适当补液，以保持出入量的平衡。一般可用极化液。

6）缓解疼痛：急性心肌梗死时，剧烈胸痛使患者交感神经过度兴奋，产生心动过速、血压升高和心肌收缩力增强，从而增加心肌耗氧量，并易诱发快速性室性心律失常，应迅速给予有效镇痛药。本病早期疼痛是难以区分心肌坏死疼痛和可逆性心肌缺血疼痛，两者常混杂在一起。先予舌下含服硝酸甘油，随后静脉滴注硝酸甘油，如疼痛不能迅即缓解，应立即用强效的镇痛药，吗啡和哌替啶最为常用。吗啡是解除急性心肌梗死后疼痛最有效的药物，其作用于中枢阿片受体而发挥镇痛作用，并阻滞中枢交感神经冲动的传出，导致外周动、静脉扩张，从而降低心脏前后负荷及心肌耗氧量。通过镇痛，减轻疼痛引起的应激反应，使心率减慢。1 次给药后 10 ～ 20 分钟发挥镇痛作用，1 ～ 2 小时作用最强，持续 4 ～ 6 小时。通常静脉注射吗啡 3 mg，必要时每 5 分钟重复 1 次，总量不宜超过 15 mg。吗啡治疗剂量时即可发生不良反应，随剂量增加，发生率增加。不良反应有恶心、呕吐、低血压和呼吸抑制，其他不良反应有眩晕、嗜睡、表情淡漠、注意力分散等。一旦出现呼吸抑制，可每隔 3 分钟静脉注射纳洛酮（有拮抗吗啡的作用），剂量为 0.4 mg，总量不超过 1.2 mg。一般用药后呼吸抑制症状可很快消除，必要时采用人工辅助呼吸。哌替啶有消除迷走神经兴奋作用和镇痛作用，其血流动力学作用与吗啡相似，75 mg 哌替啶相当于 10 mg 吗啡，不良反应有致心动过速和呕吐作用，但较吗啡轻。可用阿托品 0.5 mg 对抗之。临床上可肌内注射 25 ～ 75 mg，必要时 2 ～ 3 小时重复，过量出现麻醉作用和呼吸抑制，当引起呼吸抑制时，也可应用纳洛酮治疗。对重度烦躁者可应用冬眠疗法，经肌内注射哌替啶 25 mg 和异丙嗪 12.5 mg，必要时 4 ～ 6 小时重复 1 次。

中药可用复方丹参滴丸、麝香保心丸口服，或复方丹参注射液 16 ml 加入 5% 葡萄糖液 250 ～ 500 ml 中静脉滴注。

3. 再灌注心肌

起病 3 ～ 6 小时，使闭塞的冠状动脉再通，心肌得到再灌注，濒临坏死的心肌可能得以存活或使坏死范围缩小，预后改善，是一种积极的治疗措施。

1）急诊溶栓治疗：溶栓治疗是 20 世纪 80 年代初兴起的一项新技术，其治疗原理是针对急性心肌梗死发病的基础，即大部分透壁性心肌梗死是由于冠状动脉血栓性闭塞引起的。血栓是由于凝血酶原在异常刺激下被激活，形成凝血酶，使纤维蛋白原转化为纤维蛋白，然后与其他有形成分如红细胞、血小板一起形成的。机体内存在一个纤维蛋白溶解（简称纤溶）系统，它是由纤溶酶原和内源性或外源性激活物组成的。在激活物的作用下，纤溶酶原被激活，形成纤溶酶，它可以溶解稳定的纤维蛋白血栓，还可以降解纤维蛋白原，促使纤维蛋白裂解，使血栓溶解。但是纤溶酶的半衰期很短，要想获得持续的溶栓效果，只有依靠连续输入外源性补给激活物的办法。现在临床常用的纤溶激活物有两大类，一类为非选择性纤溶剂，如 SK、UK，它们除了激活与血栓相关的纤溶酶原外，还激活循环中的纤溶酶原，导致全身的纤溶状态，因此可以引起出血等并发症。另一类为选择性纤溶剂，有 rtPa，单链尿激酶型纤溶酶原激活剂（SCUPA）及纤溶酶原 - 链激酶激活剂复合物（APSAC），它们选择性地激活与血栓有关的纤溶酶原，而对循环中的纤溶酶原仅有中等度的作用。这样可以避免或减少出血等并发症的发生。

（1）溶栓治疗适应证：美国心脏病学会和美国心脏协会（ACC/AHA）关于溶栓治疗指南的适应证为：①2 个或 2 个以上相邻导联 ST 段抬高（胸导联 ≥0.2 mV，肢体导联 ≥0.1 mV），或急性心肌梗死病史伴左束支传导阻滞，起病时间 <12 小时，年龄 <75

岁（ACC/AHA 指南列为 Ⅰ 类适应证）；②对 ST 段抬高，年龄 >75 岁的患者慎重权衡利弊后仍可考虑溶栓治疗（ACC/AHA 指南列为 Ⅰ 类适应证）；③发病时间在 12 ~ 24 小时的患者如有进行性缺血性胸痛和广泛 ST 段抬高，仍可考虑溶栓治疗（ACC/AHA 指南列为 Ⅱa 类适应证）；④虽有 ST 段抬高，但起病时间 >24 小时，缺血性胸痛已消失者或仅有 ST 段压低者不主张溶栓治疗（ACC/AHA 指南列为 Ⅲ 类适应证）。

（2）溶栓治疗的绝对禁忌证：①活动性出血；②怀疑主动脉夹层；③最近头部外伤或颅内肿瘤；④<2 周大手术或创伤；⑤任何时间出现出血性脑卒中史；⑥凝血功能障碍。

（3）溶栓治疗的相对禁忌证：①高血压 >180/110 mmHg；②活动性消化性溃疡；③正在抗凝治疗；④延长心肺复苏；⑤糖尿病出血性视网膜病；⑥心源性休克；⑦怀孕。

（4）溶栓药物的应用。

SK：SK 是 C 类乙型链球菌产生的酶，在体内将前活化素转变为活化素，后者将纤溶酶原转变为纤溶酶。有抗原性，用前需做皮肤过敏试验。静脉滴注常用量为 50 万 ~ 100 万 U 加入 5% 葡萄糖液 100 ml 内，30 ~ 60 分钟滴完，以后每小时给予 10 万 U，滴注 24 小时。治疗前半小时肌内注射异丙嗪 25 mg，加少量（2.5 ~ 5 mg）地塞米松同时滴注可减少过敏反应的发生。用药前后进行凝血方面的检查，用量大时应注意出血倾向。冠状动脉内注射时先做冠状动脉造影，经导管向闭塞的冠状动脉内注入硝酸甘油 0.2 ~ 0.5 mg，后注入 SK 2 万 U，继之每分钟 2 000 ~ 4 000 U，共 30 ~ 90 分钟至再通后继用每分钟 2 000 U，30 ~ 60 分钟。患者胸痛突然消失，ST 段恢复正常，血清心肌酶峰值提前出现为再通征象，可每分钟注入 1 次造影剂观察是否再通。

UK：作用于纤溶酶原使之转变为纤溶酶。本品无抗原性，作用较 SK 弱。50 万 ~ 100 万 U 静脉滴注，60 分钟滴完。冠状动脉内应用时每分钟 6 000 U 持续 1 小时以上至溶栓后再维持 0.5 ~ 1 小时。

rtPA：本品对血凝块有选择性，故疗效高于 SK。冠状动脉内滴注 0.375 mg/kg，持续 45 分钟。静脉滴注用量为 0.75 mg/kg，持续 90 分钟。

其他制剂还有 SCUPA、APSAC 等。

以上溶栓剂的选择：文献资料显示，用药 2 ~ 3 小时的开通率：rtPA 为 65% ~ 80%，SK 为 65% ~ 75%，UK 为 50% ~ 68%，APSAC 为 68% ~ 70%。究竟选用哪一种溶栓剂，不能根据以上的数据武断地选择，而应根据患者的病变范围、部位、年龄、起病时间的长短以及经济情况等因素选择。比较而言，如患者年轻（年龄 <45 岁）、大面积前壁急性心肌梗死、到达医院时间较早（2 小时内）、无高血压，应首选 rtPA。如果年龄较大（>70 岁）、下壁急性心肌梗死、有高血压，应选 SK 或 UK。由于 APSAC 的半衰期最长（70 ~ 120 分钟），因此，它可在患者家中或救护车上一次性快速静脉注射；rtPA 的半衰期最短（3 ~ 4 分钟），需静脉持续滴注 90 ~ 180 分钟；SK 的半衰期为 18 分钟，给药持续时间为 60 分钟；UK 半衰期为 40 分钟，给药时间为 30 分钟。SK 与 AP-SAC 可引起低血压和过敏反应，UK 与 rtPA 无这些不良反应。rtPA 需要联合使用肝素，SK、UK、APSAC 除具有纤溶作用外，还有明显的抗凝作用，不需要积极使用静脉肝素。另外，rtPA 价格较贵，SK、UK 较低廉。以上这些因素在临床选用溶栓剂时应予以考虑。

（5）溶栓治疗的并发症。

轻度出血：皮肤、黏膜、肉眼及显微镜下血尿或小量咯血、呕血等（穿刺或注射部位少量瘀斑不作为并发症）。

重度出血：大量咯血或消化道大出血、腹膜后出血等引起失血性休克或低血压，需要输血者。

危及生命部位的出血：颅内、蛛网膜下腔、纵隔内或心包出血。

再灌注心律失常：注意其对血流动力学的影响。

一过性低血压及其他的过敏反应：多见于 SK 或 rSK 等。

溶栓治疗对急性心肌梗死的价值是肯定的。加速血管再通，减少和避免冠状动脉早期血栓性再堵塞，可望进一步增加疗效。已证实有效的抗凝治疗可加速血管再通和有助于保持血管通畅。今后研究应着重于改进治疗方法或使用特异性溶栓剂，以减少纤维蛋白分解、防止促凝血活动和纤溶酶原"偷窃"；研制合理的联合使用的药物和方法。如此，可望使现已明显降低的急性心肌梗死病死率进一步下降。

2）PTCA。

（1）直接 PTCA：急性心肌梗死发病后直接做 PTCA。指征：静脉溶栓治疗有禁忌证者；并发心源性休克者（急诊 PTCA 挽救生命是作为首选治疗）；诊断不明患者，如急性心肌梗死病史不典型或左束支传导阻滞者，可从直接冠状动脉造影和 PTCA 中受益；有条件在发病后数小时内行 PTCA 者。

（2）补救性 PTCA：在发病 24 小时内，静脉溶栓治疗失败，患者胸痛症状不缓解时，行急诊 PTCA，以挽救存活的心肌，限制梗死面积进一步扩大。

（3）半择期 PTCA：溶栓成功患者在梗死后 10 天内，有心肌缺血指征或冠状动脉再闭塞者。

（4）择期 PTCA：在急性心肌梗死后 4～6 周，用于再发心绞痛或有心肌缺血客观指征，如运动试验、动态心电图、运动^{201}Tl 心肌灌注断层显像等证实有心肌缺血。

3）CABG：适用于溶栓疗法及 PTCA 无效，而仍有持续性心肌缺血者；急性心肌梗死并发有左房室瓣关闭不全或室间隔穿孔等机械性障碍需要手术矫正和修补者，同时进行 CABG；多支冠状动脉狭窄或左冠状动脉主干狭窄者。

4. 缩小梗死面积

急性心肌梗死是心肌氧需/氧供的严重失衡，纠正这种失衡，就能挽救濒死的心肌，限制梗死的扩大，有效地减少并发症和改善患者的预后。控制心律失常，适当补充血容量和治疗心力衰竭，均有利于减少梗死区。目前多主张采用以下药物。

1）血管扩张剂：必须应用于梗死初期的发展阶段，即起病后 4～6 小时之内。一般首选硝酸甘油静脉滴注或硝酸异山梨酯舌下含服，也可在皮肤上用硝酸甘油贴片或软膏。使用时应注意：静脉给药时，最好有血流动力学监测，当肺动脉楔压 < 15 mmHg，动脉压正常或增高时，其疗效较好，反之，则可使病情恶化；应从小剂量开始，在应用过程中保持肺动脉楔压不低于 15 mmHg，且动脉压不低于正常低限，以保证必需的冠

状动脉灌注。

2）β受体阻滞剂：大量临床资料表明，在急性心肌梗死发生后的 4～12 小时内，给普萘洛尔、阿普洛尔、美托洛尔等药治疗（最好是早期静脉内给药），常能达到明显降低患者的最高血清酶（CK、CK－MB 等）水平，提示有限制梗死范围扩大的作用。但因这些药的负性肌力、负性频率作用，临床应用时，当心率低于 60 次/次，收缩压≤110 mmHg，有心力衰竭及下壁心肌梗死者应慎用。

3）低分子右旋糖酐及复方丹参等活血化瘀药物：一般可选用低分子右旋糖酐每日静脉滴注 250～500 ml，7～14 天为 1 个疗程。在低分子右旋糖酐内加入活血化瘀药物如血栓通 4～6 ml、川芎嗪 80～160 mg 或复方丹参注射液 12～30 ml，疗效更佳。心力衰竭者低分子右旋糖酐者慎用。

4）极化液（GIK）：可减少心肌坏死，加速缺血心肌的恢复。但近几年因其效果不显著，已趋向不用，仅用于急性心肌梗死伴有低血容量者。其他改善心肌代谢的药物有维生素 C（3～4 g）、辅酶 A（50～100 U）、肌苷（0.2～0.6 g）、维生素 B_6（50～100 mg），每日 1 次静脉滴注。

5）其他：有人提出用大量糖皮质激素（氢化可的松 150 mg/kg）或透明质酸酶（每次 500 U/kg，每 6 小时数次，日 4 次），或用钙通道阻滞剂（硝苯地平 20 mg，每 4 小时 1 次）治疗急性心肌梗死，但对此分歧较大，尚无统一结论。

5. 严密观察，及时处理并发症

1）心力衰竭的处理：急性心肌梗死并发心力衰竭可至广泛性心肌梗死或心室壁瘤，导致顽固性心力衰竭。目前，经过有效的冠状动脉再灌注治疗（溶栓、PTCA 和 CABG）后，顽固性心力衰竭发生率明显降低，但仍见到再灌注损伤而导致的心力衰竭。对急性心肌梗死伴有心力衰竭同一般原因所致心力衰竭处理有些不同，因此，在处理这一类心力衰竭时应注意：①在急性心肌梗死发病 24 小时之内不用洋地黄制剂，因为其增加心肌耗氧量，致使心肌梗死范围广大；②血压正常或偏高者主要选用利尿剂、硝酸甘油、ACEI、β受体阻滞剂等；③血压偏低者用多巴胺或在用多巴胺的基础上加用硝酸甘油、β受体阻滞剂、利尿剂；④心率偏慢的心力衰竭者，可用异丙肾上腺素、多巴胺、米力农或氨力农等；⑤经上述治疗心力衰竭治疗仍不见好转，可以加用曲类他嗪、1，6－二磷酸果糖、左卡尼汀等改善心肌能量代谢的药物，促进缺血性心肌的恢复。

2）心源性休克：在严重低血压时应静脉滴注多巴胺 5～15 μg/（kg·min），一旦血压升至 90 mmHg 以上，则可同时静脉滴注多巴酚丁胺 3～10 μg/（kg·min），以减少多巴胺用量。如血压不升应使用大剂量多巴胺［≥15 μg/（kg·min）］。大剂量多巴胺无效时，可静脉滴注去甲肾上腺素 2～8 μg/min。轻度低血压时，可用多巴胺或与多巴酚丁胺合用。药物治疗无效者，应使用主动脉内球囊反搏术（IABP）。急性心肌梗死并发心源性休克提倡 PTCA 再灌注治疗。中药可酌情选用独参汤、参附汤、生脉散等。

3）抗心律失常：急性心肌梗死者有 90% 以上出现心律失常，绝大多数发生在梗死后 72 小时内，不论是快速性或缓慢性心律失常，对急性心肌梗死患者均可引起严重后果。因此，应及早发现心律失常，特别是严重的心律失常前驱症状，并给予积极的治疗。

（1）快速性心律失常的处理：以室性心律失常为主者常用利多卡因＋美西律即可以控制其发作；急性心肌梗死时心肌收缩力均有不同程度减弱，应该避免应用对心肌有较强抑制作用的抗心律失常药物，如奎尼丁、丙吡胺、普罗帕酮等，一般推荐用美西律、胺碘酮；严密心电监护，一旦发现心室扑动、心室颤动应该立即电击复律。

（2）缓慢性心律失常的处理：药物治疗效果不好时，使用临时心脏起搏器。

临时心脏起搏器应用指征：①窦性心动过缓（心率＜50次／分）经药物治疗不能提高心室率并伴有低血压（收缩压＜80 mmHg）或用异丙肾上腺素后出现室性心动过速；②二度Ⅱ型窦房阻滞或窦性静止伴交界性或室性逸搏心律；③二度Ⅱ型以上房室传导阻滞；④双束支或三分支传导阻滞伴PR间期延长。

临时心脏起搏器一般应用7~10天，上述心电图表现仍未见改善，可以考虑安装永久性心脏起搏器。

4）机械性并发症的处理。

（1）心室游离壁破裂：可引起急性心脏压塞致突然死亡，临床表现为心电机械分离或心室停搏，常因难以及时救治而死亡。亚急性心脏破裂应积极争取冠状动脉造影后行手术修补及血管重建术。

（2）室间隔穿孔：伴血流动力学失代偿者，提倡在血管扩张剂和利尿剂治疗及IABP支持下，行早期或急诊手术治疗。如穿孔较小，无充血性心力衰竭，血流动力学稳定，可保守治疗，6周后择期手术。

（3）急性二尖瓣关闭不全：急性乳头肌断裂时突发左心衰竭和（或）低血压，主张用血管扩张剂、利尿剂及IABP治疗，在血流动力学稳定的情况下行急诊手术。因左心室扩大或乳头肌功能不全者，应积极应用药物治疗心力衰竭，改善心肌缺血并行血管重建术。

6. 恢复期处理

患者住院3~4周，如病情稳定，体力增强，可考虑出院。近年主张出院前行症状限制性运动负荷心电图、放射性核素和（或）超声显像检查，如显示心肌缺血或心功能较差，宜行冠状动脉造影检查考虑进一步处理。心室晚电位检查有助于预测发生严重室性心律失常的可能性。近年又提倡急性心肌梗死恢复后进行康复治疗，逐步做适当的体育锻炼，有利于体力和工作能力的增进。经2~4个月的锻炼，酌情恢复部分或轻松工作，以后部分患者可恢复全天工作，但应避免过重体力劳动或精神过度紧张。

（六）护理要点

1. 一般护理

1）休息：发病后不要搬动患者，就地抢救为宜。由于发病48小时内病情易变，死亡率高，应向患者解释急性期卧床休息可减轻心脏负荷，减少心肌耗氧量，限制或缩小梗死范围，有利于心功能的恢复。因此，第1周应绝对卧床，进食、排便、翻身、洗漱等一切日常生活由护理人员帮助照料，避免不必要的翻动，并限制亲友探视。此外，各项必需的医疗护理工作要集中一次做完，尽量减少患者的心脏负担。

2）饮食：患者进入监护室后头 4~6 小时禁食，随后根据患者的临床状态个性化地开始进食，给高维生素的流质饮食和半流质饮食，如果汁、菜汤、米粥等。有心力衰竭者适当限盐。急性期后恢复冠心病饮食（同心绞痛饮食），以少食多餐为原则。

3）保持大小便通畅：心肌梗死患者由于卧床休息、消化功能减退、哌替啶或吗啡等镇痛药的应用，胃肠功能抑制和膀胱收缩无力，易发生便秘和尿潴留。应予以足够的重视，酌情给予轻泻剂，嘱患者排便时勿屏气，避免增加心脏负担和导致附壁血栓脱落。排便不畅时宜加用开塞露，对 5 日无大便者可保留灌肠或给低压盐水灌肠。对排尿不畅者，可采用物理或诱导法，协助排尿，必要时行导尿。

4）吸氧：氧疗可改善低氧血症，有利于心肌梗死的康复。急性期给患者高流量吸氧，持续 48 小时。氧流量在每分钟 3~5 L，病情变化可延长吸氧时间。待疼痛减轻，休克解除，可降低氧流量。注意鼻导管的通畅，24 小时更换 1 次。如果并发急性左心衰竭，出现重度低氧血症时，死亡率较高，可采用加压吸氧或乙醇除泡沫吸氧。

5）防止血栓性静脉炎或深部静脉血栓形成：血栓性静脉炎表现为受累静脉局部红、肿、痛，可延伸呈条索状，多为反复静脉穿刺输液和多种药物输注所致。所以行静脉穿刺时应严格无菌操作，患者感觉输液局部皮肤疼痛或红肿，应及时更换穿刺部位，并予以热敷或理疗。下肢静脉血栓形成一般在血栓较大引起阻塞时才出现患肢肤色改变、皮肤温度升高和凹陷性水肿。应注意每日协助患者做被动下肢活动 2~3 次，注意下肢皮肤温度和颜色的变化，避免选用下肢静脉输液。

6）做好心理护理：急性心肌梗死是内科急症，严重威胁着患者生命安全，此时患者会产生相应的心理变化，影响治疗效果。护理人员应根据患者的不同心理状态，采取相应的心理护理。如患者精神紧张、有持续剧烈的疼痛，应立即给予镇痛及镇静药，同时耐心安慰患者，消除其恐惧心理，增强患者战胜疾病的信心，积极配合治疗。

2. 病情观察与护理

急性心肌梗死系危重疾病，应早期发现危及患者生命的先兆表现，如能得到及时处理，可使病情转危为安。故需严密观察以下情况。

1）血压：始发病时应 0.5~1 小时测量 1 次血压，随血压恢复情况逐步减少测量次数为每日 4~6 次，基本稳定后每日 1~2 次。若收缩压在 90 mmHg 以下，脉压减小，且音调低落，要注意患者的神志状态、脉搏、面色、皮肤色泽及尿量等，是否有心源性休克的发生。此时，在通知医生的同时，对休克者采取抗休克措施，如补充血容量，应用升压药、血管扩张剂以及纠正酸中毒，避免脑缺氧，保护肾功能等。有条件者应准备好中心静脉压测定装置或漂浮导管测定肺毛细血管楔压设备，以正确应用输液量及调节液体滴速。

2）心率、心律：在冠心病监护病房进行连续的心电、呼吸监测，在心电监测示波屏上，应注意观察心率及心律变化。及时检出可能作为恶性心动过速先兆的任何室性期前收缩，以及心室颤动或完全性房室传导阻滞、严重的窦性心动过缓、房性心律失常等，如发现室性期前收缩为：①每分钟 5 次以上；②呈二、三联律；③多源性期前收缩；④室性期前收缩的 R 波落在前一次心搏的 T 波之上，均为转变阵发性室性心动过速及心室颤动的先兆，易造成心搏骤停。遇有上述情况，在立即通知医生的同时，需应用相应的抗心律失常药物，并准备好除颤器和人工心脏起搏器，协同医生抢救处理。

3）胸痛：急性心肌梗死患者常伴有持续剧烈的胸痛，因此，应注意观察患者的胸痛程度，因剧烈胸痛可导致低血压，加重心肌缺氧，扩大梗死面积，引起心力衰竭、休克及心律失常。常用的镇痛药有罂粟碱肌内注射或静脉滴注，硝酸甘油 0.6 mg 舌下含服，疼痛较重者可用哌替啶或吗啡。在护理中应注意可能出现的药物不良反应，同时注意观察血压、尿量、呼吸及一般状态，确保用药的安全。

4）呼吸急促：注意观察患者的呼吸状态，对有呼吸急促的患者应注意观察血压、皮肤黏膜的血液循环情况、肺部体征的变化以及血流动力学和尿量的变化。发现患者有呼吸急促、不能平卧、烦躁不安、咳嗽、咳泡沫样血痰时，立即取半坐卧位，给予吸氧，准备好快速强心剂、利尿剂，配合医生按急性心力衰竭处理。

5）体温：急性心肌梗死患者可有低热，体温在 37～38.5℃，多持续 3 天左右。如体温持续升高，1 周后仍不下降，应疑有继发肺部或其他部位感染，及时向医生报告。

6）意识变化：如发现患者意识恍惚、烦躁不安，应注意观察血流动力学及尿量的变化。警惕心源性休克的发生。

7）器官栓塞：在急性心肌梗死第 1、第 2 周，注意观察组织或脏器有无发生栓塞现象。因左心室内附壁血栓可脱落，而引起脑、肾、四肢、肠系膜等动脉栓塞，应及时向医生报告。

8）心室壁瘤：在心肌梗死恢复过程中，心电图表现虽有好转，但患者仍有顽固性心力衰竭或心绞痛发作，应疑有心室壁瘤的发生。这是由于在心肌梗死区愈合过程中，心肌被结缔组织所替代，成为无收缩力的薄弱纤维瘢痕区。该区内受心腔内的压力而向外呈囊状膨出，造成心室壁瘤。应配合医生进行胸部 X 线检查以确诊。

9）心肌梗死后综合征：需注意在急性心肌梗死后 2 周、数月甚至 2 年内，可并发心肌梗死后综合征。表现为肺炎、胸膜炎和心包炎征象，同时也有发热、胸痛、红细胞沉降率和白细胞计数升高现象，酷似急性心肌梗死的再发。这是心肌坏死引起机体自身免疫变态反应所致。如心肌梗死的特征性心电图变化有好转现象又有上述表现时，应做好胸部 X 线检查的准备，配合医生做出鉴别诊断。因本病应用糖皮质激素治疗效果良好，若因误诊而用抗凝药物，可导致心腔内出血而发生急性心脏压塞。故应严密观察病情，在确诊为本病后，应向患者及家属做好解释工作，解除顾虑，必要时给患者应用镇痛及镇静药；做好休息、饮食等生活护理。

3. 健康教育

1）注意劳逸结合，根据心功能进行适当的康复锻炼。

2）避免紧张、劳累、情绪激动、饱餐、便秘等诱因。

3）节制饮食，禁忌烟酒、咖啡、酸辣刺激性食物，多吃蔬菜、蛋白质类食物，少食动物脂肪、胆固醇含量较高的食物。

4）按医嘱服药，随身常备硝酸甘油等扩张冠状动脉药物，定期复查。

5）指导患者及家属病情突变时，采取简易应急措施。

（安姝）

第四节 高血压急症

高血压急症是原发性或继发性高血压患者，在某些诱因作用下，血压突然和显著升高（一般超过 180/120 mmHg），同时伴有进行性心、脑、肾等重要靶器官功能不全的表现。高血压急症包括高血压脑病、颅内出血、脑梗死、急性心力衰竭、肺水肿、急性冠状动脉综合征、主动脉夹层动脉瘤、子痫等。高血压急症产生的危害，除与血压升高的绝对水平和速度有关外，靶器官受累程度亦极为重要，临床必须重视，并立即降低血压或将血压控制在合理范围，阻止靶器官的损害和严重并发症发生。

高血压亚急症是指血压显著升高，但无新近发生急性进行性严重靶器官损害。

估算我国目前约有 2 亿高血压患者，高血压急症的发病率约占高血压患者的 5%，其导致的并发症是使人致残、致死的常见病因，属临床常见的急危重症之一。

一、病因

原发性高血压、肾血管性高血压、嗜铬细胞瘤等任何类型的高血压均能发展形成高血压急症。随着疾病的进程演变，各种高血压损伤血管及使血管重构，可造成心、脑、肾等重要脏器结构和功能损害。

高血压急症病因复杂，在原有高血压的基础上，如用药不当、极度疲劳、寒冷刺激、吸烟、围绝经期内分泌改变、精神因素等诱发，使患者血液中循环的肾素、血管紧张素 Ⅱ、去甲肾上腺素及精氨酸加压素等收缩血管的活性物质突然显著升高，全身周围小动脉痉挛，外周血管阻力迅速增高，肾脏出、入球小动脉收缩或扩张，随后血压急剧上升，引起压力性多尿，血容量减少，又反射性促使上述收缩血管的活性物质生成和释放，进一步损伤小动脉内膜，诱导血小板聚集，最后血管活性物质过度分泌、血小板血栓形成、微血管内凝血、坏死性小动脉炎、小动脉血管内膜增生及痉挛等多种病理性现象出现，相互影响，恶性循环。

（一）疾病及药物因素

慢性高血压突然升高（最为常见）、肾血管性高血压、子痫、急性肾炎、嗜铬细胞瘤、抗高血压药撤药综合征、头部损伤和神经系统外伤、肾肿瘤、肾实质性疾病，以及服用单胺氧化酶抑制剂、避孕药、三环抗抑郁药、阿托品、拟交感药、皮质类固醇、麦角碱类等引起的高血压。

（二）其他因素

极度疲劳特别是用脑过度时、精神创伤、精神过度紧张或激动、吸烟、寒冷刺激、围绝经期内分泌改变等。

二、发病机制

在正常情况下，脑血流量在一相当大的血压波动范围内保持恒定。正常人脑血流量每分钟为 50 ml/100 g，脑动脉口径大小不依赖自主神经系统调节。当血压下降时，脑小血管扩张，脑组织的血液供应不减少；当血压升高时，脑小动脉则收缩，使脑内血流不至于过度充盈。此自动调节机制使脑血流保持相对稳定，波动幅度在生理范围内。此自动调节有一定限度，当平均动脉压超过上限 160 mmHg 或低于下限 60 mmHg 时，脑小动脉自动调节功能丧失。高血压患者脑血流量自动调节曲线右移，其上下限为 160/120 mmHg。当血压超过平均动脉压上限时，脑小动脉出现强制性扩张，自动调节破裂，脑被动灌注出现脑水肿。慢性高血压舒张压达到 140 mmHg 时可发生高血压脑病、心力衰竭、肾衰竭。

三、病情评估

（一）临床表现

1. 急进型恶性高血压

急进型恶性高血压与高血压脑病统称为高血压危象，系指高血压发病过程中由于某种诱因使血压骤然上升而引起一系列神经 – 血管加压效应，继而出现某些脏器功能障碍。在未经治疗的原发性高血压患者中约 1% 发展成急进型恶性高血压，男女比例约为 3:1，多在中青年发病。近年此型高血压已少见，可能和早期发现轻中度高血压患者并及时有效地治疗有关。其诱因有心身疲劳、精神强烈刺激、寒冷刺激和内分泌失调。多见于原发性高血压，也可见于继发性高血压和肾炎、嗜铬细胞瘤及肾动脉狭窄。

急进型恶性高血压特征为舒张压大于 130 mmHg，出现视网膜出血、渗出及视盘水肿（K – W 眼底分级Ⅲ~Ⅳ级），严重肾功能损害。常见的症状有头痛，通常位于枕部或前头部，呈跳痛，持续存在，以清晨为甚。最具特征的病变为视网膜病变和肾衰竭。小动脉的纤维坏死性病变进展迅速，常于数月至 2 年出现严重的心、脑、肾损害，发生脑血管意外、心力衰竭和尿毒症。由于微小动脉内溶血和 DIC，有溶血性贫血和出血的表现。有一些患者（如年轻男性），在其高血压发展到终末阶段，出现心、肾衰竭和（或）脑功能严重障碍之前，可没有任何症状。急进型恶性高血压并不一定出现高血压脑病，可能与其血压逐渐升高有关。

2. 高血压脑病

诊断要点：①多发生于以往血压正常者。②平均动脉压在 180 mmHg 左右。③早期可有头痛、恶心、呕吐、神志模糊等中枢神经系统症状，晚期可出现神经系统定位体征。④眼底Ⅲ级视网膜病变（如视网膜动脉硬化伴出血）。⑤脑 CT 正常或有弥漫性脑水肿而无颅内病变。

治疗措施：监测神志状态、心电图和呼吸情况，注意体液平衡；纠正电解质紊乱。

降压目标：在 2~4 小时将舒张压降至 100~110 mmHg 或降低 10~15 mmHg。

药物选择：硝普钠、拉贝洛尔、乌拉地尔、尼卡地平。

3. 其他类型的高血压急症

1) 高血压并发急性左心衰竭：血压急骤升高或伴有冠状动脉粥样硬化的患者，易发生急性左心衰竭和急性肺水肿。其原因：①高血压时外周阻力明显增加，左心负荷加重，肺循环压力增高。②心肌肥大时血液供给相对不足。③冠心病时，冠状动脉供血不足。虽然血压高度与左心衰竭的程度有一定关系，但左心后负荷增加并非左心衰竭的唯一致病因素，可能还有体液因素参与。其临床表现主要为心悸，严重气急、端坐呼吸伴呼吸困难、发绀、咯血或咳粉红色泡沫样痰；心界增大，心律呈奔马律；两肺满布啰音；心电图示左心室肥厚、心肌劳损；如眼底有出血或渗出，应考虑存在高血压危象。

2) 高血压并发急性冠状动脉供血不足：高血压可促进动脉粥样硬化，部分患者可并发冠心病而有心绞痛、心肌梗死与猝死。

心绞痛或急性冠状动脉供血不足伴或不伴有急性心肌梗死者，有时合并严重高血压，收缩达 240 mmHg，舒张压大于 140 mmHg，其临床症状酷似嗜铬细胞瘤；冠状动脉供血不足之后出现的高血压可能是疼痛或焦虑不安所致或因血小板在冠状动脉阻塞的远端聚集，与瘀滞的 5-羟色胺（5-HT）触发了高血压的化学反射，而升高的血压又加重了左心负荷，增加了心肌耗氧量，加重了冠状动脉供血不足，形成恶性循环。因此应尽快将血压降至安全水平。

3) 高血压并发颅内出血：高血压与颅内出血的关系比动脉硬化更密切，是颅内出血最重要的病因之一。原因为：①血管痉挛或闭塞引起脑软化，降低了血管周围组织的支持力量，使血管易于破裂。②血管的功能障碍引起血管痉挛和小血管缺氧硬化，使管壁坏死甚至毛细血管及静脉出血。其临床征象为突然起病，头痛剧烈、恶心、呕吐、偏瘫，几分钟内意识丧失，此为颅内大量出血的征象；若头痛由局限性迅速发展为弥散性剧烈头痛，并发脑膜刺激征为蛛网膜下腔出血，多数颅内出血者尤其是蛛网膜下腔出血者的心电图出现典型巨大倒置 T 波、U 波明显、QT 间期延长和窦性心动过缓。

4) 高血压并发急性主动脉夹层动脉瘤：高血压后期可发生急性主动脉夹层动脉瘤，好发部位在主动脉弓和降主动脉交界处，也可在升主动脉处引起主动脉瓣关闭不全。临床特点为突然出现背部、胸部或上腹部剧烈撕裂性或刀割样剧痛，常在颈动脉、锁骨下动脉起始部听到血管杂音，心前区可闻及收缩期杂音和主动脉关闭不全的舒张期杂音，当夹层动脉瘤压迫锁骨下动脉时则两臂血压不等。约半数患者有面色苍白、大汗淋漓、发绀、皮肤湿冷、脉快而弱，血压高或稍低，有时收缩压可超过 200 mmHg，可进行胸部 X 线检查，超声心动图及 MRI 检查可明确诊断。

（二）实验室及其他检查

1. 肾功能损害指标
血电解质改变和血肌酐、尿素氮升高；尿常规常存在异常（如血尿、蛋白尿）。

2. 心电图
心电图可发现缺血或心肌梗死的证据

3. 胸部 X 线检查
胸部 X 线检查可观察有无充血性心力衰竭、肺水肿的征象。

4. 头颅 CT

有神经系统检查异常者可行 CT 检查以观察有无颅内出血、水肿或栓塞。

5. 其他

超声心动图、经食管超声心动图、胸部 CT、主动脉造影检查主要用于临床怀疑有主动脉夹层动脉瘤和存在其他心血管病变的高血压急症患者。

四、治疗措施

（一）治疗原则

1. 必须争分夺秒

降压是治疗高血压急症的关键措施，要尽快把血压降至安全范围内，以防严重并发症的发生。

2. 立即询问病史和查体

寻找高血压急症的病因，以去除病因，排除与高血压急症相似的疾病，并判断靶器官损害的程度。

3. 降压的目标及速度

急剧升高的血压是导致高血压急症的最直接原因，只有使血压在一定时间内下降，才有可能缓解高血压急症。高血压急症治疗的第一步是在数分钟至 2 小时内（一般主张在 1 小时内）采用非肠道给药，使收缩压下降至 160 ~ 180 mmHg（平均动脉压下降不要超过 25%）；第二步在 2 ~ 6 小时使血压逐渐达到 160/110 mmHg，48 小时内血压控制在安全范围内，一般认为安全的水平在 150 ~ 160/90 ~ 100 mmHg。

4. 密切注意血压下降的速度和幅度

血压变化过大，心脏和肾脏会出现缺血，导致心绞痛、急性心肌梗死、心律失常、肾功能受损或进一步恶化。因此，对高血压急症的降压治疗应既迅速又谨慎。

5. 个体化原则

降压方案的制定除考虑病因外，还应根据高血压的病程、病前水平、升高的速度和靶器官受损的程度、年龄及其他临床情况，按个体化的原则制定。

（二）治疗方法

1. 降压

常用的降压药物如下。

1）硝普钠。

（1）机制：直接松弛血管平滑肌，作用强、迅速起效，停止用药后疗效仅持续 2 ~ 3 分钟。

（2）用法：25 mg 加入 5% 葡萄糖液 500 ml 中静脉滴注，开始速度为每分钟 10 μg，以后每 10 分钟将每分钟滴速增加 10 μg，至每分钟 40 ~ 75 μg。

（3）注意事项：应监测血压，突然停药有血压反跳危险，应逐渐停药。避光，每一次配制的药物使用时间应 <4 小时。长期大量使用会产生氰化物积蓄导致中毒。

（4）不良反应：直立性低血压、恶心、呕吐、出汗、头痛、烦躁不安等。

2）硝酸甘油。

（1）机制：直接作用于血管平滑肌上的硝酸盐受体，扩张周围阻力血管和容量血管。小剂量主要扩张静脉，大剂量扩张动脉。2～5分钟起效，停止用药后疗效持续5～10分钟。

（2）用法：5 mg加入5%葡萄糖液250 ml中静脉滴注，开始速度为每分钟5～10 μg，以后每10分钟增加10 μg，最高滴速不应超过200 μg/min。

（3）不良反应：头痛、恶心、呕吐、心动过速、高铁血红蛋白血症等。

（4）注意事项：可发生短暂头痛、过渡性头痛甚至剧烈头痛，虚弱，心悸以及因直立性低血压所致的其他症状，尤以能直立行走的患者为甚，可导致晕厥。严重贫血、颅内压过高、对硝酸甘油过敏、休克、主动脉瓣/二尖瓣狭窄引起的心功能不全、肺泡性供氧不足者，属于禁忌。对肥厚型心肌病引起的心绞痛使用硝酸甘油可能使病情加重。

3）二氮嗪：属小动脉扩张剂，静脉注射后1分钟起效，3～5分钟疗效最大，维持降压时间最短30分钟，一般维持6～12小时，每次200～300 mg，必要时2小时后重复。长期用可致高血糖和高尿酸血症。

4）酚妥拉明：5 mg，静脉注射，可重复使用，每次5 mg至总量20 mg，起效后静脉滴注维持。适用于各类高血压急症，嗜铬细胞瘤时为首选。

5）利血平：主要作用是耗竭交感神经末梢的去甲肾上腺素，可肌内注射每次0.5～1 mg，作用发生慢，1.5～2小时起效，3～4小时出现最大疗效，疗效持续6～24小时。

6）乌拉地尔：属于选择性α受体阻滞剂，具有外周和中枢双重降压作用。外周作用为阻滞突触后α_1受体，扩张血管，降低外周阻力而使血压下降；中枢作用通过激动中枢5-HT受体，降低心血管中枢的交感反馈调节，抑制交感神经张力而使血压下降。乌拉地尔降压作用强，起效快，维持时间短，无反射性心率加快的不良反应。当血压降到一定程度后，可兴奋延髓血管中枢而不致血压过低。乌拉地尔还有轻度增加肾血流量的作用，不增加肾素活性，故对肾功能无不良影响。乌拉地尔对肝功能也无损害。用于高血压危象的治疗，可将乌拉地尔25 mg稀释于10 ml生理盐水中，静脉缓慢推注，5分钟后若效果不理想，可重复注射25 mg，10分钟后可用乌拉地尔50 mg溶于250 ml的生理盐水或5%葡萄糖液中静脉滴注，也可直接采用静脉滴注的方法控制血压。同样，要注意个体差异，宜在血压监测下调整剂量（滴速），按病情需要，使血压在一定时间内达到预期的水平。临床资料显示乌拉地尔疗效确切，安全性好，应用范围较广，适用于高血压急症的急救。

7）尼卡地平：为钙通道阻滞剂，能迅速扩张血管，降低外周阻力而使血压下降。其降压作用强，起效快，维持时间短，在降压的同时增加心、脑、肾的血流量。以2～10 μg/（kg·min）的速度使血压下降。

8）卡托普利：为血管紧张素转换酶抑制剂，抑制血管紧张素Ⅱ的产生，扩张血管，同时减少醛固酮分泌，排钠保钾，与利尿剂合用效果更好。25～100 mg，每日3次口服。口服后 20 ~ 30 分钟达最大降压效果。不良反应有尿素氮和肌酐升高,出现皮疹,蛋白尿和粒细胞减少等。

9)哌唑嗪:α 受体阻滞剂,扩张动脉,口服 1 ~ 2 小时血浆浓度达高峰。可有体位性低血压,故首剂一般睡前口服 0.5 mg,以后从 1 mg 开始逐渐加量,每日 2 次,降压剂量为每日 3 ~ 20 mg。

10)阿替洛尔:心脏选择性 $β_1$ 受体阻滞剂,适用于血压高、心率偏快者。口服每次 25 ~ 50 mg,血压下降后每次 25 mg,每日 2 次维持。维持量应个体化。

11)25% 硫酸镁:10 ml,深部肌内注射;或 10 ml 加入 10% 葡萄糖液 20 ml 中缓慢静脉注射。

12)人工冬眠合剂:全剂量或半剂量,前者用氯丙嗪 50 mg、异丙嗪 50 mg 和哌替啶 100 mg,加入 10% 葡萄糖液 500 ml 中内静脉滴注。

若药物疗效不佳,必要时考虑静脉放血。治疗过程中,要注意不宜使血压下降过快、过多。在血压降低后,以口服降压药物继续治疗。

2. 镇静止惊、脱水

高血压急症除迅速用降压药物外,如有剧烈头痛、呕吐、抽搐、烦躁等症状,可适当加用脱水剂(如甘露醇、呋塞米)治疗。脑水肿、惊厥者镇静止惊,如肌内注射苯巴比妥钠、地西泮,水合氯醛灌肠等。

3. 其他高血压急症的治疗

1)高血压并发左心衰竭:高血压引起心源性肺水肿时,迅速降压最为重要,选用药物同急进性恶性高血压,静脉给药。将血压降至平日血压最低限后改服钙通道阻滞剂、血管紧张素转换酶抑制剂或其他血管扩张剂;可与利尿剂联合使用。酌情使用洋地黄类药物,但降压通常比强心更重要,血压下降后即可停用洋地黄类药物。应禁用或慎用 β 受体阻滞剂。

2)高血压并发急性冠状动脉供血不足:伴有严重高血压时,可增加左心室后负荷、左心室壁张力和心肌耗氧量而加重心肌缺血或扩大心肌梗死范围,故降压是治疗的一部分。舒张压不宜降得过低,以免加重冠状动脉缺血,一般降至治疗前水平或舒张压 100 mmHg。首选药物为硝普钠、硝酸甘油等,拉贝洛尔也可选用。利血平除降压外,还有镇静及减慢心率的作用,被认为是此型较理想的降压药物,禁用或慎用肼屈嗪。

3)高血压并发颅内出血:颅内出血需尽快控制血压以防进一步出血,但过快过低降压有引起脑供血不足的危险。因此,一般主张血压大于 195/130 mmHg 时考虑在严密血压监测下逐渐于 20 ~ 30 分钟降压。既往血压正常者降至 160 ~ 170/95 ~ 100 mmHg,慢性高血压患者降至 180 ~ 185/105 ~ 110 mmHg。硝普钠为首选药物,低压唑与拉贝洛尔因能使血压突降且持续降压在 8 小时以上,故不宜用。利血平和甲基多巴虽可应用,但抑制神经系统,影响临床观察。用肼屈嗪后发生头痛、呕吐,易与病情混淆。

4)高血压并发脑梗死:脑梗死后的血压调节功能脆弱多变,稍加干预就可能引起血压骤降,且大多数脑梗死患者在 1 ~ 2 天血压会自动下降,故对急性脑梗死患者,如果血压不极高一般不主张降压治疗。如血压大于 130 mmHg 时可考虑在 24 ~ 48 小时逐步降压至原有水平的 20% ~ 50%。首选药物为硝普钠。

5）高血压并发急性主动脉夹层动脉瘤：立即监护，绝对卧床。在 15 ~ 30 分钟使收缩压降至 100 ~ 120 mmHg，平均动脉压小于或等于 80 mmHg。不能控制血压和（或）疼痛是预后不良的征兆。首选药物为阿方那特，可肌内注射利血平，需配伍 β 受体阻滞剂以降低心肌收缩力及心率，控制心率在 60 次/分左右。近来不少学者推荐硝普钠与 β 受体阻滞剂配伍用。肼屈嗪因增加心率、心排血量故禁用。

五、护理要点

1）按急诊抢救患者一般护理常规护理。

2）半坐卧位，吸氧，保持呼吸道通畅。

3）建立静脉通道，遵医嘱准确应用药物。

（1）迅速降压：一般采用硝酸甘油、硝普钠、乌拉地尔静脉给药，将血压控制在 160/100 mmHg 较为安全，不必急于将血压完全降至正常。

（2）控制抽搐：躁动、抽搐者给予地西泮、苯巴比妥等镇静药肌内注射。

（3）降低颅内压：给予脱水剂（甘露醇）和利尿剂（呋塞米）静脉注射，以减轻脑水肿。

4）病情观察，动态监护血压及心电图，每 15 ~ 30 分钟测量 1 次生命体征，密切观察神志、血压、心率变化，观察头痛、呕吐症状有无改善，观察药物的疗效、不良反应，随时调整药物剂量，记录 24 小时尿量。

5）做好心理护理和生活护理，去除患者紧张情绪，避免诱因。

6）防止并发症，防止脑出血、眼底出血、心力衰竭、肾衰竭，做好对症处理。

（赵冉冉）

第五节　急性心脏压塞

急性心脏压塞是指心包腔内液体急剧聚积，心包囊不能迅速伸张扩大，导致心包内压力增高，妨碍心室舒张期充盈，静脉血液回流受阻，以致静脉压不断升高，回心血量减少，出现心排血量降低、血压下降、心率增快等一系列变化的临床综合征。

一、病因和病理生理

（一）病因

1）急性心肌梗死后心室壁瘤、冠状动脉瘤或主动脉夹层破裂出血。

2）心包、心脏和大血管因外伤破裂出血。

3）医源性，如心脏手术后出血、心肺复苏的并发症、心脏起搏电极穿破心脏、心导管检查或造影致心脏穿孔、心脏瓣膜成形术使心脏穿破、冠状动脉成形术造成冠状动脉破裂使心包积血。

4）慢性心包炎、系统性红斑狼疮、尿毒症、黏液性水肿及放射病等引起心包积液压力升高超过右心室舒张压时也可发生急性心脏压塞。

5）肿瘤转移至心包为最常见。

6）其他少见原因，如心包结核或新生物出血、维生素 C 缺乏症或血小板减少症、血管胶原病等引起的出血。

（二）病理生理

心包腔的液体为血浆超滤液，超过生理性的液体称为心包积液。心包积液分为浆液性、纤维素性、血性及胆固醇性。

生理状态下心包腔内的压力接近于 0，心包壁层的弹性很小，当心包积液增加时，引起心包内压力升高，开始压力上升缓慢，当心包扩展到极限时，压力会迅速升高，对心腔和大血管形成压迫，即心脏压塞。就引起心脏压塞而言，积液产生的速度比积液量更重要，短时间内产生的积液，即使只有 100～200 ml，也会引起心脏压塞。而较长时间积液量，即使很大也不一定发生心脏压塞。右心室是一个低压力系统，较左心室更容易受压。在生理情况下，中心静脉压、右心房压、右心室舒张压及心包腔的压力是相等的，当心包腔内压力迅速增高，超过 10 mmHg 时，右心室的充盈就受到影响。右心室回流受阻，会直接影响体循环静脉回流，出现颈静脉充盈，外周静脉压升高，肝脏增大，由于回心血量减少导致心排血量减少，最终出现低血压、休克。患者会出现发绀、烦躁、心悸、出汗等症状，可扪及奇脉。奇脉产生的原因主要是由于在吸气状态下，心室腔由于受心包腔内压力的影响，不能随胸腔负压牵拉而扩张，此时回心血量减少，血压下降超过 10 mmHg，脉搏在吸气时明显减弱。

二、病情评估

（一）病史

心脏压塞发病凶险，病情转归急骤，因心包积液量不一定很大，临床的误诊率较高，临床出现原因不明的休克时应考虑心脏压塞的可能。心肌贯通伤和有创检查引起的心包积血是引起心脏压塞的常见原因。

（二）临床表现

1. 症状

胸闷和呼吸困难是主要的症状，严重时患者往往采取坐位，身体前倾，呼吸快而费力。同时可出现心前区疼痛、出汗、乏力、恶心、焦虑、谵妄，甚至休克和意识丧失。

2. 体征

面色往往苍白，多伴发绀。动脉压下降，脉压小。早期有明显的心动过速，晚期心率变慢，可有奇脉。静脉压升高，体循环静脉淤血，包括颈静脉怒张、呼气时颈静脉扩张、肝肿大和肝颈静脉反流征等。部分患者可有心尖搏动消失或微弱、心脏浊音界扩大、心音遥远和心包摩擦音等心包积液的体征。

（三）实验室及其他检查

1. 心电图

心电图往往对诊断帮助不大，有时可有非特异性的 ST – T 改变、QRS 综合波低电压，有时出现各种心律失常。

2. 胸部 X 线检查

如果急性心脏压塞系创伤等急性病变所致，心脏的大小和形状多不发生明显变化。如果心脏压塞发生在大量心包积液基础上，则有心包积液的相应 X 线表现。

3. 超声心动图

超声心动图对诊断多有很大的帮助，不仅有助于明确诊断，也有助于选择穿刺部位，在急症情况下，应进行床边检查，不宜过分因等待本检查而延误处理。

4. 心导管和血流动力学检查

心导管和血流动力学检查对诊断、处理和预后判断均有一定帮助，但往往由于病情急重和条件限制而不便实施。在持续低血压情况下，测定中心静脉压高，对诊断很有帮助。

三、治疗措施

（一）治疗原则

1）任何急性心脏压塞的患者，收缩压较正常水平下降 30 mmHg，说明病情已十分危急，应行紧急心包穿刺。

2）心脏压塞症状发展迅速，常因心脏损伤存在，试验穿刺若取得黏稠全血样积液，即使症状能得到片刻缓解，也应积极进行手术治疗。

（二）治疗方法

1. 常规给患者补充血容量

常规给患者补充血容量以保持心包穿刺过程中血流动力学方面的稳定状态，同时开始心包穿刺等治疗。

2. 心包穿刺

为准确、安全、有效地施行心包穿刺，术前应进行超声检查，选择适宜的穿刺点及进针方向。穿刺过程要在严格无菌的条件下进行。常用穿刺部位有以下几处。

1）剑突旁穿刺。在剑突与左肋弓角下 1 cm 处，经膈肌穿刺心包前下方，是最常用途径。在肝大时不宜采用。

2）心尖区穿刺。在心尖部浊音界内侧 2 ~ 3 cm 处，易损伤胸膜及肺脏，产生气胸的危险性较大。

3. 心包腔导管引流法

采用心包穿刺部位，局部麻醉后用带有外套管的穿刺器（可用大号的静脉穿刺器代替）行心包穿刺，待进入心包后，送入外套管，拔出穿刺针，再从套管内插入端侧孔导管至心包内，退出外套管，留置导管于心包腔内。或经穿刺针插入导引钢丝软头至心包内，拔出穿刺针，再将导管套在导引钢丝上，沿导引钢丝插入心包腔内，再拔出导引钢丝，留置导管，此法往往因穿刺针针孔较细，进导管感到困难。用导管引流法可避免锐利的针头损伤心外膜或冠状动脉。导管引流法除更好地持续引流外，还可心包腔内用药，或冲洗心包腔，以起到心包造口引流的作用。

四、护理要点

（一）一般护理

急性心脏压塞患者多有一定程度的神经精神方面的变化，应加强心理护理。急性心脏压塞患者病情危重时多处于强迫体位，应注意体位变化和按摩等护理，防止发生压力性损伤。应注意呼吸道护理，注意吸氧流量，监测患者的出入量等。

（二）病情观察与护理

在急性心脏压塞的发生发展过程中，病情可以出现较大的变化，应严密观察，以便为诊断提供更多的资料，也有助于判断病情的发展和预后。

1）仔细观察以明确有无急性心脏压塞及其病因。根据患者的症状和体征，尽早明确诊断，有利于积极处理，改善患者的预后。有的患者急性心脏压塞的原始病因不明确，需要进行进一步的临床观察和详细的实验室检查明确。

2）急性心脏压塞患者在行心包穿刺后有可能复发，应严密观察患者的症状、体征，必要时进行 X 线和超声心动图等检查，及时发现，及时处理。

3）多次反复发生急性心脏压塞，进行反复心包穿刺引流的患者，可发生贫血、低蛋白血症和电解质紊乱等，应当经常检查，及时补充相关物质。若有进食障碍，应进行相应的静脉高营养治疗。

4）急性心脏压塞患者往往血压较低，重要脏器灌注受到影响，有可能出现肝肾等脏器的功能障碍，应严密监测。

（三）心包穿刺的护理

1）应向患者说明此项手术的必要性和临床意义，取得患者的理解和协助，消除其思想顾虑。

2）嘱患者在术中勿剧咳或深呼吸，必要时于术前应用少量镇静药。

3）抽液过程中注意随时夹闭胶管，防止空气进入心包腔，首次抽液量以 100 ml 为宜。应注意观察患者的表现，注意脉搏、心率和血压等，如有异常及时报告医生。为防止穿刺中因迷走神经反射所致的低血压，可于术前注射 0.5～1.0 mg 阿托品。重症患者穿刺前可采用一些应急措施，如静脉补液以提高静脉压，增加心脏充盈，或静脉滴注异丙肾上腺素，以增加心肌收缩力，使心室排空更为完全，增加心室充盈。合并休克时应使用去甲肾上腺素、甲氧胺等。应注意维持静脉通畅，并准备好抢救的器械和药物。

（四）康复

1）加强心理指导，鼓励患者表达焦虑的感觉，使患者情绪稳定，在良好的心理状态下接受治疗和护理。

2）嘱患者有胸痛和发热时应卧床休息（活动会使症状加重），采取坐位前倾的姿势以减轻胸痛。

3）指导患者了解疾病的知识，按时服药，发现异常立即就诊。

（赵冉冉）

第三章　消化系统急重症

第一节 肝性脑病

肝性脑病是严重肝病引起的，以代谢紊乱为基础的中枢神经系统功能失调的综合征，以意识障碍、行为失常和昏迷为主要临床表现。

一、病因

大部分肝性脑病由各型肝硬化（肝炎后肝硬化最多见）及门体分流手术引起，少部分见于重症病毒性肝炎、中毒性肝炎和药物性肝病的急性或暴发性肝衰竭阶段。此外，肝性脑病也可由原发性肝癌、妊娠期急性脂肪肝、严重胆管感染等引起。

关于其发病机制目前尚未完全阐明，一般认为是多因素综合的结果。

（一）氨中毒学说

血氨主要来自肠、肾及骨骼肌，正常人体内90%血氨来自肠道。血氨增高是肝性脑病的临床特征之一，临床上发现肝硬化患者口服氯化铵或进食过多的蛋白质可导致肝性脑病。食物中的蛋白质被肠道细菌分解而产生氨。氨通过血流，主要经门静脉到达肝脏，通过鸟氨酸循环合成尿素，经肾排出。当肝衰竭时，不能有效清除氨，或因广泛的侧支循环开放，使肠道的氨不经肝脏而直接进入体循环使血氨增高，透过血脑屏障而引起一系列精神神经症状。

氨中毒在慢性肝性脑病的发病机制中十分重要，但也有不少患者血氨并不增高，因此血氨水平与肝性脑病的严重程度不完全一致，说明血氨水平升高不是昏迷的唯一因素。

（二）硫醇增多

由于蛋白质代谢障碍，硫醇在肝性脑病患者的血、尿，特别是呼出气中明显增多。硫醇与肝臭有关。近年发现，在肝性脑病中，硫醇、短链脂肪酸和氨中毒之间有相互加强毒性的关系。

（三）假性神经递质学说

当肝功能不全时，某些氨基酸代谢产生的胺类不能进行分解而进入脑组织，在该处受非特异酶的作用，形成苯乙醇胺。这些物质结构上与神经递质相类似，称为假性神经递质。它取代了正常神经递质，从而使脑组织各部分发生功能紊乱。

（四）氨基酸不平衡

肝硬化后期有氨基酸不平衡，表现为：芳香族氨基酸如酪氨酸、苯丙氨酸、色氨酸等因肝脏不能脱氨降解而增高，支链氨基酸如缬氨酸、亮氨酸、异亮氨酸等因肝硬化时高胰岛素血症而被横纹肌与肾摄取代谢加快而降低。氨基酸的不平衡可导致脑细胞代谢的严重紊乱。芳香族氨基酸又多为神经突触传递介质的前体（如苯丙氨酸、酪氨酸代谢成肾上腺素及去甲肾上腺素，色氨酸代谢成 5 – HT 等，均可使神经冲动传递造成紊乱）。但此代谢紊乱为肝硬化后期时的共同表现，与肝性脑病的临床表现常不一致。

（五）其他代谢异常

肝衰竭后，短链脂肪酸增高、低血糖等均为形成肝性脑病的因素。

二、病情评估

（一）病史

常有严重肝病或其他有关病史。不少患者有明显诱因，如上消化道大出血、感染、高蛋白饮食、利尿剂及镇静药等。

（二）临床表现

肝性脑病阶段分为五期。

0 期（潜伏期）：无行为、性格的异常，无神经系统病理征，脑电图正常，只在心理测试时有轻微异常。

1 期（前驱期）：轻度性格改变和行为失常，如欣快、激动或淡漠少言，衣冠不整或随地便溺。患者应答尚准确，有时吐词不清且较缓慢。可有扑翼样震颤，也称肝震颤，即嘱患者两臂平伸，肘关节固定，手掌向背侧伸展，手指分开时，可见到手向外侧偏斜，掌指关节、腕关节，甚至肘与肩关节急促而不规则地扑击样抖动。此期脑电图多数正常。

2 期（昏迷前期）：以意识错乱、睡眠障碍、行为失常为主。前一期症状加重，定向力和理解力均减退，对时间、地点、人物的概念混乱，不能完成简单计算和智力构图（如搭积木）。可有言语不清，举止反常，多有睡眠时间倒错，昼睡夜醒，甚至有幻觉、恐惧、狂躁。此期患者有明显神经系统体征，如腱反射亢进、肌张力增高、巴宾斯基征阳性。有扑翼样震颤，脑电图有特征性异常。

3 期（昏睡期）：以昏睡和精神错乱为主。各种神经体征持续存在或加重，患者大部分时间呈昏睡状态，可唤醒，醒时可应答问话，但常有神志不清和幻觉。扑翼样震颤仍可引出，脑电图有异常表现，锥体束征常呈阳性。

4 期（昏迷期）：神志完全丧失，不能唤醒。浅昏迷时对疼痛刺激有反应，腱反射和肌张力仍亢进；由于患者不能合作，故扑翼样震颤无法引出。深昏迷时，各种反射消失，肌张力降低，瞳孔散大，脑电图明显异常。

（三）实验室及其他检查

1. 血氨

正常人空腹静脉血氨为 $6 \sim 35$ μmol/L，肝性脑病患者动脉血氨含量为静脉血氨的 $0.5 \sim 2$ 倍。空腹动脉血氨比较稳定可靠。慢性肝性脑病尤其是门体分流性脑病患者多有血氨增高。急性肝衰竭所致脑病的血氨多正常。

2. 脑电图检查

脑电图不仅有诊断价值，且有一定的预后意义。典型的改变为节律变慢，主要出现普遍性每秒 $4 \sim 7$ 次的 δ 波或三相波，有时也出现每秒 $1 \sim 3$ 次的 δ 波。

3. 诱发电位

是体外可记录的电位，由各种外部刺激经感觉器传入大脑神经元网络后产生的同步放电反应。根据刺激的不同，可分为视觉诱发电位（VFP）、听觉诱发电位（AEP）和躯体感觉诱发电位（SEP）。诱发电位检查可用于亚临床或临床肝性脑病的诊断。目前研究指出 VEP、AEP 检查在不同人、不同时期变化太大，缺乏特异性和敏感性，不如简单的心理智能测验，但 SEP 诊断亚临床肝性脑病价值较大。

4. 心理智能测验

目前认为心理智能测验对于诊断早期肝性脑病包括亚临床肝性脑病最有用。常规使用的是数字连接试验和符号数字试验，其结果容易计量，便于随访。

（四）诊断和鉴别诊断

肝硬化失代偿期并发中枢神经系统紊乱为其主要特征，一般不难诊断。主要诊断依据为：①严重肝病和（或）广泛门体侧支循环；②精神紊乱、昏睡或昏迷；③有肝性脑病的诱因；④明显肝功能损害或血氨增高，扑翼样震颤和典型的脑电图改变有重要参考价值。

对肝硬化患者进行常规的心理智能检测可发现亚临床肝性脑病。

以精神症状为唯一突出表现的肝性脑病易被误诊为精神病，因此，凡遇精神错乱患者，应警惕肝性脑病的可能性。肝性脑病还应与中枢神经系统病变（如感染、脑血管意外、肿瘤、外伤）、糖尿病昏迷、尿毒症昏迷、中毒等相鉴别。

三、治疗措施

治疗原则：①积极治疗原发病，如重症肝炎、肝硬化、肝癌等；②消除诱因，如控制感染、停止放腹腔积液、纠正水电解质紊乱、抗休克等；③无特殊治疗，故采用综合治疗。

（一）一般及对症治疗

对于肝性脑病的治疗应立足于早期，应积极消除诱因。在此基础上，通过采取饮食控制、灌肠或导泻及抑制细菌生长、降氨、纠正氨基酸代谢紊乱的药物等综合措施，以减少肠内毒物的生成和吸收，促进有毒物质的代谢清除，并及时纠正水电解质紊乱和酸碱失衡，防治脑水肿和继发性感染、休克、出血等并发症，从而挽救患者的生命。

（二）减少肠内毒素的生成和吸收

1. 饮食

昏迷期暂停蛋白供给，包括水解蛋白及多种氨基酸静脉滴注，只给以碳水化合物为主的饮食，每日供给热量 5 852～6 688 J，如摄入不足，可用鼻饲管滴入或静脉滴入 20%～40% 葡萄糖液，避免热量不足使体内蛋白质消耗。病情好转后可酌情按每日每千克体重给蛋白质 0.3～0.5 g，渐增至每日 50～70 g，脂肪 40～60 g，碳水化合物 400 g，以免脂肪动员，诱发脂肪肝，以及糖异生造成负氮平衡。对低蛋白血症、脑水肿者，输血浆 200 ml 或 20% 白蛋白 50 ml。

2. 灌肠或导泻

常以生理盐水或弱酸性溶液灌肠，口服或鼻饲 50% 硫酸镁 30～60 ml 导泻。

3. 抑制肠道细菌生长

口服新霉素 1.0～1.5 g，每日 4 次；或甲硝唑 0.2 g，每日 4 次。也可选用巴龙霉素、卡那霉素、氨苄青霉素口服，均有良效。

4. 乳果糖

急、慢性肝性脑病患者服用乳果糖可使临床症状和脑电图均得以改善。乳果糖可口服或鼻饲，开始时剂量为 30～50 ml（67 g/100 ml），每日 3 次口服，进餐时服用；以后剂量以调整至每日排 2 次糊状便为度，或使新鲜粪便的 pH 值降至 6.0 以下。

（三）促进有毒物质的代谢清除，纠正氨基酸代谢的紊乱

1. 降低血氨药物

当肝细胞有坏死时，线粒体将血氨合成尿素的能力降低，使血氨升高，血氨经血脑屏障进入脑细胞，可加重昏迷，故在抢救中给降血氨药物是必要的。

1）谷氨酸钾或谷氨酸钠：其机制是与游离氨结合形成谷氨酰胺，从而降低血氨。每次用 3～4 支（谷氨酸钾每支 6.3 g，谷氨酸钠每支 5.75 g）加入葡萄糖液中静脉滴注，每日 1～2 次。该药偏碱性，碱中毒时要慎用。根据患者电解质情况选钠盐或钾盐。本药静脉滴注过快可引起呕吐、流涎及面部潮红。

2）精氨酸：可与氨合成尿素和鸟氨酸，从而降血氨。该药偏酸性，适用于碱中毒时，常用剂量为 10～20 g 加入葡萄糖液中静脉滴注，每日 1 次。

3）丝氨酸：与氨结合形成甘氨酸，0.5 g/kg 静脉滴注。

4）门冬氨酸钾镁：降血氨、退黄疸及用于肝性脑病治疗。

2. 纠正氨基酸代谢失衡

Fisher 认为肝性脑病的发生与人体内氨基酸失衡有关。维持大脑功能必需的支链氨基酸减少，芳香族氨基酸增多，支链氨基酸与芳香族氨基酸比值（正常 3～3.5）可减少至 1 或 1 以下。以支链氨基酸为主的氨基酸溶液治疗肝性脑病，可降低血中芳香族氨基酸浓度，并增加支链氨基酸与芳香族氨基酸比值，纠正氨基酸代谢的不平衡，促进脑功能恢复。每日用量 250～500 ml，静脉滴注。国外有报道采用口服支链氨基酸长期治

疗慢性潜在性肝性脑病，获得较满意效果。

3. 左旋多巴

直接使用多巴胺及去甲肾上腺素无治疗作用，因为它们不能通过血脑屏障。左旋多巴可以通过血脑屏障，在脑内经脱羧酶的作用而形成多巴胺以取代假性介质，以治疗慢性肝性脑病。用法：每日 0.2 ~ 0.6 g，最大量可用至每日 1.2 g，加入 5% 葡萄糖液 500 ~ 1 000 ml 静脉缓滴，每日 1 次。2 ~ 6 g 分 2 ~ 4 次口服或加入生理盐水中鼻饲或灌肠。配伍禁忌：不能与单胺氧化酶抑制剂如麻黄碱共用，以免发生血压骤升；与维生素 B₆ 同用可有降低左旋多巴的作用，因维生素 B₆ 有多巴脱羟酶作用，使进入脑中的多巴浓度降低。氯丙嗪有削弱左旋多巴的作用，因其可阻断多巴胺与神经受体的连接。

（四）其他治疗

国内外曾试用于临床的治疗方法有换血疗法、交叉循环、血液透析、腹膜透析、体外肝脏灌注、吸附性血液灌流、肝脏移植等。这些疗法有一定的危险因素，现仍在探索之中，不宜广泛应用。

四、护理要点

（一）一般护理

1）患者宜安置在单人病室，有专人护理，建立特别护理记录单。对有兴奋、躁动不安或昏迷患者应加强护理，采取必要的防护，如加床档、约束、去假牙、去发夹等，以防发生坠床或其他意外等。

2）开始数日内禁食蛋白质，避免氨基酸在肠道内分解产氨。以碳水化合物为主要食物，如稀饭、面条、藕粉等，每日供给热量 5.0 ~ 6.7 kJ。昏迷不能进食者可经鼻胃管供食，脂肪可延缓胃的排空宜少用。鼻饲液最好用 25% 的蔗糖或葡萄糖液，每毫升产热量 4.2 J，每日可加进 3 ~ 6 g 必需氨基酸。胃不能排空时应停鼻饲，改用深静脉插管滴注 25% 葡萄糖液维持营养。足量的葡萄糖除供给热量和减少组织蛋白分解外，还能促进氨与谷氨酸合成谷氨酰胺，有利于降低血氨。在大量输注葡萄糖的过程中，必须警惕低钾血症、心力衰竭和脑水肿的发生。患者神志清楚后可逐渐增加蛋白质饮食，每日 20 g，以后每隔 3 ~ 5 天增加 10 g/d，短期内不超过 60 g/d。最好以植物蛋白质为宜，因植物蛋白质含蛋氨酸、芳香族氨基酸少，含支链氨基酸较多，且能增加粪氮排泄。此外，植物蛋白含非吸收性纤维，被肠菌酵解产酸有利于氨的排出，且有利于通便，适合于肝性脑病。显著腹腔积液者一天钠量限制在 250 mg，无滞留水者一天钠量为 3 ~ 5 g。水入量一天不超过 2 000 ml。饮食中应有丰富维生素，尤其是维生素 C、B 族维生素、维生素 E、维生素 K 等。

3）保持大便通畅。

（1）用生理盐水或弱酸性溶液（食醋 10 ~ 20 ml，加清水或生理盐水 500 ~ 1 000 ml）高位灌肠，应禁用肥皂水灌肠。原因是肝性脑病患者肠蠕动减弱，易发生便秘，用弱酸液灌肠使肠内保持 pH 值为 5 ~ 6，酸性环境有利于血中氨逸出肠黏膜进入肠腔，最后形成铵根离子排出体外。如用碱性溶液灌肠，则肠腔内 pH 值呈碱性，肠腔内氨根离子转化为氨弥散入肠黏膜再入血液循环至脑组织，使昏迷加重。灌肠后，可注入新霉素 1～2 g，1:5 000 呋喃西林 100 ml，减少肠道有毒物质的产生与吸收。

（2）导泻：口服或鼻饲 50% 硫酸镁 30～60 ml，清除肠内有毒物质。

4）注意保暖，防止因受凉而继发感染，保持呼吸道通畅，必要时给予氧气吸入。

5）定期翻身，加强皮肤护理，注意口腔清洁，以预防感染。

6）严密观察体温、脉搏、呼吸、血压，并做记录，应严格记录液体出入量。

（二）病情观察与护理

根据肝性脑病有一定的临床过程及 50% 以上的患者有诱因存在，肝性脑病时大脑功能紊乱大多数是可逆的，如能早期发现肝性脑病，就能阻止进入昏迷。因此，对肝病患者尤其是肝硬化患者，要密切观察体温、血压和大便颜色等，以便及早发现出血、感染等情况，及时处理，避免发展成肝性脑病。在有肝性脑病诱因存在的情况下，应严密观察下列病情改变。

1）密切观察患者有无性格、行为的改变，如以往性格开朗者变得沉默寡言；抑郁或性格内向者变得精神欣快，易激动；衣冠不整、随地便溺、步态失调、扑击样震颤等。提示患者为肝性脑病前驱期，应及时报告医生，找出肝性脑病的病因和诱因，从而采取切实有效的治疗护理措施。肝性脑病病情复杂，变化多端，在整个治疗过程中，护理人员应详细观察和记录患者的神志状态及有关体征，及时掌握病情变化，判断疾病的转归，及时准确地为医生提供临床资料，以赢得抢救时间。

2）观察患者是否有乏力、恶心、呕吐、食欲减退、肠胀气等水电解质及酸碱平衡紊乱的情况，应按医嘱定时抽血查血钠、钾、尿素氮和二氧化碳结合力，每日入液量以不超过 2 500 ml 为宜，尿少时入液量应相应减少，以免血液稀释，血钠过低，加重昏迷。所以必须正确记录每日液体出入量，以利掌握病情，确定治疗方案。

3）及时发现患者的出血、休克、脑水肿等现象，并及时协助医生处理。脑水肿可用脱水剂如 20% 甘露醇或 25% 山梨醇，快速静脉滴注，也可用 50% 葡萄糖液静脉注射。在使用脱水剂过程中，应注意水电解质平衡，随时抽血查钾、钠、氯等。

（三）对症护理

1）肝性脑病患者常有兴奋、躁动、抽搐等表现，主要因神经、肌肉等组织产氨量增加所致。除采取安全措施外应给镇静药，如异丙嗪、地西泮、水合氯醛等。

2）高热患者给予物理降温，降温可减轻肝细胞损害，头部置冰帽可降低颅内温度，保护脑细胞。

3）常规吸氧，行呼吸道管理。

4）腹腔穿刺放液。肝性脑病患者多有大量腹腔积液，需放腹腔积液对症处理。在放腹腔积液过程中除观察患者的脉搏、血压、皮肤颜色和温度外，应严格控制一次放腹腔积液量不得超过 3 000 ml。因放腹腔积液量过多会导致腹压骤降，门静脉系统淤血，从而使回流至肝脏的血液减少，肝细胞可因缺氧而急剧坏死，加重病情。另外，放腹腔积液过多还可使蛋白质、电解质等丢失过多，诱发或加重肝性脑病。

5）如患者神志丧失或完全进入深昏迷，对各种刺激无反应，瞳孔散大或有惊厥，此时已进入昏迷阶段，应按昏迷护理常规进行护理。

（1）体位：肝性脑病患者应采取侧卧位或侧俯卧位，头部放平偏于一侧，以利于呼吸道分泌物的引流，也可防止分泌物或呕吐物进入肺内而继发感染。

（2）保持呼吸道通畅：及时协助患者翻身，叩背以助排痰。患者呼吸道分泌物增多时迅速吸痰，以保持呼吸道通畅。一般每 15～30 分钟吸痰 1 次，吸痰器要严密消毒，选用柔软的导管。插管要轻柔，当吸痰管进入气管到达深度时，启动吸痰器，并轻轻地转动吸痰管，边退边吸，直到痰液吸尽。但吸痰时间不宜过长，以免发生窒息意外，如有舌后坠影响呼吸时，可用舌钳拉出。

（3）口腔护理：肝性脑病患者一般机体抵抗力减弱，口腔内细菌极易繁殖而引起口腔局部的炎症、溃疡和口臭。口腔内感染性分泌物误入呼吸道也可引起吸入性肺炎。故肝性脑病患者的口腔护理十分重要。应每日用生理盐水或复方硼酸液清洁口腔、齿垢、舌苔、唾液等 3～4 次。有炎症和口臭的患者可用 5% 过氧化氢液清洁。护理时严防棉球遗留在口腔内。张口呼吸的患者口上敷以盐水纱布，保持吸入的空气湿润。

（4）眼部的护理：患者的眼睛常不能闭合或闭合不严，易受尘土污染的空气或光线的刺激，使角膜发炎致溃疡。故宜用生理盐水纱布或油纱布盖眼部来保护眼睛。如眼部有分泌物则宜用生理盐水冲洗干净。护理人员观察患者瞳孔变化时，手动作要轻巧，防止擦伤角膜。

（5）皮肤的护理：肝性脑病患者大多数大小便失禁，出汗多，应注意随时更换污染的被服，及时更换衣服。用 50% 乙醇、滑石粉按摩皮肤受压部位，用气垫，勤翻身，一般 1～2 小时翻身 1 次，衣服要柔软，以防皮肤擦破和发生压力性损伤。

（6）大小便的护理：肝性脑病时常有尿潴留，应设法排空膀胱。可采用导尿术，但严格注意无菌操作，防止尿路感染。少尿、无尿时应严格记录尿量，每日尿量不应少于 1 000 ml。便秘时可导泻或灌肠，并准确记录排便次数。

（7）肢体护理：应每日进行肢体按摩和帮助患者被动活动，以防肢体萎缩和关节强直。同时足部采用保护架，以防足下垂。

（8）安全护理：患者意识不清，易发生坠床、烫伤、碰伤等情况，应及时采取保护性措施，如加用床栏等。用热水袋保暖时，水温应为 50℃ 左右，以防烫伤。

（四）健康教育

1）指导患者及家属掌握会引起肝性脑病的基本知识，防止和减少肝性脑病的发生。

2）应使患者及家属认识到病情的严重性。嘱患者要加强自我保健意识，树立战胜疾病的信心。

3）肝性脑病主要为各类肝硬化所致，并且有明显的诱因，应要求患者自觉避免诱因，即限制蛋白质摄入，改变不良生活习惯及方式，不滥用对肝有损害的药物，保持大便通畅，避免各种感染，戒烟戒酒等。

4）家属要给予患者精神支持和生活照顾，指导家属学会观察患者病情的变化，特别是思维过程的变化，性格、行为、睡眠等有关精神神经的改变，一旦出现异常应及时治疗，防止病情恶化。

（袁晓玲）

第二节　急性胰腺炎

急性胰腺炎是多种病因导致胰酶在胰腺内被激活后引起胰腺组织自身消化、水肿、出血甚至坏死的炎症反应。临床以急性上腹痛、恶心、呕吐、发热及血清、尿淀粉酶增高为特点，是常见的消化系统急症之一。按病理组织学及临床表现可分为急性水肿型胰腺炎和急性坏死性胰腺炎两种类型。前者多见，约占急性胰腺炎的90%，临床经过一般较轻，常数日内自愈，预后较好；而后者虽少见，但病情危重，可发生多种器官功能衰竭，并出现局部并发症（如胰腺坏死、脓肿、假性囊肿等），死亡率较高。

一、病因和发病机制

（一）病因

1. 胆管疾病

约半数急性胰腺炎由胆管疾病引起，其中胆石症是最常见的原因。胆管疾病引起急性胰腺炎可能与下列因素有关：壶腹部出口处有结石或寄生虫阻塞或因炎症致 Oddi 括约肌痉挛，使胆汁反流入胰管；胆管炎症等引起 Oddi 括约肌松弛，使富含肠激酶的十二指肠液反流入胰管；胆管炎症时，细菌毒素、游离胆酸、非结合胆红素及溶血卵磷脂等可通过胆胰间淋巴管交通支激活胰腺消化酶。

2. 酗酒和暴饮暴食

急性胰腺炎在发病前常有酗酒或暴饮暴食，可因短时间内大量食糜进入十二指肠，刺激肠乳头引起十二指肠乳头水肿和 Oddi 括约肌痉挛，致胰液引流受阻，胰管内压力上升；乙醇还可刺激胃酸分泌，胃酸刺激胰泌素和胆囊收缩素分泌，促使胰液和胰酶分泌增多，胰腺分泌过度旺盛；长期酗酒使胰液内蛋白质含量增高，易发生沉淀而形成蛋白栓，致胰液排泄障碍；当有剧烈呕吐时，十二指肠内压力骤增，致十二指肠液反流入胰管，从而引起急性胰腺炎。

3. 胰管阻塞

各种原因（如胰管结石、炎症、肿瘤、狭窄等）引起的胰管阻塞造成胰液排泄障碍，胰管内压力增高，可使胰腺泡破裂，胰液溢入间质而引起急性胰腺炎。

4. 手术与创伤

腹腔手术特别是胰胆或胃手术、腹部钝挫伤等可直接或间接损伤胰腺组织与胰腺的血液供应而引起胰腺炎。经内镜逆行胆胰管造影（ERCP）检查后，少数可因重复注射造影剂或注射压力过高而发生胰腺炎。

5. 感染

急性胰腺炎继发于感染性疾病者多数较轻，常为亚临床型，随感染痊愈而自行消退。如急性流行性腮腺炎、传染性单核细胞增多症、柯萨奇病毒、埃可病毒和肺炎支原体感染等，同时可伴有特异性抗体滴度升高。沙门菌或链球菌败血症时，可出现胰腺炎。蛔虫和华支睾吸虫进入胰管，带来细菌与肠液，引起胰管梗阻与感染。

6. 其他病因

高脂蛋白血症、妊娠及一些药物，如皮质类固醇、噻嗪类利尿剂等均可引起急性胰腺炎。

（二）发病机制

关于急性胰腺炎的发病机制，近年来，许多学者提出了防御机制与致病因素失衡学说。该学说认为，在胰腺内具有不同形式的自身防御机制，能有效地防止胰酶的激活和对胰腺组织的自体消化。当防御机制遭到破坏或由于某些原因胰液分泌异常亢进或胰酶在胰腺管道中被激活时，才引起胰腺组织的自体消化，导致胰腺炎的发生。

二、病理

当胰液排出受阻，混合的胰胆液逆流，使胰管压力增高、扩张，胰管上皮受损，大量胰酶激活而对胰组织起消化作用，于是胰腺发生充血、水肿及急性炎症反应，为水肿型胰腺炎。如果梗阻因素未及时解除，病变发展，或发病初期即伴有胰腺细胞的大量破坏，则胰腺可发生广泛的自体消化，如胰蛋白酶、糜蛋白酶消化蛋白组织；磷脂酶 A 可使逆流胆汁中的卵磷脂变为溶血卵磷脂，致胰腺组织坏死；脂肪酶分解中性脂肪，产生脂肪酸，与血钙结合形成脂肪酸钙，即皂化斑；弹性蛋白酶分解血管壁弹性纤维；胶原酶使胶原纤维溶解等，上述变化结果导致胰腺出血和坏死，使之失去正常形态。胰液侵犯后腹膜和腹腔可发生血性腹腔积液，大小网膜、肠系膜、腹膜后脂肪广泛溶解。胃肠道亦有水肿、出血等严重病理改变。

此外，在胰腺组织坏死分解过程中，胰腺周围及腹腔内大量渗液，使血容量锐减，从而导致休克。随后又可继发化脓性感染，由肠道革兰阴性菌或厌氧菌等引起化脓性腹膜炎、胰周围组织脓肿及败血症等。同时，大量细菌毒素损害、休克、组织缺血缺氧又可导致多器官功能衰竭，如急性肾衰竭、ARDS、中毒性脑病、心力衰竭、肝衰竭等。急性炎症被控制后，部分患者可形成胰腺假性囊肿、慢性胰腺炎及复发性胰腺炎等。

综上所述，急性胰腺炎，特别是出血坏死性胰腺炎的病理演变过程极为凶险，绝不能与一般化脓性炎症等同视之。

三、病情评估

（一）病史

详细询问病史，患者既往有无胆管疾病，如胆管结石、感染、蛔虫等；有无十二指肠病变；有无酗酒及暴饮暴食的习惯。询问患者腹痛的部位、性质，有无明显诱因，是否伴有发热、恶心、呕吐、腹胀，既往有无类似症状发作。进行过何种检查，目前治疗情况如何。

由于本病呈急性起病，患者出现剧烈腹痛，一般镇痛药无效。而出血坏死性胰腺炎则症状重，预后差，常使患者及家属产生不良的心理反应，故应注意评估患者及家属的心理状况，是否存在紧张、恐惧、焦虑等。询问患者及家属对疾病的认识程度，家属能提供的支持等。

（二）临床表现

1. 腹痛

腹痛为本病的主要表现，多数为急性腹痛，常在胆石症发作不久、大量饮酒或暴饮暴食后发病。腹痛常位于腹中部，亦有偏左或偏右者，疼痛剧烈呈持续性钝痛、刀割样痛、钻痛或绞痛，可向腰背部呈带状放射，取弯腰抱膝位可减轻疼痛。水肿型胰腺炎患者腹痛 3～5 天缓解，出血坏死性胰腺炎患者剧痛持续时间较长，当有腹膜炎时则疼痛弥散全腹。应注意少数年老体弱者有时腹痛轻微，甚或无腹痛。

2. 恶心、呕吐与腹胀

多数患者有恶心、呕吐，常在进食后发生。呕吐物常为胃内容物，剧烈呕吐者可吐出胆汁或咖啡渣样液体，呕吐后腹痛无缓解。呕吐属反射性，系腹痛或胰腺炎症刺激的一种防御性反射，呕吐也可由肠道胀气、麻痹性肠梗阻或腹膜炎引起。多同时伴腹胀，重症者腹胀明显。

3. 发热

轻症胰腺炎可有中度发热，一般持续 3～5 天。重症者发热较高，且持续不退，尤其在胰腺或腹腔有继发感染时，常呈弛张热。发热系胰腺炎症或坏死产物进入血液循环，作用于中枢神经体温调节中枢引起。

4. 低血压或休克

重症胰腺炎常发生低血压或休克，可在起病数小时突然发生，表现为烦躁不安、脉搏加快、血压下降、皮肤厥冷、面色发绀等，甚至可因突然发生休克而导致死亡，提示胰腺有大片坏死。其机制与有效循环血容量减少、剧烈疼痛、胰蛋白酶激活各种血管活性物质（如缓激肽）使末梢血管舒张等有关。

5. 水电解质及酸碱平衡紊乱

多有轻重不等的脱水，呕吐频繁者可有代谢性碱中毒。出血坏死性胰腺炎患者没有明显脱水与代谢性酸中毒，常伴有血钾、血镁降低。因低钙血症引起手足搐搦者，为重症与预后不佳的征兆。

6. 体征

水肿型胰腺炎患者仅有较轻的上腹压痛，可有轻度腹胀和肠鸣音减弱。出血坏死性胰腺炎患者可出现腹肌紧张，全腹压痛和反跳痛等急性腹膜炎体征。伴麻痹性肠梗阻时，出现明显腹胀、肠鸣音减弱或消失。腹腔积液多呈血性，含高浓度的淀粉酶。少数患者在两侧胁腹部皮肤呈暗灰蓝色，称 Grey‑Turner 征；脐周围皮肤青紫色，称 Gullen 征。这是胰酶、坏死组织及出血沿腹膜间隙与肌层渗入腹壁皮下所致。当形成胰腺假性囊肿或周围脓肿时，上腹可能触及包块。少数患者可出现轻至中度黄疸，是由原有胆管疾病，胰头炎症水肿、胰腺脓肿或假性囊肿压迫胆总管或肝细胞损害所致。低血钙可引起手足搐搦，提示预后不良。

（三）并发症

1. 局部并发症

1）脓肿形成：多见于出血坏死性胰腺炎，起病 2～3 周出现腹部包块，系胰腺本身、胰腺周围脓肿形成。此时高热不退，持续腹痛。

2）假性囊肿：胰腺被胰酶消化破坏后，胰液和坏死组织在胰腺本身或胰腺周围被包裹而形成，囊壁无上皮，仅见坏死、肉芽、纤维组织。常发生在出血坏死性胰腺炎起病后 3～4 周，多位于胰腺体尾部，如有穿破则造成慢性胰源性腹腔积液。

3）慢性胰腺炎：部分水肿型胰腺炎，反复发作最终导致慢性胰腺炎。

2. 全身并发症

出血坏死性胰腺炎可并发败血症、血栓性静脉炎、ARDS、肺炎、心律失常、心力衰竭、肾衰竭、糖尿病及 DIC，少数发生猝死。

（四）实验室及其他检查

1. 血清淀粉酶测定

血清淀粉酶起病后 6～12 小时开始升高，12～24 小时达到高峰，一般持续 3～5 天下降，超过 500 U 即有确诊价值。尿淀粉酶升高较晚，下降较慢，持续 1～2 周，超过 500 U 提示本病。

2. 血常规

白细胞计数升高，严重者可有粒细胞核左移。

3. 血清脂肪酶测定

此酶升高较晚，发病后 48～72 小时开始升高，可持续 7～10 天，急性胰腺炎时常超过 1.5 U，对就诊较晚的患者有诊断价值。

4. C 反应蛋白

C 反应蛋白（CRP）是组织损伤和炎症的非特异性标志物，有助于评估急性胰腺炎的严重程度，CRP > 250 mg/L 提示存在广泛胰腺坏死。

5. 影像学检查

腹部 X 线检查可显示肠麻痹；B 超可显示胰腺肿大、脓肿或假性囊肿；CT 对胰腺炎的严重程度有较大价值。

6. 其他

可根据病情酌选其他的检查项目,如血钙降低,常提示病情严重;有胸腔积液、腹腔积液患者,胸、腹腔积液中淀粉酶含量增高;血糖、血胆红素、心电图等都有诊断价值。

典型患者诊断不难,有剧烈上腹痛、恶心、呕吐等症状,且血清、尿淀粉酶升高者,可初步诊断本病。如腹痛剧烈、发热、血清淀粉酶持续不降,出现休克、腹腔积液、低血钙、高血糖、低血氧和氮质血症者,可诊断为出血坏死性胰腺炎。

四、治疗措施

大多数急性胰腺炎属于轻症,经 3~5 天积极治疗多可治愈。治疗措施包括:①禁食及胃肠减压以减少胃酸与食物刺激胰液分泌,减轻呕吐与腹胀;②静脉输液,积极补足血容量,维持水电解质及酸碱平衡;③解痉镇痛,疼痛剧烈者可用哌替啶;④抗生素治疗;⑤抑酸治疗,以往强调常规使用 H_2 受体拮抗剂或质子泵抑制剂以抑制胃酸的分泌,进而减少促胰液素和胆囊收缩素的分泌,减少胰液的分泌,现在认为作用不大,并非必要。

重症胰腺炎必须采取综合性措施,积极抢救治疗。

(一)内科治疗

1. 监护

如有条件转入 ICU,针对器官功能衰竭及代谢紊乱采取相应的措施。

2. 维持水电解质平衡,积极补充有效血容量

重症胰腺炎胰周组织液渗出严重可导致大量液体丢失,应积极补充水及电解质(钾、钠、钙、镁等),维持有效血容量。伴休克者应给予白蛋白、鲜血或血浆代用品。

3. 营养支持

重症胰腺炎患者在相当长一段时间内不能进食,加上机体处于高分解状态,故营养支持甚为重要。早期一般采用全胃肠外营养,如无肠梗阻,应尽早行空肠插管,过渡到肠内营养。营养支持可增强肠道黏膜屏障,防止肠道内细菌移位引起胰腺坏死合并感染。

4. 解痉镇痛

剧烈痉挛疼痛可使血管收缩,胃肠道、胆管、胰管紧张度增高,这些均不利于胰酶的排泄,同时疼痛也可导致或加重休克。所以镇痛不仅是治标,也有治本的意义,应积极控制。选用镇痛药时要考虑到对胆管括约肌的影响,常用的有以下几种:

1)哌替啶:常用哌替啶镇痛而不用吗啡,因吗啡可使 Oddi 括约肌收缩痉挛,加重疼痛。方法:根据病情 2~3 小时或 4~6 小时肌内注射 50~100 mg。

2)氯丙嗪:本品是一种强烈的磷脂酶 A_2 抑制剂,在实验性急性胰腺炎中有显著疗效,对人体急性胰腺炎也有镇痛效果。

3)普鲁卡因:取 0.1%~0.25% 普鲁卡因 500 ml 静脉滴注,每日 1~2 次;用 0.25% 普鲁卡因 50 ml 做肾囊封闭;用 1% 普鲁卡因 20 ml 做左侧腹腔神经节封闭;疼痛严重者亦可予第 8～10 胸椎硬膜外阻滞。

4）甘露醇、地塞米松：20% 甘露醇 250 ml 静脉滴注，每日 2～4 次，首次可加地塞米松 8 mg，间歇期加呋塞米。30 分钟腹痛减轻，1～2 小时达高峰，持续 4 小时左右。

5）酚妥拉明：有人用本品治疗 42 例急性胰腺炎患者，疗效满意，认为其镇痛作用迅速可靠。用法：每分钟 0.3～0.5 mg 静脉滴注，疗程为 3～7 天。

6）吲哚美辛：有人将确诊为急性胰腺炎的患者 30 例分为 2 组。治疗组 14 例给吲哚美辛栓剂 50 mg，每日 2 次，对照组给安慰剂。2 组患者均收治 7 天，同时给予补液，注射阿片制剂等常规治疗。结果表明，吲哚美辛组患者疼痛程度减轻，疼痛日数减少，阿片制剂用量也明显减少，住院日数也相应缩短，但治疗前后的血清淀粉酶无明显变化。因此认为急性胰腺炎时腹腔积液中有大量前列腺素，而吲哚美辛是一种前列腺素合成酶的强效抑制剂，故吲哚美辛可用于治疗急性胰腺炎。

5. 抑制胰腺分泌

1）禁食及胃肠减压：轻症水肿性胰腺炎患者可短期禁食，不需胃肠减压，待腹痛消失后可给流质饮食，逐渐恢复正常饮食。病情重者，有肠麻痹、肠胀气明显或需手术者应行胃肠减压。

2）抗胆碱药。

（1）阿托品：0.5 mg，肌内注射，每 6 小时 1 次。有肠麻痹、严重腹胀时不宜使用。

（2）普鲁本辛：15～30 mg，口服或肌内注射，每日 3 次。

（3）山莨菪碱：山莨菪碱可抑制胃酸和胰腺分泌，松弛平滑肌，解除血管痉挛，改善微循环；还可减少胰腺细胞溶酶体和线粒体的破坏，提高细胞对缺血、缺氧的耐受性，从而阻断胰酶激化的途径，防止胰腺自身消化。用法：每 10～20 分钟滴注 10～20 mg，当肢体变得温暖，心率每分钟 120 次或血压接近正常时可逐渐减量，延长给药时间。临床症状消失，血尿淀粉酶恢复正常后，方可停药，疗程为 7～10 天。

3）H_2 受体拮抗剂：西咪替丁可减少胃酸分泌，抑制胃泌素及胆囊收缩素的释放，从而降低胰腺外分泌及急性胃黏膜出血。用法为每日 600～1 000 mg，静脉滴注。

4）乙酰唑胺：0.25～0.5 g，口服，每日 2～3 次，此药为碳酸酐酶抑制剂，减少胰腺水分和碳酸氢钠分泌。

6. 抑制胰酶活性药物

抑制胰酶活性药物可不同程度地抑制逸脱的胰蛋白酶、弹性蛋白酶、磷脂酶 C 激肽酶等的活性。病情较重者应早期大量静脉给药，常用的有以下几种：

1）抑肽酶：属碱性多肽，能抑制胰蛋白酶、糜蛋白酶、血管舒缓素、纤溶酶等，适用于早期患者。常用剂量为每日 2 万 U/kg，静脉滴注，疗程 5～8 天。

2）福埃针（FOY）：能抑制胰蛋白酶、血管舒缓素、纤维蛋白溶酶、凝血酶、磷脂酶 C 及激肽酶生成。常用剂量为 100～200 mg，静脉缓慢滴注，以免产生血管刺激反应。

3）胞二磷胆碱：能阻断磷脂酶 A_2 的活性，减少多器官损害。用法：将 500 mg 加入 5% 葡萄糖液 500 ml 中静脉滴注，每日 2 次，持续 1~2 周。

4）胰岛素：能阻断胰脂酶消化腹内脂肪细胞。用法：胰岛素加入 5% 葡萄糖液 1 000 ml 中，滴速根据腹痛控制的情况而定，24 小时内可滴 2 000 ml。

5）5-氟尿嘧啶：有抑制胰腺泡细胞分泌胰酶的作用，有适当的患者可以选用。近年来的报道意见不一，有的认为有效，多数报告均缺乏严格的对照。最近的实验研究显示，5-氟尿嘧啶在相当高的浓度时确有作用，但通常静脉给药方法不易达到此浓度或者患者不能耐受。如果能给动脉局部灌注，其效果可能要好些。给药途径可试行股动脉插管到腹腔动脉，经肝总动脉或是胃十二指肠动脉给药，但多数情况下不具备此条件。周围静脉给药以短时间内给完比匀持续小量给药好，每日可以 2 次，每次 0.5 g。

6）叶绿素 a：近年来临床及动物实验均证明叶绿素 a 的某些衍生物有抑制胰蛋白酶活性的作用，治疗急性与慢性胰腺炎疗效显著。剂量：每日用 5~20 mg，加入 200~500 ml 5% 葡萄糖液或生理盐水内，分次静脉输注；或叶绿素 a 10~15 mg 加入 5% 葡萄糖液中静脉输注。

7）Miracliol：是另一种新的蛋白酶抑制剂，对胰蛋白酶、透明质酸酶、CK 等都有抑制作用。用法：20 万~25 万 U 加入糖盐水或复方生理盐水中静脉滴注，每日 1 次。不可与其他抑肽酶类同用。据报道称该药对急性胰腺炎总疗效为 86.8%，轻症为 90.9%，重症为 77.8%。

7. 抗菌药物

水肿型胰腺炎以化学性炎症为主，抗菌药物并非必要，但因多数急性胰腺炎与胆管疾病有关，故多应用抗菌药物。出血坏死性胰腺炎患者常有胰腺坏死组织继发感染或并发胆管系统感染，应及时、合理给予抗菌药物。

1）氧氟沙星，每次 200~400 mg，每日 2~3 次，口服；静脉给药每日 400 mg。

2）环丙沙星，每次 250~500 mg，每日 2~3 次，口服；静脉给药每日 400 mg。

3）克林霉素，每日 0.6 g，静脉滴注。

4）亚胺培南-西司他丁钠，对革兰阳性、阴性菌及厌氧菌均有效，1.0 g/d，静脉滴注。

5）头孢噻肟、头孢唑肟、哌拉西林可作为二线药物选用。并应联合应用甲硝唑或替硝唑，两者对各种厌氧菌均有强大杀菌作用。

8. 改善患者的微循环

有研究认为胰腺缺血是引起急性胰腺炎的始发因素，实验研究和临床病理形态学研究显示，患者胰腺有间质水肿、毛细血管扩张和通透性增加、出血和血栓形成、毛细血管前微动脉痉挛、血液黏滞度增加，这些变化严重影响了胰腺的血液灌注，使胰腺组织缺血坏死。因此，改善微循环十分重要，微循环的改善可防止残存的具有生机的胰腺组织继续坏死。具体措施有：①减轻或消除胰腺间质水肿，用清蛋白。②降低血液黏滞度，可用低分子右旋糖酐。③其他改善微循环的药物，如硝苯地平、复方丹参、脉络宁等。

9. 腹膜透析

对急性出血坏死性胰腺炎伴有腹腔内大量渗出液，或并发急性肾衰竭者可行透析，清除有很强生物活性的酶、肽类和炎症、坏死产物，早期透析效果较好。

10. 积极抢救多器官功能衰竭

如出现急性糖代谢障碍可用胰岛素治疗；并发 DIC 时可根据凝血酶原时间使用肝素；发生 ARDS 时尽早行气管切开，使用 PEEP。应用大剂量糖皮质激素可防止肺泡内皮细胞损伤及稳定胰腺细胞的溶酶体膜。应用大剂量利尿剂以减轻肺间质水肿，严重呼吸衰竭时可静脉注射呼吸兴奋剂。

11. 中医中药

国内报道中药治疗轻症急性胰腺炎有良好效果。亦有用于重症胰腺炎者（如胃肠减压时通过胃管灌注中药），据报道可改善病情。常用的有清胰汤。

（二）内镜下 Oddi 括约肌切开术

作为胆管紧急减压引流及去除嵌顿胆石的非手术治疗方法，内镜下 Oddi 括约肌切开术可去除胆源性急性胰腺炎病因，降低病死率。内镜治疗应在起病初期尽早施行（一般在起病前 2～3 天）。

（三）外科手术治疗

外科手术治疗适应于下列情况：出血坏死性胰腺炎经内科治疗无效时；胰腺炎并发脓肿、假囊肿或肠麻痹坏死；胰腺炎并发胆石症、胆管炎者；胰腺炎与其他急腹症，如胃肠穿孔、肠梗阻等难以鉴别时。

急性胰腺炎的预后取决于病变程度以及有无并发症。轻症急性胰腺炎预后良好，多在 1 周内恢复，不留后遗症。重症急性胰腺炎病情重而凶险，预后差，病死率为30%～60%，经积极救治后幸存者可遗留不同程度的胰功能不全，少数患者演变为慢性胰腺炎。

五、护理要点

（一）一般护理

1. 休息与体位

告知患者绝对卧床休息，减少探视，提供安静环境以保证其睡眠，从而减轻胰腺负担和增加脏器血流量，促进组织修复，改善病情。指导患者采取适当姿势（如侧卧位，以一枕头压向腹部的膝胸卧位，或采取躯干屈曲的坐姿），协助患者进行背部按摩，可减轻患者疼痛。对剧痛或辗转不安者，要防止其坠床。卧床期间做好生活护理，满足其生理需要。

2. 饮食护理

嘱患者禁食禁饮，告知禁食禁饮不仅可使胃肠道休息，而且可以减少胰液的分泌，对疾病恢复十分重要，口渴者可以温开水含漱或湿润口唇，做好口腔护理。明显腹胀者予以胃肠减压，注意保持胃管在位通畅。当腹痛完全缓解、腹部压痛消失、肠鸣音恢复正常、淀粉酶下降后可从少量低脂、低糖流质（水、米汤、藕粉）开始进食，逐渐增加饮食浓度和容量，直至恢复正常饮食，告知患者维持摄取低脂饮食和少量多餐进食方式的重要性，在进食流质期间注意补充维生素和电解质。

（二）病情观察与护理

1）观察患者腹痛性质和腹部体征，剧烈腹痛伴恶心呕吐、腹胀严重时，常为麻痹性肠梗阻，可按医嘱行胃肠吸引和持续减压，以减少胃酸对胰腺分泌的刺激，减轻腹胀。此类患者尤其应注意口腔护理，以防止继发感染。

2）休克在重症胰腺炎早期即可出现，因而抢救休克是治疗护理中的重要问题，应严密观察患者体温、脉搏、呼吸、血压及神志变化。快速输平衡盐溶液、血浆、白蛋白、右旋糖酐等增容剂，可以恢复有效循环血量及纠正血液浓缩，并密切观察中心静脉压以随时了解血容量及心脏功能。留置导尿管，随时了解尿量及尿比重变化，进行血气分析监测，随时纠正酸碱失衡，如患者呼吸频率增快（30 次/分），PaO_2 下降到 60 mmHg，增大氧流量仍不改善时，应及时进行机械辅助呼吸功能，提高肺部氧的交换量。当血容量已基本补足，酸中毒纠正时，如血压仍偏低，可适当给予升压药，如多巴胺等治疗。

3）观察呕吐的量、性质，呕吐严重时应注意水电解质紊乱，可根据病情按医嘱补充液体和电解质，常用的为 5%～10% 葡萄糖液和生理盐水静脉滴注，并保证热量供应，低钾时可用 10% 氯化钾 1～2 g 静脉滴注。

4）观察皮肤、巩膜是否有黄疸，并注意其动态变化。阻塞性黄疸时常有皮肤瘙痒。应注意皮肤的清洁卫生，可擦止痒剂，以免搔伤后引起感染。

5）经内科治疗无效，出现弥散性腹膜炎或脓毒性休克者，应采用手术治疗，并做好术前术后的护理。

（三）对症护理

1）持续腹痛不缓解者应给予镇痛药，注意药物反应。大量呕吐时要严格禁饮食，同时安置胃肠减压，补充水分及电解质，尤其注意补充钾、钙、镁等。根据血清淀粉酶的升降给予抗胆碱药或蛋白酶抑制剂，注意此类药物只能经静脉途径补入，切勿渗到组织间引起血管外组织损伤。患者高热、白细胞增高时应给予广谱抗生素控制感染。

2）患者有大量腹腔渗液时，应给予腹腔引流或置管冲洗，同时注意无菌操作。保持管道通畅，置管位置要适当，固定要牢靠，管道的皮肤出、入口要经常更换敷料、消毒，防止感染。

3）个别患者起病急骤，瞬即发生休克，故应备好各种抢救物品。

（四）健康教育

帮助患者及家属了解本病的主要诱因，教育患者应避免暴饮、暴食及酗酒，平时应食用低脂、无刺激的食物防止复发。有胆管疾病、十二指肠疾病者宜积极治疗。指导患者及家属掌握饮食卫生知识，嘱患者应戒酒以避免复发。

水肿性胰腺炎预后良好，若病因不去除常可复发。出血坏死性胰腺炎轻症病死率为

20%～30%，全胰腺坏死者病死率可达70%，故积极预防病因减少胰腺炎发生是极为重要的。

（马岩）

第三节　急性肝衰竭

急性肝衰竭是指原来无慢性肝病的患者起病后短期内进入肝性脑病，由肝细胞大量坏死和肝功能严重损害而引起的综合征。临床起病后2周内发生的肝衰竭称为暴发性肝衰竭，2周至3个月发生的肝衰竭称为亚暴发性肝衰竭。急性肝衰竭的特点是黄疸迅速加深、进行性神志改变直到昏迷，并有出血倾向、肾衰竭、血清酶升高、凝血时间显著延长等。本病原因复杂，预后恶劣，是临床医生经常遇到的棘手问题之一。

一、病因和发病机制

在我国急性肝衰竭主要病因为肝炎病毒（主要为乙肝病毒），其次是药物和有毒物质，如对乙酰氨基酚、乙醇、毒蕈等。此外，妊娠期急性脂肪肝、HELLP综合征、自身免疫性肝炎、瑞氏综合征、肿瘤细胞广泛浸润和细菌感染等均可引起急性肝衰竭。

不同的原因引起的肝衰竭在每一个国家的发病率不同。在欧美国家，药物占首位，尤其是对乙酰氨基酚，除此之外，其他一些药物（如硬膜外阻滞剂、抗抑郁药中的单胺氧化酶抑制剂、抗结核药、某些生物制品、中草药等）均可以导致有特异性体质的患者发生急性肝衰竭。

急性肝衰竭的发病机制错综复杂。不同病因引起急性肝衰竭的发病机制不一样。肝炎病毒所致者，系因病毒对肝细胞具有直接杀伤的作用。由某些药物所诱发者，则可能涉及其在体内的代谢产物，后者可能通过与肝细胞内的巨分子成分结合而使肝细胞受损。毒蕈如瓢蕈、白毒伞等含瓢蕈毒素，主要损害肝、脑、心、肾等脏器，以肝损害最明显。肝血管突然闭塞是因肝的缺血缺氧而发生急性肝衰竭。至于其他病因引起肝细胞损害和功能不良的原理则迄今不明。

二、病情评估

（一）病史

详细询问病史，了解患者有无病毒性肝炎、胆汁性肝硬化、乙醇中毒、药物中毒、工业毒物中毒等病史。

（二）临床表现

急性肝衰竭的临床表现以起病急、黄疸迅速加深，在起病2周内出现不同程度的肝性脑病为特征。

1. 黄疸

黄疸是急性肝衰竭的主要表现之一，出现早，常在无明显自觉症状时即被发现，而且很快加深。随着肝细胞的进行性大块坏死，患者迅速发生肝性脑病。

2. 肝脏缩小

急性肝衰竭患者由于肝细胞大块坏死与融合，结缔组织收缩，肝脏进行性缩小。

3. 消化道症状

食欲减退、恶心、呕吐、呃逆，有时频繁呕吐、呃逆不止，这是肝脏严重损害，未能将来自肠道的内毒素进行灭活处理，以致引起内毒素血症，使膈神经受到刺激所致。内毒素还可引起中毒性肠麻痹，患者表现为高度腹胀、肠鸣音减弱甚至消失。

4. 神经精神症状

患者常有性格改变、睡眠节律颠倒及行为异常，四肢肌张力增强，锥体束征阳性，踝阵挛阳性，构思和定向力障碍，可出现烦躁不安、抽搐及昏迷。

5. 肝臭

肝臭可早期出现，类似腐烂水果的气味。

6. 出血

肝衰竭时，凝血因子合成减少。当肝细胞大量坏死时，释放凝血活酶样物质，肝炎病毒或抗原抗体复合物可引起微血管内皮损伤，导致 DIC。有时肝衰竭并发急性胃黏膜病变可引起上消化道出血。

7. 感染

患者抵抗力低下，易并发感染。临床以呼吸道与泌尿道感染多见。

8. 急性胰腺炎

急性重症肝炎患者可并发出血性坏死性胰腺炎，与病毒的直接作用、肾上腺皮质激素及利尿剂的应用等有关。

9. 肝肾综合征

急性肝衰竭患者常并发进行性、功能性、肾前性肾功能不全。临床表现为少尿、无尿和氮质血症，尿内出现颗粒管型和细胞管型，肾小管功能良好。

10. 电解质紊乱

急性肝衰竭可发生低钠血症和低钾血症，低钾血症的出现要比低钠血症早。低钠血症的原因与肾脏排泄水分的功能障碍，造成血液稀释而致血钠降低有关。低钾血症与 $Na^+ - K^+ - ATP$ 酶活性下降有关。钾盐摄入少、呕吐、使用利尿剂等也是造成低钾血症的原因。此外，患者可能有低镁血症和低钙血症。

11. 低血糖

低血糖的出现可引起昏迷。其机制可能与糖异生障碍等有关。

（三）实验室及其他检查

1. 凝血时间测定

如凝血时间较正常延长 1/3 以上可助诊。

2. 胆红素测定

胆红素如迅速进行性升高，提示预后险恶。

3. 丙氨酸氨基转移酶

丙氨酸氨基转移酶常明显升高。当胆红素明显升高而丙氨酸氨基转移酶迅速下降，呈"分离"现象时，提示预后不良。

4. 血清白蛋白

血清白蛋白最初在正常范围内，后逐渐下降，则预后不良。

5. 甲胎蛋白

甲胎蛋白在肝细胞坏死时常为阴性，肝细胞再生时转为阳性。

6. 乙肝核心抗体 – IgM（抗 HBc – IgM）

由乙肝病毒引起的急性肝衰竭者抗 HBc – IgM 阳性。

（四）并发症

1. 脑水肿

有报道称半数死亡患者的病理解剖中有脑水肿、脑组织肿胀、脑回变平、硬脑膜绷紧、脑室扩大、脑质量增加，20% ~ 30% 患者伴脑疝。瞳孔扩大、固定及呼吸变慢、视盘水肿都是脑水肿的表现，肝性脑病有锥体束征及踝阵挛时已有不等程度的脑水肿。脑水肿的发生机制为：①血脑屏障崩解，源起于脑微血管内皮细胞的紧密连接破裂。②脑细胞内线粒体的氧化磷酸化能力降低，导致钠泵功能衰退。③毒素和低氧引起细胞毒性使细胞的渗透压调节功能丢失。④细胞外间隙扩大。⑤脑血管内凝血时有微血栓。当颅内压增高时，脑血流量及耗氧量降低。

2. 凝血障碍和出血

1）血小板质与量的异常：急性肝衰竭者血小板计数常小于 $80 \times 10^9/L$。暴发性肝衰竭者血小板常较正常为小，凝聚时所含腺苷二磷酸（ADP）浓度也低，电镜下可见空泡、伪足、浆膜模糊、微管增加。无肝性脑病者血小板功能正常。血小板减少的原因有：①骨髓抑制。②脾功能亢进。③被血管内凝血所消耗。

2）凝血因子合成障碍：纤维蛋白原，凝血因子 V、Ⅶ、Ⅸ、Ⅹ 均在肝内合成。在暴发性肝衰竭中，血浆内这些凝血因子均见减少，其中凝血因子Ⅶ的半衰期仅 2 小时，比其他因子短，它的减少发生早而显著。凝血因子Ⅷ在肝外合成，暴发性肝炎中反见增高，但在毒蕈引起的暴发性肝衰竭中为正常。凝血时间和凝血酶原时间延长，凝血酶原时间延长反映纤维蛋白单体聚合。

3）DIC 伴局部纤溶：血浆内的血浆素原和其他激活物质均低而纤维蛋白/纤维蛋白降解产物（FDP）增加，坏死融合区纤维蛋白沉积比肝窦内更多。以上提示暴发性肝衰竭有 DIC 伴局部继发性纤溶，它的发生机制有：①肝细胞坏死的直接结果。②内毒素激活凝血因子Ⅻ。③为伴发的感染所激发。输入凝血因子复合物会加重已发生的 DIC。

常见的出血部位有皮肤、齿龈、鼻黏膜、球结膜、胃黏膜及腹膜后。

3. 感染

呼吸道感染占感染的首位。常由于昏迷、咳嗽反射消失、换气不足而发生肺炎。留置导尿管易致尿路感染。感染的原因常是由于：①多形核白细胞的单磷酸己糖通路受抑制。②免疫功能障碍。③血清补体水平低。④补体缺乏引起调理素纤维结合蛋白缺陷。而库普弗细胞（Kupffer 细胞）功能并无明显障碍。

4. 肝肾综合征

肝肾综合征是病死率最高的并发症。死亡的直接原因大部分是肾外综合因素，如肝性脑病、严重感染、出血、脑水肿、脑疝及电解质严重紊乱；小部分是由于氮质血症、肾衰竭。强效利尿和滥用药物常是此病的促发因素。作为肝衰竭的并发症，肝肾综合征很少单独存在。

5. 酸碱失衡

在肝细胞缺氧情况下，酸性产物形成增多并积蓄，致肝细胞内 pH 值降低。肝衰竭患者的细胞内酸中毒常与细胞外碱中毒并存，这是由于低氧血症、血氨升高等导致呼吸中枢兴奋，呈过度换气，常有原发性、呼吸性碱中毒，脱水剂、利尿剂和碱性药物的不适当使用加上呕吐、摄入减少等易并发代谢性碱中毒。如果有某些其他因素如缺氧使血中丙酮酸、乳酸和磷酸根升高，又可并发代谢性酸中毒而发生三重酸碱失衡。碱中毒是肝衰竭时酸碱失衡的主要改变。

6. 低血糖

40% 的急性肝衰竭患者有严重低血糖，即 <2.2 mmol/L，尤其常见于儿童。低血糖常是肝细胞坏死，细胞内糖原丢失、糖释放及糖异生发生障碍，调节糖代谢的激素如胰岛素、胰高糖素及生长激素在低血糖发生机制中均有作用，特别是胰岛素灭活障碍使血浆内浓度增高。低血糖可加重肝性脑病及脑损伤。

7. 通气障碍、低氧血症及肺水肿

低氧血症的存在不一定伴有明显的肺部并发症，它可以危害脑功能及产生混合性脑损害。低血压加重低氧血症，长时间缺氧抑制呼吸中枢，影响通气功能。肺水肿、脑水肿会进一步加剧低氧血症对脑干的抑制。

三、治疗措施

急性肝衰竭至今无特效的治疗方法，目前仍强调综合治疗。早期诊断和早期治疗是提高生存率的关键。在密切监护的基础上，加强基础支持治疗，针对急性肝衰竭病因和发病机制，进行有效的阻断治疗，积极预防和治疗并发症。

（一）全身监护

有发生急性肝衰竭倾向的患者应在 ICU 密切观察，每 1 小时观察 1 次生命体征（如呼吸、脉搏、血压）和尿量；每 6 小时评价 1 次肝性脑病程度；每 24 小时检测 1 次血清转氨酶、胆红素、凝血时间、血糖、肾功能和相关的血液生化等；床边超声监测肝脏变化情况。对于重度患者应进行持续心电监护、留置导尿。

（二）基础支持治疗

基础支持治疗对改善急性肝衰竭的预后有着十分重要的意义。

1）患者应绝对卧床休息，以减少体力消耗、减轻肝脏负担。

2）应给予患者高碳水化合物、低脂肪、适量蛋白饮食，对于进食不足或不能进食者，应静脉或鼻饲补足液体、热量和维生素。

3）适当补充白蛋白或新鲜血浆，提高白蛋白和血浆调理素水平，补充凝血因子，可预防继发感染和出血。

4）纠正患者的水电解质及酸碱失衡，尤其是低钠、低氯、低钾和碱中毒。对于有腹腔积液的患者要注意利尿剂使用，注意放腹腔积液后患者是否有水电解质紊乱和酸碱失衡导致的肝性脑病。

5）加强消毒隔离，注意保持患者口腔和皮肤的清洁，预防院内感染。

6）应预防性给予患者酸抑制剂，以减少应激引起的酸相关性胃肠道出血。

（三）抗病毒治疗

目前主要选用干扰素和阿糖腺苷或两种药物联合应用。推荐剂量和用法：干扰素每日 3×10^6 U，肌内注射，7~10 天为 1 个疗程。阿糖腺苷每日 10 mg/kg，肌内注射，共用 7 天，以后减量至每日 5 mg/kg，18~21 天为 1 个疗程。

（四）胰高血糖素—胰岛素疗法

胰高血糖素—胰岛素（G-T）疗法有促进肝细胞再生、阻止肝细胞进一步坏死和促进修复的作用。用法：胰高血糖素 1~2 mg，胰岛素 10~20 U 加入 10% 葡萄糖液 500 ml 中静脉滴注，每日 1 次，疗程一般 10~14 天。

（五）调节免疫功能

调节免疫功能可防止肝细胞坏死，促进肝细胞新生，胸腺肽每日 20 mg 加入 10% 葡萄糖液中静脉滴注，疗程 10~60 天。对黄疸急剧加深、肝性脑病 I~II 度、肝尚未明显缩小、有脑水肿征象者早期使用泼尼松龙 10~15 mg，每日 1 次或地塞米松每日 5~10 mg 静脉滴注，连用 3~5 天，见效时停用，病情恶化时也停用。采用早、小、短的方法可以避免肾上腺皮质激素诱发的出血、感染而保留其治疗作用。

（六）前列腺素 E

前列腺素 E（PGE_1）具有保护肝细胞、稳定溶酶体膜和防止肝细胞坏死的作用，并能调节 cAMP/cGMP 的比例，有利于调整机体免疫应答，具有扩张血管、抑制血小板聚集、改善微循环的作用。用法：PGE_1 每日 50~150 μg，加入 10% 葡萄糖液 250~500 ml 中，2~3 小时缓慢静脉滴注，10~30 天为 1 个疗程。滴注中多有发热、腹痛、腹泻、呕吐等不良反应，皆为一过性。发热、有炎症性病灶、妊娠、青光眼时禁用。

（七）腹腔积液及腹腔积液感染的治疗

应限制食盐及补液，给高蛋白饮食（有肝性脑病时例外）。早期腹腔穿刺探明腹腔积液的性质，补充新鲜血浆、白蛋白。适当使用螺内酯，3~5 天反应不佳时，可加大剂量或间歇使用氢氯噻嗪，使腹腔积液慢慢地消退。原则上不用呋塞米，在患者腹腔积液不能回输时不可大量放腹腔积液。腹腔积液感染常见，但临床表现多不典型，治疗原则是选用广谱而对肝肾无毒性的抗生素，如氨苄西林每日 4~8 g，分 2 次静脉滴注。

（八）肝性脑病的治疗

如给予左旋多巴、输入富含支链氨基酸溶液、降血氨等。

（九）肾衰竭的治疗

防重于治（详见急性肾衰竭）。

（十）出血的治疗

有针对性地补充凝血因子；酌情输新鲜血、血浆或白蛋白，亦可应用凝血酶原复合物或凝血酶等；口服西咪替丁对抗 H_2 受体，防止胃出血等。

（十一）改善微循环，促进肝细胞再生

1. 莨菪碱

山莨菪碱 40~80 mg 加于葡萄糖液或低分子右旋糖酐 250~500 mg 中静脉滴注，每日 1~2 次。烦躁不安者静脉滴注东莨菪碱 0.6~1.2 mg，每日 1~2 次。病情缓解后用山莨菪碱或莨菪浸膏片口服。该类药有改善微循环、对抗乙酰胆碱、调节免疫功能等作用。

2. 小剂量肝素

小剂量肝素每次 1 mg/kg，每日 2 次静脉滴注，至黄疸明显消退，病情稳定后停用。疗程一般 1~2 周，在应用过程中，要定期检测凝血时间、血小板、纤维蛋白原。有人提出肝素用于治疗急性肝衰竭时不能减轻凝血因子的消耗，故不提倡作为常规治疗。

3. 双嘧达莫

双嘧达莫每日 5~8 mg/kg，给予最大量不超过每日 300 mg，分次鼻饲。本药除具有抑制血小板聚集作用，尚有抑制免疫复合物形成的作用。在 DIC 后期，血小板明显降低时宜暂停用。

4. 血液制品

在活跃微循环及抗凝治疗的同时，应积极提供肝细胞再生的基质，可输入白蛋白，每次用量为 10~25 g。白蛋白可与血浆交替输入，并发感染者，血浆用量可稍大。

5. 低分子右旋糖酐

用于治疗的前数天，可每日输入 1 次，每次 5~10 ml/kg。

（十二）肝源性脑水肿的治疗

脑水肿是肝性脑病的一个突出表现，是重要的肝外损害，临床上早期诊断比较困难，常被原发病症状掩盖而忽视。加之过多输液或使用谷氨酸钠及其他含钠药物，更易促进脑水肿的发生发展，导致出现脑疝而死亡，是病程早期主要的死亡原因，因此必须采取适当措施，如控制液体输入量每日在 1 500 ml 左右；保持呼吸道通畅，使其有效氧疗（吸氧浓度 29% ~ 33% 为宜）；抬高头部保持 10° ~ 30° 上倾位（该体位可使颅内压降低 6 mmHg），改善静脉回流；高热者及时给予头戴冰帽，物理降温，减少脑耗氧量；给予甘露醇脱水防止肺水肿及心力衰竭等，按 1 ~ 2 g/kg，每日 4 ~ 6 小时 1 次为宜。

（十三）肝源性肺水肿的治疗

肝源性肺水肿的发生是由于肝衰竭时对肠道分泌的肠血管活性肽不能经肝脏灭活，导致肺血管内肠血管活性肽含量增高，使肺小动脉扩张，血浆水分外渗后而发生肺水肿或 ARDS。治疗方法除 PEEP 供氧外，应及时给予 10% 葡萄糖液 250 ml 加苯苄胺 20 mg 静脉滴注，可有效改善肺内动静脉短路，使肺水肿得以有效治疗和预防。

（十四）电解质紊乱

病程早期常有呼吸性碱中毒、代谢性碱中毒，宜补充氯化钾、精氨酸。长期服用螺内酯，尤其与氨苯蝶啶联用易发生高血钾，应注意防治。低血钾亦常见，多系稀释性低钾血症，治疗原则为限制水分摄入而不是补充氯化钾。

（十五）交换输血

交换输血目的在于净化患者循环血液中有毒物质和补充一些损害肝脏不能合成的物质。血浆蛋白及红细胞在受血者体内可保存较长时间，有人认为输血如同液体组织移植。所用血液的保存期不得超过 1 天。交换输血常用量 1 ~ 2 L（有人用到 5 L），每日或隔天 1 次，重复 2 ~ 5 次。有可能发生转氨酶、胆红素一过性升高，能逐渐恢复正常。

（十六）血浆置换

将患者血液通过血浆分离器分离出血浆，再用健康人新鲜血浆置换，即混入患者红细胞后再输回患者，从而清除血液内所有的毒素，尤其是与蛋白质结合的毒性物质，同时也补充凝血因子及人体必需的其他物质。应用表明血浆置换能明显改善肝性脑病患者的神志，但并不提高存活率。为了解决大量血浆的需求和防止其他病毒的重叠感染，有人把分离出的血浆经吸附剂灌洗后再输回患者体内。这种血浆灌流的办法避免了吸附剂与血液有形成分之间的接触，提高了血液相容性和吸附能力，并扩大了吸附范围。临床应用结果证明，血浆置换虽能改善急性肝衰竭患者的症状和体征，但并无显著的疗效。对病毒性急性肝衰竭的应用前途是有限的。

（十七）抗内毒素治疗

急性肝衰竭易并发内毒素血症，内毒素血症可进一步加重肝损害，针对性治疗具有重要意义。从控制肠道细菌、减少内毒素产生、促进内毒素排出等几个方面治疗。

1. 控制肠道细菌

新霉素为新霉素 B 和新霉素 C 的混合物，口服后很少被吸收，在肠道内浓度高，可减少肠道细菌产生氨，0.5～1 g 口服，4 次/天。硫酸巴龙霉素和新霉素类似。甲硝唑为合成类硝基咪唑类衍生物，针对肠道厌氧菌感染，200～500 mg 每 8 小时口服 1 次。肠道不吸收的磺胺类药物抗菌谱广，能抑制多种革兰阳性菌及革兰阴性菌生长和繁殖，包括磺胺脒 2 g 口服，4 次/天，琥珀磺胺噻唑 1～3 g 口服，4 次/天。

2. 减少内毒素吸收

果糖为人工合成不吸收的含酮双糖，可降低肠道的 pH 值，促进肠道毒物排泄，改变肠道菌群，具有抗内毒素作用，15～30 ml 口服，1～3 次/天。

十六角蒙脱石为硅酸铝土类物质，主要成分是双八面体蒙脱石，具层纹状结构及非均匀性电荷分布，对消化道内病毒、细菌、毒素有较强的吸附能力，降低体内的内毒素，1～2 袋，冲服 1～3 次/天。

3. 促进内毒素排出

硫酸镁口服很少被吸收，可在肠道内形成高渗状态，刺激肠道蠕动，排出有毒物质，10～20 g 与 100～400 ml 水同时服用，不能长期应用，因容易引起电解质紊乱。其他促进内毒素排出药物如甘露醇合剂、大黄、番泻叶、麻油等都有一定的临床应用价值。

（十八）高压氧

高压氧对急性肝衰竭有较好疗效。

（十九）肝移植

随着肝移植技术的进步、围术期治疗水平的提高和新型免疫抑制剂的应用，肝移植是目前提高急性肝衰竭患者生存率的最有效的方法，但急性肝衰竭肝移植患者的存活率较慢性肝衰竭肝移植患者的存活率低 20%。由于肝移植风险高，费用昂贵及肝供体来源有限，在临床实际应用中受到很大限制。

（二十）人工肝支持系统和肝细胞移植

由于肝供体的缺乏，人工肝支持系统和肝细胞移植已作为两种新治疗措施被人们所重视。目前人工肝支持系统包括：①以血液透析吸附为代表的物理型人工肝。②以血浆置换为代表的中间型人工肝。③基于肝细胞培养的生物型人工肝。④物理型、中间型和生物型人工肝的混合型人工肝。肝细胞移植既可起到肝移植过渡期的桥梁作用，又可作为支持疗法直至患者自身肝再生。随着医学科学的不断发展，技术水平的不断提高，人工肝支持系统和肝细胞移植技术将成为急性肝衰竭治疗中不可缺少的手段。

急性肝衰竭病情凶险，病死率极高。其预后与年龄、病因、肝性脑病的程度、并发症及治疗情况密切相关。

四、护理要点

(一) 一般护理

1) 绝对卧床休息。

2) 注意安全,防止意外,谵妄、烦躁不安者应加床栏,适当约束,剪短指甲,以防外伤。

3) 禁食高蛋白饮食,鼻饲流质,保证每日 420~840 kJ 的热量供应。

4) 保持大便通畅,服用乳果糖(每次 10 mg)或乳酸菌冲剂(每次 25 mg,用低于 60℃的温水冲服),每晚保留灌肠,可用乳果糖或 1% 米醋灌肠,以减少肠道氨的吸收。

5) 保持呼吸道通畅,平卧,头偏向一侧,定时翻身、叩背、吸痰。

6) 有腹腔积液者取半卧位休息。

(二) 病情观察与护理

1. 注意监测

监测项目如体温、脉搏、呼吸、血压、神志、瞳孔、出入水量、血常规、血小板、凝血酶原时间、电解质、血气分析、尿素氮、胆红素、血糖、心电图、血培养、肝脏大小、眼底情况等。如发现患者精神欣快、行为异常、嗜睡、失眠、烦躁、幻觉、智力障碍、扑翼样震颤等或意识完全丧失,瞳孔进行性散大,血压下降以及脉搏、呼吸异常,高热和严重出血倾向时,应及时通知医生,并协助抢救处理。

2. 注意观察药物的疗效及不良反应

1) 降氨药物:临床常用降氨药物为谷氨酸钠和谷氨酸钾,每次 4 支加入葡萄糖液中静脉滴注,每日 1~2 次,也可选用精氨酸 15~20 g/d。少尿、无尿、肝肾综合征或由组织细胞大量坏死而致高血钾者忌用谷氨酸钾;对水肿严重、腹腔积液及稀释性低钠血症者,应尽量少用谷氨酸钠,在运用精氨酸时,不宜与碱性药物配用。

2) G-I 疗法:胰高血糖素有促进蛋白质分解的作用,胰岛素则有促进氨基酸通过细胞膜的作用。这两种激素联合应用对肝细胞具有保护作用,又可促进肝细胞再生。用量为胰高血糖素 1 mg 加胰岛素 10 U,溶于 10% 葡萄糖液 250~500 ml 中内静脉滴注,每日 1~2 次,用药时随时监测血糖水平,以调整胰高血糖素的用量。

3) 抗生素:全身性使用有效抗生素以控制肠道和腹腔积液感染,要求执行医嘱时严格掌握用药时间,保证血药浓度。腹腔积液感染可在腹腔内注入卡那霉素 1.0 g,口服头孢氨苄 1.0~1.5 g/d。行腹膜内注射时须严格无菌操作,以防腹膜炎发生。

4) 其他:应用镇静药应观察有无过敏反应和呼吸改变;因门脉高压,食管胃底静脉破裂出血者,在出血停止后,除按常规通过胃管抽出积血及注入硫酸镁外,可用生理盐水洗肠,洗肠后用白醋 50 ml 加 1~2 倍生理盐水稀释保留灌肠,每日两次,以保持肠道的酸性环境,阻止氨的吸收;备好抢救药品,如双气囊三腔管、氧气、气管切开包、止血剂、降血氨药、升压药、强心剂等。

（三）健康教育

1）加强心理指导，向患者讲解有关疾病的过程、治疗及预后，鼓励患者树立治疗信心，保持乐观精神，积极配合治疗。

2）向患者及家属讲解本病的病因及诱因，积极防治病毒性肝炎，避免药物性肝损害、毒蕈中毒、工业毒物、急性乙醇中毒等。早期诊断、早期治疗。

3）指导患者出院后定期门诊复诊。

（马岩）

第四章　泌尿生殖系统急重症

第一节　急进性肾小球肾炎

急进性肾小球肾炎简称急进性肾炎，是指多种病因引起严重的（暴发性）急性肾小球炎症性病变。其发病机制可为免疫复合物、抗肾小球基底膜抗体或免疫球蛋白所致。病理形态最突出特点为肾小囊腔内广泛新月体形成（50%以上），临床表现为急进性肾炎综合征，即病程进展较为迅速，主要表现为少尿（无尿）、血尿（常为肉眼血尿）、蛋白尿，伴或不伴水肿、高血压。可在数日、数周或数月内肾功能急剧恶化出现肾衰竭。治疗上目前尚无肯定的有效方法，但可根据不同病因、发病机制、病理变化和病程等分别或联合使用糖皮质激素、免疫抑制剂、抗凝剂、血液或腹膜透析和血浆交换等方法。预后较差，其预后与基本病因、新月体形成严重程度、早期诊断和治疗等因素有关。5年存活率仅为25%，如能做到早期诊断和合理治疗，效果可提高。

一、病因

目前尚不甚清楚，是一组病理、临床表现相似而病因复杂的疾病。如系统性红斑狼疮、过敏性紫癜、肺出血肾炎综合征、硬皮病、结节性多动脉炎等，继发于上述各种疾病的称为继发性急进性肾炎。约50%患者有前驱链球菌感染史或胃肠道、呼吸道感染表现，此称为原发性急进性肾炎。

二、发病机制

（一）抗肾小球基底膜型（Ⅰ型）

此型占本病10%~30%，有抗肾小球基底膜抗体，患者血中抗肾小球基底膜抗体也呈阳性，目前公认为抗肾小球基底膜抗体致病。免疫荧光检查发现肾小球基底膜上有弥漫性线状沉积，主要成分是IgG，亦可有IgA、IgM及备解素沉积，常伴有C3沉积，而IgG、C3也可呈颗粒状沉积。许多研究证明本病的抗原是肾小球基底膜抗原，它是由多种成分构成的细胞外基质混合体，包括胶原Ⅳ、层粘连蛋白、硫酸类肝素、糖胺聚糖和内在蛋白等。胶原Ⅳ是基底膜的主要成分，构成其骨架结构的网络系统。胶原Ⅳ分子呈典型的三股螺旋结构，现证实本病的抗原位点存在于胶原Ⅳ羧基端的非胶原区1。

（二）免疫复合物型（Ⅱ型）

此型占本病30%左右，血中可测出免疫复合物，免疫荧光检查在肾小球基底膜及系膜区可见弥漫性颗粒状沉积，主要成分是IgG、IgM伴有C3，故认为是免疫复合物介导的疾病，即外源性或内源性的非肾性抗原与相应抗体形成可溶性免疫复合物在肾小球沉积，激活补体，引起肾脏炎症。

（三）微量免疫球蛋白沉积型（Ⅲ型）

此型约占本病的50%。血中抗肾小球基底膜抗体和免疫复合物均为阴性，荧光镜和电镜检查均未见有免疫沉积物，故可能为非免疫性损伤。近年研究发现80%以上此型患者血清中抗中性粒细胞胞质抗体（ANCA）阳性，由免疫复合物介导的Ⅱ型患者ANCA阳性小于5%，抗肾小球基底膜抗体介导的Ⅰ型患者则ANCA极少阳性，有人提出该型命名为ANCA相关性新月体肾炎。ANCA是存在于血管炎患者血清中，而上述疾病是血管炎的一部分，故有不少人认为Ⅲ型是局限于肾脏的坏死性血管炎，又称非免疫性坏死性肾炎。

三、病理

以广泛的（>50%）肾小球囊内新月体形成为特点，早期以细胞成分为主，后期胶原组织及成纤维细胞浸润渐成纤维性新月体、肾小球血管袢灶性坏死，电镜下可见断裂，数周发展为肾小球硬化。免疫复合物型细胞浸润较明显。常伴肾间质细胞浸润和纤维化。以上病理改变可导致肾小球结构严重不可逆损害，临床上患者可于患病后短期内出现尿毒症。表现为肺出血肾炎综合征的患者，除肾脏病理改变外，尚有肺泡间毛细血管炎症、肺泡内出血，肺泡腔内有较多的吞噬含铁血黄素细胞，并常有局灶性肺泡纤维组织增生表现。

四、病情评估

（一）病史

约半数患者在发病前1个月内可有流感样或链球菌感染的前驱表现，如发热、食欲减退、全身肌肉酸痛及消瘦等非特异症状，或有烃（碳氢化合物）接触史。

（二）临床表现

多呈急性起病，表现有血尿、蛋白尿、水肿、高血压，肾功能急剧进行性恶化。

1. 症状

1）急性肾炎综合征：表现为严重的血尿、蛋白尿、水肿、高血压。几乎所有患者都有血尿，蛋白量较多，水肿轻至重度不等，高血压一般轻至中度。

2）急性肾衰竭：数周及数月内出现进行性少尿、无尿，终末期出现肾衰竭。常伴有贫血（中度）及恶心、呕吐、进行性上消化道出血等胃肠道症状，严重者发生肺水肿、心包炎、酸中毒、高血钾及其他电解质紊乱，甚至心律失常、脑水肿等严重并发症。此外，感染也是常见的并发症。

3）全身症状：起病隐匿，常以虚弱、疲劳和发热为最显著的症状；恶心、呕吐、关节痛、腰痛亦常见；由于高血压和体内毒素的蓄积也可以出现精神症状，如嗜睡、意识模糊等；肺出血肾炎综合征可有咳嗽、气促、咯血、发绀等。

2. 体征

1）水肿：约半数患者起病时即出现水肿，以面部及双下肢为主。25%～30% 患者表现为肾病综合征，水肿常持续，不易消退。

2）高血压：部分患者可有血压升高，短期内可出现心、脑的并发症。

（三）实验室及其他检查

1. 尿液检查

尿蛋白 +～+++，镜下血尿，红细胞 +～+++。红细胞管型 +。

2. 肾功能检查

血尿素氮和肌酐逐步增高，肌酐清除率下降。

3. 免疫学检查

血 CH50、C3 及 C1q，一般正常。部分患者血冷球蛋白增高。血和尿中 FDP 常增高。

4. 放射线检查

静脉肾盂造影（IVP）可见肾脏正常大小或增大。

5. B 超检查

肾脏正常大小或增大。

6. 肾穿刺活检

50% 以上的肾小球有阻塞性的新月体形态。

凡急性肾炎综合征伴肾功能急剧恶化，无论是否已达到急性少尿型肾衰竭，应怀疑本病并及时进行肾活检。若病理证实为新月体肾炎，根据临床和实验室检查能除外系统性疾病，诊断可成立。

五、治疗措施

治疗的关键在于早期确诊，充分治疗，及时针对免疫反应及炎症过程给予"强化治疗"。治疗方案的选择应根据免疫病理分型，Ⅰ型以血浆交换为宜，Ⅱ型及Ⅲ型首选甲泼尼龙冲击疗法。

（一）一般治疗

绝对卧床，予无盐、优质低蛋白饮食，预防和控制并发症。

（二）大剂量糖皮质激素冲击疗法

甲泼尼龙 0.5～1.0 g，每日或隔天 1 次，3 次为 1 个疗程。间歇 3～5 天可再重复疗程，共 2～3 个疗程后改为口服泼尼松 40～60 mg/d 及环磷酰胺 100～150 mg/d，维持 3～6 个月撤药，应用过程中除糖皮质激素的一般不良反应外，尤应注意冲击过程中引起的急性水、钠潴留所导致严重高血压、左心衰竭。

（三）四联疗法

本法包括抗血小板聚集药、抗凝或溶栓剂、糖皮质激素及免疫抑制剂等四类药物。

1. 肝素

5 000 U 加入 5% ~ 10% 葡萄糖液中，静脉滴注，然后用维持量，全日量为 1.5 万 ~ 2 万 U。5 ~ 10 天改双香豆素类维持。

2. 泼尼松

每日 1 ~ 2 mg/kg。

3. 硫唑嘌呤

每日 1 ~ 3 mg/kg，或环磷酰胺每日 2 ~ 3 mg/kg。

4. 双嘧达莫

每次 50 mg，每日 3 ~ 4 次。

（四）透析疗法

病情严重，肌酐清除率低于 5 ml/min 者，可行透析治疗。对年龄大、心血管功能差、有出血倾向者以选用腹膜透析为宜，拟采用血浆交换者可先做血液透析。

（五）血浆交换法

多数学者认为在发生无尿前使用血浆交换，可以改善部分急进性肾炎的自然病程，提高存活率；在使用糖皮质激素、免疫抑制剂、抗凝疗法及（或）透析的同时配合多次血浆交换治疗，可显著改善肾功能。早期采用此治疗方法常可挽救肺出血肾炎综合征大量肺出血患者的生命。

（六）肾移植

若透析疗法后肾功能仍未恢复，可考虑做肾移植。若为Ⅰ型患者则双肾切除后，需待循环中抗肾小球基底膜抗体转阴后再行肾移植，以防肾炎复发。

六、护理要点

（一）一般护理

1）保持病区环境清洁、安静，维持病室适宜的温度和湿度，定期做好病室空气消毒；减少探访人数和次数；协助患者做好皮肤黏膜的清洁卫生，保持床铺平整、干燥，衣裤柔软，以免损伤水肿的皮肤而引起感染；进行血浆交换、透析时应注意严格无菌操作。

2）嘱患者增加卧床休息时间，尤其是全身重度水肿或有器官功能损害者。

3）体贴、关心患者，向患者及家属解释本病的相关知识及各项检查的意义和必要性，使患者自觉配合检查和治疗，减轻恐惧、紧张、焦虑、抑郁等负性情绪，以免加重病情、加速肾功能的衰退。

4）给予患者低盐、低蛋白饮食（一般为每日每千克体重 0.6～0.8 g），对于因急性肾衰竭而进行透析的患者应增加蛋白质的摄入（一般为每日每千克体重 1.0～1.3 g），以增加机体营养和抵抗力，必要时经静脉补充营养。

（二）病情观察与护理

1）注意观察患者的生命体征、尿量、皮肤黏膜出血等情况，注意有无心、脑并发症，发现异常，及时报告医生，并协助处理。

2）注意观察药物的疗效及不良反应。行透析疗法时应做好透析护理。

（三）康复指导

1）预防感染（尤其是对皮肤感染及肺炎球菌感染），控制感染，纠正水电解质紊乱。

2）指导患者绝对卧床休息，低盐、低蛋白饮食。

3）耐心向患者讲解疾病的有关知识，解除患者的思想负担，保持良好的心态，愉快地接受各种治疗。

4）向患者说明药物的作用、不良反应，使患者了解坚持服药的意义。忌用对肾脏有毒性作用的药物，如庆大霉素、卡那霉素等。

5）出院时指导患者定期门诊复查，发现异常情况及时就诊。

（王文敬）

第二节　急性肾盂肾炎

尿路感染是指肾盂、肾盏、输尿管、膀胱、尿道的感染性炎症。分为上、下尿路感染，上尿路感染为肾盂、肾盏、肾小管及输尿管的感染，主要为肾盂肾炎，下尿路感染为膀胱、尿道的感染，主要为膀胱炎。上尿路感染常伴有下尿路感染。下尿路感染可单独存在。在我国发病率为 91‰，多见于女性，女∶男为 10∶1，好发于已婚妇女、育龄妇女、老年人及女婴，妊娠期妇女患病率最高，其中又以农村妇女多见。本节主要叙述急性肾盂肾炎。

一、病因和发病机制

（一）致病菌

革兰阴性杆菌为尿路感染的常见致病菌，约占所有尿路感染的 95%，其中大肠杆菌最多，占 60%～80%，其次为副大肠杆菌、变形杆菌、葡萄球菌、粪链球菌和产碱杆菌。少数为铜绿假单胞菌，偶尔可由真菌、病毒和寄生虫等感染致病。通常致病菌为一种，但两种或多种细菌混合感染也并非少见。

（二）传染途径

1. 上行感染

约 95% 尿路感染其致病菌从尿道口上行进入膀胱或肾脏引起感染。由于女性尿道远较男性为短而宽，女婴的尿道口常被粪便污染，故本病好发于女性。

2. 血行感染

不足 3% 的尿路感染致病菌从身体内的病灶经血流播散至肾脏，首先侵犯皮质，然后沿肾小管向下扩散至肾盂。其病变常为双侧性，致病菌以金黄色葡萄球菌最多见。

3. 淋巴感染

升结肠与右肾之间淋巴管以及下腹和盆腔器官的淋巴管与肾周围的淋巴管，均有多数的交通支相通，因此盆腔部位有炎症或肠道感染时，致病菌可经淋巴道侵犯肾脏。

4. 直接感染

少数情况下，肾周围组织器官的感染可直接蔓延到肾脏。

近年来发现急性肾盂肾炎感染后在肾瘢痕中可残留细菌抗原，并可刺激机体产生抗体，从而引起免疫性肾损害，这一发现使肾盂肾炎的发病机制增加了一条途径，值得重视。

（三）机体抗病能力

虽然细菌常可进入膀胱，但并不都会引起尿路感染。这主要是人体对细菌入侵尿路有自卫能力：①在尿路通畅时，尿液可冲走绝大部分细菌。②男性在排尿终末时，前列腺收缩，排泄前列腺液于后尿道，有杀菌作用。③尿路黏膜有杀菌能力，可分泌有机酸和 IgG、IgA 及通过吞噬细胞的作用来杀菌。④尿液 pH 值低，内含高浓度尿素及有机酸，尿液 pH 值过于低或高，均不利于细菌生长。

（四）易感因素

1. 女性

由于女性尿道较男性短而宽，尿道口易污染。女性在经期、妊娠期、绝经期因内分泌激素改变及性生活易致细菌感染等。

2. 尿路梗阻或泌尿道畸形

尿路梗阻或泌尿道畸形导致尿流不畅，有利于细菌生长、繁殖，尿路梗阻者尿路感染率比无梗阻者高 10 倍之多。

3. 全身抵抗力下降

全身抵抗力下降多见于糖尿病、重症肝病、慢性肾病、肿瘤晚期等。

4. 医源性感染

医源性感染常见于导尿、泌尿道器械检查，操作会损伤尿道黏膜，还可将尿道口的细菌直接带入膀胱。

5. 其他

尿道口周围或盆腔有炎症等。

（五）细菌的致病力

细菌进入膀胱后，能否引起尿路感染与它的致病力有很大关系。以大肠杆菌为例，并不是其所有菌株均能引起症状性尿路感染，能引起者仅为其中的少数菌株，如 O、K 和 H 血清型菌株，它们具有特殊的致病力。细菌对尿路上皮细胞的吸附能力，是引起尿路感染的重要致病力。细菌表面有菌毛，是由蛋白质组成的头发样物，能与尿路上皮细胞的特殊受体吸附。例如能引起急性非复杂性尿路感染的大肠杆菌的某些菌株，都具有特殊的菌毛（P 菌毛），它可吸附于尿路上皮细胞含糖基团脂类的受体上。此外，这些菌株能产生溶血素等毒素，以及对人类血清的杀菌能力有抵抗性。目前认为，只有少数致病力强的细菌才能引起急性非复杂性尿路感染，相反，急性复杂性尿路感染，则不一定都由致病力强的细菌引起。

二、病理

急性肾盂肾炎的病理形态资料多来自动物模型。肉眼见肾体积肿大，剖开肾脏时可见肾盂、肾盏黏膜充血、肿胀，表面有脓性分泌物。镜检见黏膜下和肾间质中有白细胞浸润，还可有小脓肿形成。炎症常侵犯多个肾乳头部，在肾髓质部形成楔形病灶，尖顶指向肾乳头，基底伸入肾髓质，在炎症区域内的肾小管上皮肿胀、脱落，管腔中有脓性分泌物。炎症剧烈时，可发生肾实质大片出血，这样的病灶，恢复后会留下瘢痕。

三、病情评估

（一）临床表现

尤以育龄妇女发病多见。起病急骤，以炎症轻重程度不同，临床表现有较大差异。

1. 全身症状

高热、寒战，体温多在 39℃ 以上，热型不定，以弛张热较多见。伴头痛、全身酸痛、乏力、食欲下降、恶心、呕吐等。

2. 泌尿系统症状

绝大多数患者有腰痛或肾区不适，多为钝痛或酸痛，程度不一。少数患者可有腹部绞痛，沿输尿管向膀胱方向放散。体格检查时上输尿管点（腹直肌外缘平脐处）或腰肋点（腰大肌外缘与第 12 肋骨交叉处）有压痛，肾区叩痛阳性。患者常有膀胱刺激症状，尤其在上行感染时，可出现在全身症状之前。

3. 儿童表现特点

泌尿系统症状多不明显。起病时除高热等全身症状外，常有惊厥和抽搐。多见厌食、呕吐、消化不良、腹泻等非特征性症状。少数出现无症状性菌尿和体重增长缓慢，或可出现尿失禁、遗尿、腹痛、腰痛等。

急性肾盂肾炎经及时治疗，1～3 日症状可消失。有些可在数日后症状自行缓解，但尿细菌培养持续阳性，以后易复发；少数患者可因机体抵抗力差、不利因素存在、致病菌毒性强或为耐药菌株等，使病情进展或迁延不愈。

（二）实验室及其他检查

1. 血常规检查

血白细胞计数轻度或中度增高，中性粒细胞可有核左移现象。红细胞沉降率可轻度加快。

2. 尿常规检查

脓尿（每高倍视野≥5 个白细胞）为其特征性改变；若平均高倍视野中有 0~3 个白细胞，而个别视野中可见成堆白细胞，仍有诊断意义。尿中白细胞也可间歇性出现。红细胞数目多少不一，少数患者甚至有肉眼血尿。白蛋白一般不多（<1 g/24 h 尿），如出现大量蛋白尿，应考虑并发其他肾脏病的可能。如发现白细胞管型，尤有诊断意义。

3. 尿细菌检查

1）尿沉渣涂片染色检查：当尿中含有大量细菌时，用尿沉渣涂片做革兰染色镜检，约 90% 可找到细菌。此法简单，阳性率高。

2）细菌定量培养：清洁中段尿培养，细菌、菌落数 <10^4/ml 为阴性；10^4~10^5/ml 为可疑；>10^5/ml 为阳性。

3）尿细胞计数：白细胞计数每小时大于 30 万个属于正常范围；每小时小于 20 万个为阳性；每小时小于 3 万个为阴性。

4. 血清抗体滴度测定

用直接细菌凝集法测定血清抗革兰阳性菌的"O"抗原的抗体，若为阳性者，均可提示肾盂肾炎。

5. 抗体包裹细菌试验

肾盂肾炎时肾实质能产生抗体将细菌包裹，通过免疫荧光技术处理，荧光显微镜检可见绿色的荧光包裹细菌，有助于肾盂肾炎的诊断。

6. 肾功能检查

在急性期多无改变，在慢性期随着病情的发展，可出现夜尿增多，尿浓缩功能减退，晚期可有血尿素氮升高甚至发展为尿毒症。

7. 影像学检查

急性期不宜做 IVP，如有需要，可做 B 超检查，确定有无梗阻、结石。女性 IVP 的适应证为：①再发的尿路感染。②疑为复杂性尿路感染。③有肾盂肾炎的临床证据。④少见细菌，如变形杆菌等感染。⑤妊娠期曾有无症状细菌尿或尿路感染者。⑥感染持续存在，对治疗反应差。男性首次尿路感染亦应做 IVP。IVP 的目的是找寻是否有能用外科手术纠正的易感因素。有反复发作史者，还应做排尿期膀胱－输尿管反流检查。个别尿路感染患者在很有必要时，还需做逆行肾盂造影。

根据感染中毒症状、膀胱刺激症状、尿液改变及尿液细菌学检查诊断并不难。急、慢性肾盂肾炎的诊断标准如下。

1）有尿路感染的证据。

2）有感染累及肾脏的证据。

（1）腰痛，肾区或肋脊角叩压痛及上输尿管点压痛。

（2）细菌白细胞管型。白细胞管型且能除外急性肾炎。

（3）尿液抗体包囊细菌。

（4）膀胱冲洗灭菌后尿培养阴性。

（5）有下列症状之一有利于慢性肾盂肾炎的诊断：①血清铜蓝蛋白及唾液酸增高。②尿碱性磷酸酶、天冬氨酸氨基转移酶、丙氨酸氨基转移酶明显增加。③慢性肾功能损害。

（6）四唑氮蓝试验（TTC 试验）阳性。

（7）尿蛋白十二烷基磺酸钠 – 聚丙烯酰胺凝胶电泳（SDS – PAGE）出现异常条带。

（8）泌尿道 X 线证实有结构异常。

判定：凡具有 1）加 2）中（2）或（3），（1）加 2）中的任何 4 项均可确诊。

四、治疗措施

1. 一般处理

症状明显者需卧床休息。鼓励患者多饮水，以增加尿量，促使细菌和炎性渗出物排出。口服碳酸氢钠 1 g，每日 3 次，可碱化尿液，以减轻尿路刺激症状。对反复发作或慢性患者，应积极寻找和去除易感因素，尤其是解除尿流不畅、尿路梗阻、矫正尿路畸形，提高机体免疫力。

2. 抗菌治疗

抗菌治疗为最重要的治疗，在留取尿标本做尿常规及细菌检查后应立即选择对革兰阴性菌有效的杀菌药物。常用药物有：①喹诺酮类如诺氟沙星 0.2 g，每日 3 次；环丙沙星 0.25 g，每日 2 次；氧氟沙星 0.2 g，每日 2 次。②青霉素类，如青霉素 160 万 ~ 320 万 U，每日 2 次静脉滴注；氨苄西林 4 ~ 6 g，每日 1 次静脉滴注。③磺胺类如复方新诺明 2 片，每日 2 次口服。④氨基糖苷类，如庆大霉素 0.08 ~ 0.12 g，每日 2 次肌内注射或静脉滴注。⑤头孢类，如头孢唑啉 0.5 g，每 8 小时肌内注射 1 次；头孢噻肟 2 g，每 8 小时肌内注射 1 次；头孢他啶 1 g，每日 2 次肌内注射或静脉滴注。若药物选择得当，则用药 24 小时后症状即可好转，如用药 48 小时仍无改善，应考虑换药或联合用药，此时，最好根据药敏试验选药。抗菌药物疗程通常为 10 ~ 14 天，或用药至症状完全消失、尿检阴性后再继续用药 3 ~ 5 天，停药后应每周复查尿常规和尿培养，共 2 ~ 3 周，第 6 周再复查 1 次，若尿细菌培养均为阴性可认为临床治愈。若随访中有复发者，应再用抗菌药物 1 个疗程。

五、护理要点

（一）一般护理

1）指导患者进食清淡并富有营养的食物，补充多种维生素，多饮水，一般每日饮水量要超过 2 000 ml，以增加尿量冲洗尿道的细菌和炎症物质，减少炎症物质对膀胱和尿道的刺激，并且可降低肾脏内的高渗环境，使其不利于细菌的繁殖。急性肾盂肾炎、慢性肾盂肾炎急性发作第 1 周可以卧床休息，但不需要绝对卧床。慢性肾盂肾炎非发作期一般不宜从事重体力活动。

2）发热是机体对细菌感染的反应，有利于机体杀灭细菌。在 39℃ 以下时，无特殊情况，可以等到抗菌药物起效后，体温自行下降，但要做好患者及家属的思想工作。体温过高（>39℃）时，可影响到心、脑等重要器官的功能，宜进行物理降温，如乙醇擦浴，冰袋降温、温水擦浴等措施，必要时给予药物降温。

3）肾区疼痛为肾脏炎症所致，如肾周炎症时疼痛更明显。减轻疼痛的方法为卧床休息，采用屈曲位，尽量不要站立或坐立，因为肾脏下移受到牵拉会加重疼痛。炎症控制后疼痛消失。

4）多饮水是减轻尿路刺激征最重要的措施之一。分散患者的注意力（如听音乐、看报纸杂志、与人谈话等），以及嘱患者避免紧张情绪，可以明显缓解排尿次数。

（二）病情观察与护理

1）注意观察患者体温的变化，尿的性质、量、次数，腰痛的部位、性质，慢性患者后期有无肾功能损害的表现。若体温逐渐下降，表示感染已被控制，病情好转。若体温持续升高，表示病情加重。若体温超过 39℃，应给予物理降温，同时报告医生，按医嘱给予药物降温或其他治疗措施。

2）注意观察患者尿急、尿频、尿痛的变化，若不见减轻，说明病情未被控制，护理人员应报告医生并按医嘱采取措施；同时鼓励患者多饮水，借以冲洗尿路。症状严重的患者，可加服碳酸氢钠使尿液碱化，以减轻症状。

3）患者应用抗生素时注意观察疗效及不良反应。按医嘱留取中段尿或导尿做细菌培养加药敏试验。腰痛剧烈者可局部热敷。尿痛明显者给予解痉剂。

（三）康复指导

1）增加营养，锻炼身体。多饮水，勤排尿，避免劳累和便秘。

2）女患者急性期治愈后一年内应避孕。

3）保持外阴清洁，女患者禁止盆浴，注意月经期、妊娠期、产褥期卫生，女婴应勤换尿布，以免粪便污染尿道。

4）避免不必要的导尿或泌尿道器械检查。

（袁晓玲）

第三节　急性肾衰竭

急性肾衰竭是指各种病因导致的肾功能在短时间内急剧地进行性下降，以氮质代谢废物积聚和水电解质及酸碱失衡为临床表现的综合征。临床上依据尿量多少分为少尿型和非少尿型急性肾衰竭。如能及时去除病因和诊治，大多数患者可以完全恢复。

急性肾衰竭按病因可分为肾前性、肾性和肾后性。肾前性急性肾衰竭是各种病因引起血容量不足和循环衰竭使肾脏血流量减少，从而导致肾损害。肾后性急性肾衰竭是由于急性尿路梗阻而造成的肾功能损害。肾性急性肾衰竭，是肾实质病变所致肾功能损害，主要是由肾缺血和中毒两个原因引起，是本节讨论的重点，即狭义的急性肾衰竭。

一、病因和发病机制

（一）病因

各种原因的大出血、大面积烧伤、严重的水电解质紊乱、败血症、创伤、手术、误输异型血、心力衰竭、急性胰腺炎、肾血管疾病（如肾动脉粥样硬化），肾动脉血栓形成、栓塞或狭窄，狼疮性肾炎、各种急腹症、糖尿病、梗阻性黄疸、某些化学物质、药物、中毒、老年人前列腺肥大、尿路结石、肿瘤、囊肿等都可能引起急性肾衰竭。

（二）发病机制

由于病因不同。急性肾衰竭的发病机制也不尽相同，本节仅讲述最常见的急性肾小管坏死的发病机制，其发病机制尚未完全阐明，可能不同病因及不同肾小管损伤有着不同的始动机制。

1. 肾血流动力学改变

肾神经体液因素（如肾上腺素、肾素血管紧张素）使肾血管收缩、肾血管内皮细胞肿胀、肾血管自身阻力调节受损，从而使肾血流量下降和肾血管阻力增加，导致肾小管缺血，引起细胞内 ATP 减少、细胞骨架和细胞黏附分子受破坏、细胞质和微粒体膜功能受损、细胞内电解质含量改变、细胞肿胀、细胞质内游离钙增加、细胞内酸中毒、酶被激活（如磷脂酶、蛋白酶）、再灌注损伤、肾的髓质持续性缺氧等。

2. 肾小管阻塞学说

肾缺血、毒素等导致肾小管上皮细胞损伤，坏死及脱落的上皮细胞或血红蛋白、肌红蛋白等阻塞肾小管，导致阻塞部位以上的肾小管内压升高，继而使肾小囊内压升高，肾小球滤过率下降或停止。若肾小管基底膜完整，数日或数周后基底膜上可再生出上皮细胞，使肾小管功能逐渐恢复。

3. 反漏学说

反漏学说指肾小管上皮细胞坏死脱落，肾小管管腔与肾间质直接相通，致使肾小管管腔中原尿反流扩散到肾间质，引起间质水肿，压迫肾单位，加重肾缺血，使肾小球滤过率更低。

4. 弥散性血管内凝血

多由菌血症、流行性出血热、休克、产后出血、出血坏死性胰腺炎等原因引起。

二、病情评估

（一）病史

病史对病情的判断有非常重要的意义。致病因素有：

1. 肾前性急性肾衰竭

1）血容量不足：大量出血；皮肤体液丢失（如烧伤、大汗），胃肠道液体丢失（如呕吐、腹泻），肾脏液体丢失（如多尿、利尿、糖尿病），液体在第三间隙潴留（如腹膜炎、胸膜炎）等。

2）心排血量减少：充血性心力衰竭、心律失常、肺动脉高压、败血症、过敏性休克等。

2. 肾性急性肾衰竭原因

由各种原因所致的肾实质病变均可发生急性肾衰竭。可以为急性，也可在肾脏疾病中突然恶化。多见于急性肾小管坏死和急性肾皮质坏死、急性肾炎和细小血管炎、急性肾大血管疾病、急性间质性肾炎等。

1）肾小管病变：急性肾小管坏死（占40%），常由肾脏缺血、中毒、肾小管堵塞引起。

2）肾小球疾病：占25%～26%，见于各种类型急性肾炎，包括狼疮性肾炎、紫癜性肾炎等。

3）肾间质疾病：约占90%，药物过敏引起的急性间质性肾炎多由磺胺类、新型青霉素、氨基青霉素、镇痛药、非激素类抗炎药等引起。

4）肾血管疾病：约占25%，诸如坏死性和过敏性血管炎、恶性高血压、肾动脉闭塞、肾静脉血栓形成、妊娠子痫、DIC等。

5）其他：移植肾的肾排斥，或慢性肾炎急性发作等。

3. 肾后性急性肾衰竭

尿路单侧或双侧梗阻（如结石、肿物、血凝块），单侧或双侧肾静脉堵塞（如血栓形成、肿物、医源性）等。

（二）临床表现

突然少尿（或逐渐减少），进入本病时期，临床经过可分为少尿期、多尿期和恢复期。

1. 少尿或无尿期

本期经历12天左右，也可为6～62天。每日尿量在400 ml以下或每小时小于17 ml，每日尿量小于100 ml，完全无尿者少见。有蛋白尿、血尿、上皮细胞碎片及粗大的肾衰竭管型。血肌酐、尿素氮增高并呈直线上升。由于水盐、氮质代谢产物的潴留，可有下述表现：

1）水中毒：因肾脏失去排水能力及补液过多导致软组织水肿、高血压、肺水肿、心力衰竭等。

2）代谢性酸中毒：因肾小管排泄酸性代谢产物功能障碍及其产氨泌氢的功能丧失，故于少尿期3～4天发生代谢性酸中毒表现，如库斯莫尔或潮式呼吸、昏迷、血压降低、心律失常等。

3）电解质紊乱

（1）高钾血症：肾功能衰竭时若伴有肌肉、软组织破坏及严重创伤、大血肿、重大手术、热量不足、感染、发热、溶血、酸中毒、软组织缺氧等，则血钾升高甚速；由于少尿，钾不能排出，故血钾升高。有时一日可升高 0.7 mmol/L 以上，常为少尿期死亡原因之一。

高钾血症的表现是肌无力、烦躁不安、神志恍惚、感觉异常、口唇及四肢麻木、心跳缓慢、心律失常、心搏骤停而突然死亡。心电图中出现电轴左倾，T 波高尖，QT 间期延长，ST 段下移，PR 间期延长等。若伴有低钙、低钠、酸中毒，则症状更为显著。

（2）低钠血症：血钠常降低在 130 mmol/L 以下。除了呕吐、腹泻、大面积烧伤等丢钠产生真正的低钠之外，常由于以下因素引起钠的重新分布而致低钠血症：①钠进入细胞内。②钠与有机酸根结合。③饮食减少及肾小管功能不全，重吸收减少。④水分潴留致使钠稀释。因此，血钠虽低，但体内总钠量不少，是钠的重新分布所致。

（3）高磷、低钙血症：正常情况下，60%～80% 的磷由肾脏排泄，急性肾衰竭时磷不能从肾脏排出，同时组织破坏亦产生过多的磷，血清无机磷升高。高血磷本身并不产生症状，但可影响血清中钙离子浓度。由于过多的磷转向肠道排泄，与钙结合成不溶解的磷酸钙，影响了钙的吸收，出现低钙血症。但在酸中毒时钙的游离度增加，故不发生临床症状。当酸中毒纠正时，血游离钙减低引起手足抽搐。低血钙还可加重高血钾对心脏的毒性作用。

（4）高镁血症：急性肾衰竭时，血镁与血钾常平行升高，当血镁升高至 3 mmol/L 时即可产生症状，其症状及心电图改变与高钾血症相似。所以临床上遇有高钾血症症状而血钾并不高时，应考虑高镁血症。

（5）低氯血症：急性肾衰竭时，钠和氯以相同的比例丢失，所以低氯血症常伴有低钠血症。若患者有呕吐或持续胃管抽吸，造成大量胃液丢失，则氯与氢的丢失较多，可出现低氯性碱中毒。

相应的症状还有厌食、恶心、呕吐、腹胀等，少数可有胃肠道出血。此外尚有头痛、嗜睡、肌肉抽搐、惊厥等神经系统并发症，以及高血压和心力衰竭、心律失常及心包炎等。并发感染，以呼吸道、泌尿道和伤口感染为多见，发生率为 30%～70%，也是急性肾衰竭的主要死亡原因。

2. 多尿期

尿量从少尿逐渐增多，是肾功能开始恢复的标志。每日尿量可为 3 000～5 000 ml，主要为体内积聚的代谢产物在通过肾单位时产生渗透性利尿作用。少数患者可出现脱水、血压下降及各种感染并发症。此期多持续 1～3 周。

3. 恢复期

患者感觉良好，尿量接近正常，血尿素氮和肌酐基本恢复正常。肾小管功能（特别是浓缩功能）需半年以上才能恢复正常。

近年非少尿型急性肾小管坏死有增多的趋势，即每日尿量可在 500 ml 以上，病情较轻，预后也较好。

（三）实验室及其他检查

1. 血液检查

少尿期可出现：①轻、中度贫血。②血肌酐每日升高 44.2 ~ 88.4 μmol/L，多在 353.6 ~ 884 μmol/L 或更高；血尿素氮每日升高 3.6 ~ 10.7 mmol/L，多在 21.4 ~ 35.7 mmol/L。③血清钾浓度升高，部分可正常或偏低。④血 pH 值常低于 7.35，碱储负值增大。⑤血钠浓度可正常或偏低。⑥血钙可降低，血磷升高。⑦血氯低、血镁高。

2. 尿液检查

①尿量改变，少尿期尿量在 400 ml/d 以下，非少尿型可正常或增多。②尿常规检查：外观多混浊，尿色深，尿蛋白多 + ~ + +，部分可为 + + + ~ + + + +，以中小分子蛋白质为主。尿沉渣检查可见肾小管上皮细胞、上皮细胞管型、颗粒管型及少许红、白细胞。③尿比重低而固定，多在 1.015 以下。④尿渗透浓度低于 350 mOsm/（kg·H_2O），尿与血渗透浓度之比低于 1.1。⑤尿钠浓度增高，多在 40 ~ 60 mmol/L。⑥尿尿素氮与血尿素氮之比降低，常低于 10。⑦尿肌酐与血肌酐之比降低，常低于 10。⑧肾衰竭指数 > 2。⑨滤过钠排泄分数（FE_{Na}），$FE_{Na} > 1\%$ 为急性肾小管坏死致肾衰竭；$FE_{Na} < 1\%$ 为肾前性少尿型肾衰竭。

3. 影像学检查

影像学检查包括 B 超、腹部平片、CT、尿路造影、放射性核素扫描等，应结合患者具体情况，权衡检查本身对病情影响后选择进行。B 超可观察到肾脏的大小、肾脏结石，同时提示有无肾盂积水。如果检查肾大小正常，有轻度肾盂积水，也可能仅反应为输尿管或肾盂蠕动无力。反流性肾病或者尿崩症尿量过多伴失水而致的肾前性肾衰竭，有时也能观察到肾盂积水，必须予以注意。腹部平片也可观察到肾脏大小，同时能发现阳性结石。CT 对判断结石、肾盂积水、有无梗阻及梗阻原因，特别是对确定有无后腹膜病变引起急性肾衰竭等有帮助。有时常需配合膀胱镜、逆行肾盂造影或 IVP 等检查结果来判断。

4. 肾穿刺

肾穿刺使用于可以完全排除肾前、肾后性引起的急性肾衰竭，而肾内病变不能明确者，特别是各型急进性肾炎、血管炎、溶血尿毒症综合征以及急性间质性肾炎等。

（四）诊断和鉴别诊断

1. 急性肾衰竭的诊断标准

1）48 小时内血肌酐升高 ≥ 26.5 μmol/L。

2）确诊或推测 7 日内血肌酐较基础值升高 ≥ 50%。

3）尿量减少 [< 0.5 ml/（kg·h），持续 ≥ 6 小时]。

2. 鉴别诊断

1）肾前性少尿：该病有血容量不足或心力衰竭病史，补充血容量后尿量增加，氮质血症较轻，尿比重 > 1.020，尿渗透浓度 > 550 mOsm/（kg·H$_2$O），尿钠浓度 < 15 mmol/L，尿、血肌酐和尿素氮之比分别在 40:1 和 20:1 以上，据此易于鉴别。

2）肾后性尿路梗阻：有泌尿系结石、肿瘤或外伤史，尿量突然减少，或间歇性无尿，尿常规多无异常，经 B 超和 X 线检查可找到原发病灶而明确诊断。

3）急性肾间质病变：有引起急性肾间质性肾炎的依据，如药物过敏等，易于鉴别。

三、治疗措施

（一）病因治疗

急性肾衰竭病因多，发病机制复杂，病死率为 40% ~ 50%。及时恰当地治疗导致急性肾衰竭的基础病，纠正内环境的失衡，能有效降低急性肾衰竭的发病率及病死率。因此，治疗急性肾衰竭的首要措施就是要及时治疗原发病，迅速去除导致肾功能恶化的可逆因素，例如排除血容量不足等肾前性因素和尿道梗阻等肾后因素，尽力促进排尿；创伤引起者要彻底清创；脱水、失钠与低血容量性休克者要有效纠正血容量与电解质紊乱；败血症休克除使用大剂量有效抗菌药物、纠正血容量外，可考虑使用大剂量糖皮质激素以解除内毒素血症；避免应用肾毒性抗生素及联合应用对肾小管损伤有协同作用的药物。

（二）初发期的治疗

1. 一般治疗

初发期如能及时正确处理，肾衰竭往往可以逆转，即使不能完全逆转，亦可使少尿型肾衰竭转变为非少尿型。可输注 ATP、辅酶 A 及细胞色素 C 等高能物质，许多学者应用 ATP – MgCl$_2$ 混合液的疗效较单用 ATP 为优。卡托普利治疗早期急性肾衰竭，既能阻断管球反馈，又能抑制血管紧张素 Ⅱ 的生成，使缓激肽浓度增高而增加肾血流量。维拉帕米、普萘洛尔可分别通过阻止钙内流及减少肾素分泌，增加肾血流量和肾小球滤过率。

2. 扩充血容量

扩容治疗可促进毒素排泄，但扩容治疗仅限于急性肾衰竭前期，宜测定中心静脉压做监护。若中心静脉压和血压均降低，说明有效循环血量不足，患者处于肾前性氮质血症或为急性肾衰竭前期，可于 30 ~ 60 分钟输液 500 ~ 1 000 ml，补液后尿量每小时增至 30 ml 以上或超过补液前 2 小时尿量，则应继续补液。若中心静脉压增加 5 cmH$_2$O 或达到 10 cmH$_2$O，应减慢或停止补液。并注意观察患者神志、心率、血压、尿量等变化。

3. 利尿剂的应用

目前用以防治急性肾衰竭的利尿剂仍是甘露醇和呋塞米。

1）甘露醇：甘露醇是一种渗透性脱水剂，借其高渗作用能迅速将细胞内液水分移至细胞外，增加血容量。它易从肾小球滤过，几乎不被肾小管吸收而发挥利尿效果。上述机制能维持肾小管内的静水压，其高渗作用使肾间质液体被吸入，防止了肾间质水肿。肾小管内因有大量水分通过，减少了管型阻塞。甘露醇还可使红细胞变形和缩小，降低血流的黏度，减少血管阻力和增加肾血流量。若患者中心静脉压正常或补足血容量后中心静脉压恢复正常而尿量仍 <17 ml/h，为应用甘露醇的适应证。一般用 20% 甘露醇 100~200 ml 在短时间内快速静脉滴注，输入后尿量达每小时 30 ml 或超过前 2 小时的尿量，则可每 4~8 小时重复 1 次。若第 1 次无效，也可重复 1 次，如仍无效则停用，以免诱发急性左心衰竭。对于中心静脉压高或心力衰竭者，应慎用或不用，可选用呋塞米。

2）呋塞米：能增加肾皮质血流，减少髓质充血，抑制肾组织对糖的酵解，增加肾小球滤过率，抑制袢段升支对钠的重吸收，使钠、水、钾的排出增加。急性肾小管坏死初发期使用大剂量呋塞米能阻止肾衰竭发生，即使急性肾衰竭已经确立，也可使部分少尿型急性肾衰竭转变为非少尿型急性肾功能衰竭。首剂用量 200~500 mg，缓慢静脉注射，观察 2 小时如无尿量增加，立即加倍重复应用。呋塞米每次静脉注射超过 200 mg 时，最好稀释使用以减轻或避免消化道的不良反应。药物的不良反应少，少数人可出现过敏反应、恶心、呕吐、视物模糊、体位性低血压、低血糖、眩晕，个别出现白细胞、血小板减少，抑制尿酸排出，并可引起暂时性神经性耳聋。注药速度每小时不超过 250 mg 可减少其毒性。目前认为，呋塞米对功能性肾衰竭和器质性肾衰竭的早期是很有效的利尿剂。

4. 血管扩张剂

近年来不少血管扩张剂试用于急性肾衰竭，尚有一些药物仍处于动物实验阶段。血管扩张剂是否终止急性肾衰竭的发生发展，目前无肯定结论。在急性肾衰竭早期应用可能有效，当发生肾小管坏死和肾小管回漏时则无效，故主张早期应用。

1）多巴胺：多主张与呋塞米联合应用。动物实验证明二者有协同保护作用，使肾血管明显扩张。Graziani 等报告对大量甘露醇和呋塞米无效的 24 位急性少尿型肾衰竭患者，用多巴胺每分钟 3 μg/kg 加速为每小时 10~15 mg/kg 静脉滴注，19 位患者经 6~24 小时尿量从每小时（11±7）ml 增加到每小时（85±15）ml。许多学者认为二药合用治疗急性肾衰竭早期是非常有效的方法。常用量：多巴胺 10~20 mg 和呋塞米 500 mg 加入 100~200 ml 生理盐水中 1 小时内静脉滴注，每日 2~4 次。

2）α 受体阻滞剂：此类药物可解除肾微循环痉挛，改善心功能，预防肾小管坏死，改善肾功能，尤适于伴有高血压及左心衰竭的患者。文献报道以大剂量酚妥拉明（每日 40~80 mg）为主治疗出血热急性肾衰竭患者 40 例，治愈率 95%，与单用呋塞米比各项指标有显著差异。酚妥拉明也可与多巴胺、呋塞米合用以增加疗效。使用时应密切观察患者血压变化。也可选用酚苄明口服，每日 10~20 mg。

3）卡托普利：治疗早期急性肾衰竭，既能阻断管球反馈，又能抑制血管紧张素 II 的生成，使缓激肽浓度增高而增加肾血流量。

4）前列环素：前列环素具有较强的血管扩张作用。近期有人报告用前列环素治疗急性肾衰竭可使急性肾缺血改善，肾小球滤过率增加，制止了急性肾衰竭的发生，推荐用量为每分钟 8 ng/kg 静脉滴注。

此外，文献报道山莨菪碱（10~20 mg）、罂粟碱（90 mg）、普鲁卡因（1 g）等血管扩张剂治疗急性肾衰竭具有一定疗效。

（三）少尿期的治疗

重点在于维持水电解质平衡，控制感染，控制氮质血症，治疗原发病。

1. 饮食和营养疗法

提供热量每日 >1 800 kcal 可使内源性蛋白质分解降低，有利于肾组织修复、再生。碳水化合物量不应少于每日 100 g，同时给予胰岛素。限制蛋白质入量每日 <0.6 g/kg，供应的蛋白质至少要有 1/3 为高效生物效价的优质蛋白。氨基酸溶液已广泛用于急性肾衰竭治疗。氨基酸既可增加营养，又能促使病变的修复，必需氨基酸还能促进体内尿素氮重新被利用以合成蛋白质。饮食中限制钠及钾的摄入量。

2. 控制入水量

以量出为入为原则，严格控制入水量，防止体液过多导致肺水肿。每日液体入量应为前 1 天液体出量（包括尿、大便、呕吐、引流及伤口渗出）加 300～500 ml 为宜。体温增加 1℃每日酌增 1.2 ml/kg。以下指标可判断补液量是否恰当。

1）如每日体重减少 0.3～0.5 kg，血钠为 140～150 mmol/L，中心静脉压正常，表示补液适当。

2）如体重不减或增加，血钠 <140 mmol/L，中心静脉压升高，则表示补液过多，易发生急性肺水肿或脑水肿。

3）如体重下降每日 >1 kg，血钠 >145 mmol/L，中心静脉压低于正常，提示脱水，补液不足。

3. 保持电解质平衡

电解质紊乱引起的疾病主要是高钾血症、低钠血症、代谢性酸中毒、低钙血症、高镁血症。

1）高钾血症：含钾高的食物、药物和库存血均应列为严格控制的项目。积极控制感染，纠正酸中毒，彻底扩创，可减少钾离子的释出。当出现高钾血症时，可用下列液体静脉滴注：10% 葡萄糖酸钙 20 ml，5% 碳酸氢钠 200 ml，10% 葡萄糖液 500 ml 加胰岛素 12 U。疗效可维持 4～6 小时，必要时可重复应用。严重高血钾应做透析治疗。

2）低钠血症：绝大部分为稀释性，故一般仅需控制水分摄入即可。如出现定向力障碍、抽搐、昏迷等水中毒症状，则需予高渗盐水滴注或透析治疗。如出现高钠血症，应适当放宽水分的摄入。

3）代谢性酸中毒：对非高分解代谢型肾小管坏死，在少尿期，补充足够热量，减少体内组织分解，一般代谢性酸中毒并不严重。但高分解代谢型往往酸中毒发生早，程度严重。如血浆碳酸氢根（HCO_3^-）低于 15 mmol/L，可根据情况选用 5% 碳酸氢钠治疗，剂量可自 100 ml 开始，以后酌情加量。对于顽固性酸中毒患者，宜立即进行透析治疗。酸中毒纠正后，常有血中游离钙浓度降低，可致手足抽搐，可予 10% 葡萄糖酸钙 10～20 ml 稀释后静脉注射。

4）低钙血症、高磷血症：对于无症状性低钙血症，不需要处理，如出现症状性低钙血症，可临时予静脉补钙。中、重度高磷血症可给予氢氧化铝凝胶 30 ml，每日 3 次口服。

4. 心力衰竭的治疗

最主要原因是水钠潴留，致心脏前负荷增加。由于此时肾脏对利尿剂的反应很差，同时心脏泵功能损害不严重，故洋地黄制剂疗效常不佳，合并的电解质紊乱和肾脏排泄减少，则使洋地黄剂量调整困难，易于中毒，应用时应谨慎。内科保守治疗以扩血管为主，尤以扩张静脉、减轻前负荷的药物为佳。透析疗法在短时间内可通过超滤清除大量体液，疗效确实，应尽早施行。

5. 贫血和出血的处理

急性肾衰竭的贫血往往较慢性肾衰竭为轻，血红蛋白一般在 $80\sim100$ g/L，可不予特殊处理。中、重度贫血应注意引起肾衰竭原发病的诊断和肾功能衰竭并发出血的可能，治疗以输血为主。急性肾衰竭时消化道大量出血的治疗原则和一般消化道大量出血的处理原则相似，但通过肾脏排泄的抑制胃酸分泌药（如西咪替丁、雷尼替丁等）在较长期应用时，需减量使用。

6. 感染的预防和治疗

开展早期预防性透析疗法以来，在少尿期死于急性肺水肿和高钾血症者显著减少。少尿期患者死亡主要原因是感染，常见为血液、肺部、尿路、胆管等感染。应用抗生素时，由肾脏排泄的抗生素在体内的半衰期将延长数倍至数十倍，极易对肾脏引起毒性反应。因此，需根据细菌培养和药敏试验，合理选择对肾脏无毒性的抗菌药物治疗，如第二或第三代头孢菌素、各种青霉素制剂、大环内酯类、氟喹诺酮类等。原则上氨基糖苷类、某些第一代头孢菌素及肾功能减退易蓄积而对其他脏器造成毒性的抗生素，应慎用或不用。但近年来，耐甲氧西林金黄色葡萄球菌、肠球菌、假单胞菌属、不动杆菌属等耐药菌的医院内感染渐增多，故有时也需权衡利弊，选用万古霉素等抗生素，但需密切观察临床表现。有条件时，应监测血药浓度。许多药物可被透析清除，透析后应及时补充，以便维持有效血药浓度。

7. 血液透析或腹膜透析治疗

透析指征为：①急性肺水肿，高钾血症，血钾在 6.5 mmol/L 以上。②高分解代谢状态。③无高分解代谢状态，但无尿 2 天或少尿 4 天以上。④二氧化碳结合力在 13 mmol/L 以下。⑤血尿素氮 $21.4\sim28.6$ mmol/L 或血肌酐 44.2 μmol/L 以上。⑥少尿 2 天以上并伴有体液过多，如眼结膜水肿、胸腔积液、奔马律、中心静脉压高于正常、持续呕吐、烦躁或嗜睡、心电图疑有高钾图形等任何一种情况。

近年来采用持续性动 - 静脉血滤疗法（CAVH）对血流动力学影响小，脱水效果好，适用于有严重水肿所致高血压、心力衰竭、肺水肿或脑水肿者，还可补充静脉高营养。不需血管造瘘，准备时间短，操作简便，但需严密监测。血液灌流术配合血液透析是抢救急性药物或毒物中毒所致急性肾衰竭的有效措施。

8. 简易疗法

简易疗法包括吸附法、导泄法及鼻胃管持续吸引。对降低血尿素氮、肌酐等体内蓄积的毒性物质有一定作用，可试用。尤其适用于不能开展透析疗法的医疗单位。

1）吸附法：氧化淀粉每日 $20\sim40$ g，可使尿素氮、血钾下降，氢氧化铝每日 $20\sim$

30 g，分 3~4 次服用。其他还有聚丙烯醛、聚乙烯吡咯烷酮等。

2）导泄法：20% 甘露醇 25 g，1 小时服完，每日 1~2 次。复方口服透析液，每升中含有甘露醇 32.4 g、钠 60 mmol、钾 4 mmol、氯 46 mmol、碳酸氢钠 70 mmol。生大黄、桂枝、槐花各 3 g，水煎灌肠。生大黄 15~30 g，附子 9 g，牡蛎 60 g，水煎 150~200 ml 保留灌肠，每日 1 次，3~7 天为 1 个疗程，5 天后无效改用透析。大黄 30 g，黄芪 30 g，红花 20 g，丹参 20 g，水煎，每次 100 ml，加 4% 碳酸氢钠 20 ml 加温至 38℃，结肠灌洗，每日 6 次，用至病情好转为止。

3）鼻胃管持续吸引：此疗法可减轻急性肾衰竭少尿期的高血容量症；经鼻胃管吸出的液体主要是唾液和胃液，除水分外还含有许多电解质，其中钾、氯、钠是造成急性肾衰竭的危险离子；吸出的消化液中含有一定量的尿素氮和肌酐，对改善急性肾衰竭病情有益。

（四）多尿期的治疗

治疗重点仍为维持水电解质和酸碱平衡，控制氮质血症，治疗原发病和防治各种并发症。部分急性肾小管坏死患者多尿期持续较长，每日尿量多在 4 L 以上，补充液体量应逐渐减少（比出量少 500~1 000 ml），并尽可能经胃肠道补充，以缩短多尿期。

（五）恢复期的治疗

一般无须特殊处理，定期随访肾功能，避免使用对肾脏有损害的药物。

（六）中医中药

急性肾衰竭近年来采用中医治疗，取得了较好疗效。中医学认为，急性肾衰竭以热毒、水毒和瘀毒内结为主。在少尿期配合清热利湿、活血化瘀、通腑泄浊，或通腑泄热兼养阴利尿，兼有温阳泄浊、攻补兼施，可缩短少尿期，避免透析治疗。多尿期及恢复期，也可辅以健脾补肾或益气养阴法，选用肾气丸、地黄丸、八珍丸或十全大补膏等，对早日恢复肾小管功能、改善临床症状和恢复体力有一定帮助。

四、护理要点

（一）一般护理

1. 休息

急性肾衰竭的诊断确立后，应对患者进行临床监护。患者应卧床休息以减轻肾脏的负担，降低代谢率，减少蛋白质分解代谢，从而减轻氮质血症。

2. 保证营养与热量的摄入

急性肾衰竭患者少尿期补充营养很重要，应尽可能供给足够的热量。补充营养的方法有：

1）口服法：能口服的患者，尽量鼓励其口服。

2）鼻饲法：恶心、呕吐，无法进食而胃肠功能正常者可采用鼻饲。胃管尽量选用小号、软管。可间歇性灌注，也可用泵持续滴入要素饮食。注入液的量与浓度宜逐步增加，直至满足需要。

3）静脉营养：不能口服、鼻饲者必须行静脉营养。可经中心静脉导管或动静脉外瘘管（透析用）输入高渗葡萄糖、脂肪乳剂及氨基酸等。定时测血糖，根据需要加入胰岛素。

3. 预防感染

（1）清洁病室环境，每日早晚通风1小时。

（2）病床环境每日紫外线消毒1次。

（3）患者每日早晚1次口腔护理和会阴冲洗。每次伤口换药、静脉导管拔除后应做血培养。每日2次用呋喃西林做膀胱冲洗。每2周更换1次尿管。

（4）由于患者病情较重，长期卧床，应帮助患者翻身、擦背、按摩，减少皮肤受压时间，保持床单的平整、无渣、无皱褶，不拖拉患者，避免发生压力性损伤和皮肤感染。

（5）年老体弱患者注意保持呼吸道通畅，避免发生上呼吸道感染及肺炎。

（二）病情观察与护理

1）做好生命体征的观察，定时测量体温、呼吸、脉搏、血压并记录，密切观察神志，注意有无嗜睡、感觉迟钝、呼吸深而大、昏迷等酸中毒表现。注意有无高血压脑病及心力衰竭征象。发现异常，及时报告医生。

2）急性肾衰竭临床最显著的特征是尿的变化。凡是有引起急性肾衰竭的病因存在，即应密切观察患者尿量及尿比重的变化，必要时查血生化，以期尽早发现急性肾功能衰竭初期患者。

3）水、电解质平衡的观察，严格记录24小时出入量，包括尿液、粪便、引流液、呕吐物、出汗等，如条件允许，每日应测体重1次。每日测定电解质及肌酐，密切观察补液量是否合适，可参考下列指标：①每日体重0.2~0.5 kg。②血钠保持在130 mmol/L。如血钠明显降低，则提示可能有水过多的情况。③中心静脉压>10 cmH$_2$O、颈静脉怒张、水肿急剧加重、血压增高、脉压增宽、心搏增强等表现，提示体液过多。

4）高血钾是急性肾衰竭患者常见的致死原因，应密切监测心电图变化。患者一旦出现嗜睡、肌张力低下、心律失常、恶心、呕吐等高血钾症状时，应立即建立静脉通路，备好急救药品，并根据医嘱准备透析物品。

5）水中毒是急性肾衰竭的严重并发症，也是引起死亡的重要原因之一。如发现患者有血压增高，头痛、呕吐、抽搐、昏迷等脑水肿表现，或肺部听诊闻及肺底部啰音伴呼吸困难、咯血性泡沫痰等肺水肿表现时，应及时报告医生并采取急救措施。

（三）心理护理

1）向患者介绍急性肾衰竭的病因、治疗方法，说明通过治疗，大多数患者可恢复正常。并可用实例来鼓励患者，提高战胜疾病的信心。

2）建议家属多以温和、关切的态度接近患者，医护人员应关心体贴患者，使其积极配合治疗。

（四）透析疗法的护理

1. 血液透析

1）透析前的准备

（1）做好透析前的健康宣教及心理护理，向患者说明血液透析的目的和过程，使患者充分了解血液透析治疗的目的、意义，消除紧张和恐惧心理，以取得患者的密切配合。

（2）全面了解患者的病情及心、肺、脑、肝、肾等重要脏器的功能。需进行下列各项检查：心电图、胸部 X 线片、肝功能、肾功能（如血尿素氮、血肌酐、血/尿肌酐）、血渗透浓度、血常规、出血和凝血时间、纤维蛋白原定量、血气分析及血钠、血钾、血氯、血钙、血磷等。

（3）建立血管通路：行动静脉内瘘或外瘘术，紧急情况下可直接行动静脉穿刺术。

（4）根据病情及化验报告制订透析方案，选择透析器及抗凝方法，拟定透析时间、超滤量及透析液浓度。

（5）每次透析前测体重、体温、脉搏、呼吸、血压。

（6）透析室应严格执行定期清洁与消毒制度。

2）透析过程中的指导

（1）每小时测体温、脉搏、呼吸及血压各 1 次。

（2）密切观察透析过程中病情变化及透析过程中常易发生的不良反应，如恶心、呕吐、头痛、头晕、心悸、气短、胸闷、出冷汗、寒战、发热、意识障碍、抽搐、出血等，根据病情变化及时调整透析方案。

（3）密切观察血液透析机监护系统的各项参数：血流量、静脉压、温度、透析液流量、透析液压力（超滤压）、电导率及漏血等。如发生异常，及时查找原因，排除故障，以保证透析顺利进行。

（4）根据球结膜水肿及全身水肿情况，随时调整透析液压力（超滤压）。

（5）密切观察血液在透析器及血路管道中的流动情况，观察有无血液分层及凝血现象，如发生血液分层及凝血，应适当追加肝素用量。

（6）连接透析器及血路管道时，应严格执行无菌操作，避免血行感染。

（7）透析完毕，接好动静脉瘘，加敷料包扎。

3）透析后指导

（1）在透析结束时严密观察病情，定期测体重、体温、脉搏、血压、呼吸。

（2）查血肌酐、尿素氮及血钾、血钠、血氯、血气分析。

（3）观察有无出血情况，如有出血倾向，应给予适量鱼精蛋白拮抗肝素。

（4）透析后 8 小时内应尽量避免各种注射、穿刺及侵入性检查，避免发生出血。

（5）准确记录液体出入量，少尿或无尿者应严格控制水的入量。

（6）避免使用肾毒性药物。

（7）饮食原则为低盐、低钾，充足的热量及维生素，适量蛋白质。血液透析患者蛋白质入量为每日每千克体重 1 g 左右，其中优质蛋白大于 50%，热量按每日146 J/kg。

（8）做好动静脉瘘的观察及护理。

2. 腹膜透析的指导

1）置管术前

（1）准备操作环境，遵医嘱备齐用物。

（2）向患者说明腹膜透析的目的和过程，做好术前解释工作，减轻患者恐惧，取得患者术中配合。

（3）清洁腹部皮肤、备皮。

（4）做普鲁卡因皮试。

（5）术前排空大小便。如有便秘，应清洁灌肠。

2）术中配合

（1）患者取仰卧位。

（2）按常规协助医生消毒皮肤、戴无菌手套、铺无菌孔巾、局部麻醉。用肝素盐水充满腹膜透析管。

（3）打开输液器连接腹膜透析液。

（4）术者在脐与耻骨联合线上 1/3 分层切开腹膜，用卵圆钳夹持腹膜透析管前端，徐徐进入膀胱直肠窝内。腹膜荷包缝合，然后将导管近腹腔的涤纶埋藏在腹直肌前鞘与皮下脂肪之间，将导管弯曲通过皮下隧道引出腹壁，以无菌纱布覆盖伤口。

（5）连接输液器与腹膜透析管，悬挂起腹膜透析液，即可行腹膜透析。

3）腹膜透析的指导

（1）密切观察患者的全身情况，每日测体温、脉搏、血压、呼吸。

（2）半卧位，鼓励患者咳嗽，注意保暖。

（3）按时、按量注入腹膜透析液，一般每次 1 000 ~ 2 000 ml，每日 4 ~ 6 次，每次保留于腹腔内 30 ~ 60 分钟，病情严重者可根据腹膜透析的不同目的，选用不同注入量、次数及保留时间。

（4）注意观察腹痛情况及透析后流出液的性质。

（5）严密观察水电解质平衡情况。

（6）注意观察灌注速度和排出速度，及时发现和排除导管滑脱、扭曲等引起引流不畅的原因。

（7）保持腹透液温度 37 ~ 38℃，温度过高可引起腹痛和无菌性腹膜炎，温度过低可使患者不适而影响效果。

（8）严格记录 24 小时出入量。根据患者的出入量，随时调整腹膜透析液的渗透压。

（9）严格记录透析时间。透析液入量、出量及保留时间。

（10）严格无菌操作，保证工作环境清洁，腹膜透析室应每日进行空气消毒。

（11）保持患者皮肤清洁，每日更换衣服及被服。

（12）注意做好饮食护理，透析期间依病情适当补充蛋白质或按医嘱输血浆等。

（五）康复指导

急性肾衰竭的预后与原发病性质、患者年龄、原有慢性疾病、肾功能损害的严重程度，早期诊断和早期透析与否、有无多脏器衰竭和并发症等因素有关。随着透析疗法的不断改进和早期预防性透析的广泛开展，直接死于急性肾衰竭本身的患者显著减少，而更多患者死于原发病和并发症，尤其是多脏器衰竭。

应教育急性肾衰竭患者积极治疗原发病，及时发现与治疗血容量不足，增加抵抗力，减少感染的发生，避免伤肾的食物、药物和毒物等进入体内。

（刘媛媛）

第四节　泌尿生殖系统损伤

肾损伤

肾位置较深，受到腰肌、椎体、肋骨和前面的脏器保护，不易受到损伤。但肾实质脆弱、包膜薄，受暴力打击时会发生破裂；肾在脂肪囊内有一定活动度，被暴力推移时会牵拉肾蒂，造成损伤。

一、病因

肾损伤平时多为闭合性损伤，战时多为开放性损伤，以成年男性多见。

（一）开放性损伤

因刀刃、枪弹、弹片等锐器直接贯穿致伤，常伴有胸腹部损伤，伤情复杂而严重。

（二）闭合性损伤

直接暴力，如腰腹部受撞击、跌打、挤压使肾发生损伤或肋骨、椎骨横突骨折片刺伤肾。间接暴力，如高处跌下时发生的对冲伤、突然暴力扭转所致肾或肾蒂损伤。

肾本身存在病变，如肾积水、肾肿瘤、肾结核或肾囊性疾病等，或儿童因肾周围保护组织薄弱，有时即使受轻微的打击，亦可造成肾损伤。

二、分型

临床上以闭合性肾损伤为多见，根据肾损伤程度可分为以下类型。

（一）肾挫伤

肾实质轻微受损，形成肾瘀斑和（或）包膜下血肿，肾包膜及肾盂黏膜完整。若损伤涉及肾集合系统时可有少量血尿，大多数患者属此类损伤。

（二）肾部分裂伤

肾部分裂伤伴有肾包膜破裂或肾盂肾盏黏膜破裂，可形成肾周血肿或有明显的血尿。

（三）肾全层裂伤

肾实质深度裂伤，外及肾包膜，内达肾盂肾盏黏膜，可引起广泛的肾周血肿、严重血尿和尿外渗。当肾横断或破裂时，可导致部分肾组织缺血。

（四）肾蒂损伤

肾蒂血管部分或全部撕裂时可引起严重大出血，患者常来不及诊治即已死亡。

三、病情评估

（一）临床表现

1. 休克
重度肾全层裂伤、肾蒂损伤及合并胸腹部脏器损伤者，因出血和创伤可出现严重休克，甚至危及生命。
2. 血尿
可出现轻微血尿或大量肉眼血尿。血尿的程度与伤情常不一致，如肾蒂断裂、输尿管断裂或被血块堵塞时血尿不明显或无血尿。血尿停止后再度出血或血尿延长者，常与继发感染有关。
3. 疼痛
包膜下血肿、腹部软组织损伤、血与尿渗至肾周围，均可引起腰腹部疼痛；血块阻塞输尿管时可引起肾绞痛。
4. 腰部及腹部肿块
肾周围血肿和尿外渗时上腹部、腰部可出现肿块。
5. 其他
若血肿和尿外渗继发感染可出现发热等全身症状。

（二）实验室及其他检查

1. 尿常规
尿常规可见大量红细胞。

2. 血常规

血常规可了解有无活动性出血及继发感染情况。

3. X线检查

1）腹部平片：对初步诊断为肾损伤的患者在病情允许的情况下，应首先行包括肾、输尿管、膀胱的腹部平片。对轻度肾损伤的患者，腹部平片常无重要异常，但对较重的肾损伤，可根据腹部平片了解肾周围有无血肿或尿外渗情况，还可了解有无骨折及有无膈下游离气体，是否有腹腔器官破裂的并发症存在。

2）IVP：IVP对肾损伤的伤情分类至关重要。目前许多学者认为凡有肾外伤伴有血尿者，都应做这项检查，它可以显示伤侧性质及程度，而且可以由此了解事先有无肾脏异常存在及对侧肾功能情况。一般都采用大剂量静脉滴注来完成。

3）肾动脉造影：经大剂量IVP后，尚有极少数肾损伤患者未能显影，在这类患者中相当一部分为肾蒂伤。对于高度怀疑为肾蒂伤的患者，应施行肾动脉造影来明确诊断。此外，有应用肾动脉栓塞以控制出血的适应证时，应先做肾动脉造影。

4）逆行肾盂造影：造影剂经两侧输尿管导管直接注入两侧输尿管、肾盂及肾盏，然后摄X线片，观察两侧肾盏、肾盂及输尿管形态。目前较少使用，因可造成继发感染和加重患者的痛苦。

4. CT

CT可清晰显示肾皮质裂伤、尿外渗和血肿范围，并可了解肝、脾、胰腺及大血管的情况。

5. B超

B超有助于观察肾脏大小，判断血或尿外渗范围及其进展。B超安全、无损害，可反复使用。

（三）诊断

1. 病史

有典型的外伤史和临床表现，但要特别注意肾损伤的严重程度有时与症状轻重并不一致及常有合并其他脏器损伤的特点。

2. 实验室检查

尿中含较多红细胞；血红蛋白、血细胞比容持续下降提示有活动性出血。

3. 特殊检查

IVP可了解双肾功能，显示肾裂伤时造影剂外渗和损伤程度；B超和CT能提供肾实质裂伤部位、程度及血、尿外渗范围的依据；肾动脉造影能显示肾动脉和肾实质损伤情况，并做肾动脉栓塞以控制出血；必要时可行胸腹腔穿刺了解有无其他脏器损伤。

（四）鉴别诊断

1. 腹腔脏器损伤

腹腔脏器损伤主要为肝、脾损伤，有时可与肾损伤同时发生，表现为出血、休克等，有明显的腹膜刺激症状。腹腔穿刺可抽出血性液体。尿液检查无红细胞；超声检查肾无异常发现；静脉尿路造影（IVU）示肾盂、肾盏形态正常，无造影剂外溢情况。

2. 肾梗死

肾梗死表现为突发性腰痛、血尿、血压升高；IVU 示肾显影迟缓或不显影。逆行肾盂造影可发现肾被膜下血肿征象。肾梗死患者往往有心血管疾病或肾动脉硬化病史，血清乳酸脱氢酶及碱性磷酸酶升高。

3. 自发性肾破裂

突然出现腰痛及血尿症状。体格检查示腰腹部有明显压痛及肌紧张，可触及边缘不清的囊性肿块。IVU 检查示肾盂、肾盏变形和造影剂外溢。B 超检查示肾集合系统紊乱，肾周围有液性暗区。一般无明显的外伤史，既往多有肾肿瘤、肾结核、肾积水等病史。

四、治疗措施

肾损伤的处理与损伤程度直接相关。轻微肾挫伤经短期休息可以康复，多数肾挫裂伤可采用保守治疗，仅少数需手术治疗。

（一）非手术治疗

肾损伤非手术治疗后 70% ~ 80% 患者可获治愈。必须强调，随着病情的变化，治疗方式可能要改变；对非手术治疗患者更应严密观察，加强护理。

1）复苏以输液、输血为主，纠正低血容量，防止和纠正休克。维持充足的肾脏灌注，每小时尿量不低于 50 ml。

2）早期使用抗生素防止感染。肾损伤后的血肿和尿外渗有利于细菌生长，应积极防止感染。感染是继发性出血的重要原因之一。

3）应用止血剂。

4）绝对卧床休息。肾脏血液供应充足，损伤后出血严重，活动可使已停止的出血处再次发生出血。

5）每隔 1 ~ 2 小时测量血压、脉搏、呼吸 1 次。有休克者按休克护理，取头高 15°的卧位。每日测量 4 次体温，超过 38.5℃ 者，警惕继发性大出血。

6）留置导尿管，严密观察尿量。有肉眼血尿者，观察血尿变化。每 4 小时留一份尿标本进行动态观察，以判断血尿有无进行性加重。

7）观察肾区浸润、肿胀情况，作为判断肾脏病变化的参考。

（二）可吸收性肾动脉栓塞术

遇有下列情况可以施行：①动脉造影显示血管图像中断、造影剂漏出血管。②无肾动脉栓塞、内膜损伤和肾蒂断裂。肾蒂没有完全断裂者用吸收性栓塞剂行肾动脉栓塞术，常常得到良好的止血效果。栓塞剂可用自体血凝块或明胶海绵。

动脉栓塞术后严密观察：①股动脉穿刺处有无出血或血肿。②足背动脉搏动情况。③下肢皮肤温度。④血尿的变化与尿量。肾缺血引起的疼痛可对症治疗。栓塞后继续卧床休息。

（三）手术治疗

有以下情况应及早施行手术治疗：①开放性肾损伤。②经检查证实为肾粉碎伤。③经检查证实为肾盂破裂。④行 IVU 检查时损伤肾不显影，经肾动脉造影证实为肾蒂伤。⑤合并腹腔器官损伤。至于尿外渗是否需要手术治疗，视其程度、发展情况及损伤性质而定。

1. 开放性肾损伤

开放性肾损伤的治疗原则是立即行手术探查。极少数患者经全面检查证实为轻微肾实质损伤，无尿外渗，且未合并其他器官损伤，可不行手术探查而采用非手术治疗。在穿通性肾损伤者中，80％合并有其他器官损伤而需要手术，为此，探查肾脏仅为手术探查的延伸。

手术探查的原则是经腹正中切口径路，探查腹腔各器官。若肾大量出血应立即探查肾脏。若肾脏出血不严重，则首先处理腹腔内的脏器伤，待检查处理完腹腔内脏器伤后，再处理损伤的肾脏。对损伤肾脏的处理原则是如术前已做大剂量 IVU，则根据肾损伤程度采用不同的手术方法。若证实为轻度肾损伤，对腹膜后血肿不做处理。如果因当时腹部情况紧急，需立即手术而来不及做术前 IVU，则在手术台上做一次性曝光 IVU，确定肾损伤程度后再行处理。探查前先控制肾蒂，再做清血肿或肾损伤的处理。

2. 肾粉碎伤、肾盂破裂和肾蒂伤的处理

采用腹部正中切口径路，其优点是可确切查明腹腔器官的情况，切开腹膜后首先控制肾蒂，防止探查中大出血。

1）肾粉碎伤的处理：清除无生命力的粉碎组织是十分重要的，有活跃出血的肾组织是有生命力的，应尽可能保留。肾包膜对肾修复有重要的意义，应注意保留。若肾脏破碎严重，原位修复难度很大，可加用肠线网袋束紧或大网膜包裹，以期达到止血和愈合的目的。另外有人提倡，可将肾脏切除，于低温下行体外工作台手术，将肾做髂窝内移植。如对侧肾功能良好而肾修复十分困难，应行伤肾切除。

2）肾盂破裂的处理：此类损伤较为少见，均发生于肾外肾盂的穿刺伤、积水肾盂的闭合伤。肾盂破裂后，大量的外渗尿液积聚在肾周围，形成大的尿性囊肿。如为穿刺伤造成的肾盂破裂，常并发腹膜破裂，尿渗溢腹腔形成尿性腹膜炎。一经确诊，应立即行手术处理。有腹膜损伤者，仍经腹腔径路，先清理腹腔尿液及检查处理腹腔的损伤器官，再进入腹膜后清除尿液，缝合破裂的肾盂，行腹膜后引流。腹膜未破，经腰部肾手术切口，清除尿液，缝合肾盂的破裂口，放置引流管。如果肾盂破裂严重，缝合不理想者，应同时做肾造瘘。

3）肾蒂伤的处理：肾蒂伤常为出血严重病情危急而不及救治所致。对此类损伤，一经确诊，应立即行手术探查，争取吻合或缝合断裂、破裂的血管。由于时间及条件限制，切除伤肾，彻底止血常是挽救生命的有力措施。对肾动脉内膜破裂、内膜下剥离及血栓形成患者，单纯手术取血栓常不能奏效，为避免再次形成血栓，必须切除内膜受伤的血管段，行血管吻合术。如受伤段血管较长，切除后吻合有困难，则行人造血管搭桥吻合，以恢复血运。此类手术应争取在受伤后 12 小时之内完成，肾动脉可望恢复，如迟至受伤 18 小时之后，手术修复血管已无实际意义。

五、护理要点

（一）一般护理

1）患者入院后应绝对卧床休息，注意保暖，观察皮肤色泽及肢体温度，必要时给予休克体位，即使是病情稳定后也应卧床休息 3～4 周。

2）做好导尿管的护理，保持引流通畅，及时倾倒并记录尿量，严格无菌操作，发现血块时须抽吸干净或用生理盐水冲洗。

3）配合医生做好各项实验室及特殊检查，随时做好术前准备工作。

4）加强皮肤护理，保持床单清洁干燥、平整，防止压力性损伤发生，防止感染。

5）加强心理护理，清除患者紧张、不安等不良情绪，积极配合治疗。

（二）病情观察与护理

1）密切观察患者病情变化，定时测量血压、脉搏、呼吸、体温等生命体征。并注意患者一般症状。如患者出现血压下降、脉搏加快、呼吸增快、面色苍白、精神不振、躁动等情况，提示有休克发生，应按休克处理。

2）肾损伤应注意观察腰腹部情况，注意有无压痛、肌肉痉挛及肿块；观察腹膜刺激症状，腹膜刺激症状是肾挫伤渗血、渗尿刺激后腹膜所致，其加重与好转可反应病情的变化。

3）泌尿系损伤常伴有其他脏器损伤，应严密观察患者症状与体征的变化，随时做好抢救准备。

4）定时检查尿液、红细胞计数和血红蛋白，验血型、备血、测中心静脉压等，观察血尿变化，记录每小时尿量，如尿液颜色逐渐加深，说明出血加重，反之则病情好转。

5）观察及预防感染的发生。

（1）早期应用抗生素，可预防或治疗感染，并可防止感染所致的继发性出血。

（2）每日测体温 4 次，如果患者体温超过 38.5℃，可给予降温措施。

（3）定期检查白细胞总数，如白细胞总数升高，说明已有感染发生。

（三）术前、术后的护理

1. 术前准备

1）按普通外科术前准备。

2）密切观察患者病情变化，包括面色、脉搏、血压、腹部体征、血红蛋白等，如有休克，应立即给予抗休克治疗。

3）绝对卧床休息，以免活动后加重出血。

4）注意观察肾区浸润、肿胀情况，有无腹膜炎的表现。

5）每 4 小时留 1 次尿标本，进行动态观察。

6）疑有内脏损伤时，术前留置胃管。

7）留置导尿管。

8）其余按医嘱执行术前护理常规和准备。

2. 术后护理

1）术后卧床休息2~4周。

2）严密观察血压、脉搏变化，每半小时至1小时测量1次，并记录。休克未好转者应继续抢救，根据病情输血、输液。

3）观察术后第一次排尿时间、尿量及颜色，并记录。

4）术后有引流者，按尿路引流护理。

5）观察切口引流物性质、颜色、量等。敷料湿者，须及时更换。如用纱布填塞止血，应于术后1周开始逐渐取出，在3~5天取完。必要时可再在伤口内留置引流物。

6）行胃肠减压者，应保持减压通畅，至肠鸣音恢复时拔出。术后无腹膜刺激症状时，1~2天可进流质饮食，2天后改进半流质饮食，然后逐渐恢复正常饮食。

7）其余执行术后护理常规。

（四）健康教育

1）告诉患者卧床2~3周的意义及观察血尿、腰部肿块、腹部疼痛的意义。

2）宣传饮食及适当多喝水的意义。

3）宣传卧床期间保护皮肤的意义。

4）宣传疾病的转归情况。

5）宣传出院后2~3个月避免重体力劳动的意义。

输尿管损伤

由于输尿管口径小，位于腹膜后间隙，受到背部肌肉和腹膜后脂肪的良好保护，且有一定的活动范围，故极少发生损伤。输尿管损伤多见于贯穿性腹部损伤或医源性损伤，损伤后易被忽略，多延误至出现症状时才被发现。

一、病因

（一）开放性手术损伤

开放性手术损伤常发生在骨盆、后腹膜广泛解剖的手术如结肠、直肠、子宫切除术及大血管手术，由于解剖较复杂，手术野不清，匆忙止血，大块钳夹、结扎误伤输尿管；肿瘤推移输尿管或与输尿管粘连、后腹膜纤维化等会使手术发生困难，较容易误伤输尿管。

（二）外伤性损伤

外界暴力引起输尿管损伤主要是枪伤或锐器刺割伤。损伤可直接造成输尿管穿孔、断裂。另外,由于弹片具有较快的速度和热力,除直接损伤外,还可灼伤输尿管,造成间接损伤,导致输尿管周围小血管损伤,最终引起输尿管坏死。输尿管的非贯穿性损伤少见,多发生于车祸、高处坠落。这种钝性损伤多数是肾盂输尿管连接部的撕裂或离断。

(三)器械损伤

输尿管插管、输尿管镜检查或输尿管镜下的各种手术均可引起输尿管损伤,往往造成输尿管穿孔或撕脱。

(四)放射性损伤

放射性损伤见于宫颈癌、前列腺癌等放射治疗后,表现为输尿管下段局限性狭窄、广泛性盆腔输尿管狭窄或广泛性输尿管壁放射性硬化等。其病理特点是输尿管及周围组织的充血、水肿和炎症,局部瘢痕纤维化粘连而导致输尿管狭窄。在原有肿瘤浸润输尿管的基础上,很快可引起输尿管梗阻。

二、病理

输尿管损伤的病理改变依损伤类型、处理时间不同而异,可有挫伤、穿孔、结扎、钳夹、切断或切开、撕裂、扭曲及外膜剥离后缺血、坏死等。输尿管轻微的挫伤均能自愈,并不引起明显的输尿管狭窄。输尿管损伤后发生腹膜后尿外渗或尿性腹膜炎,感染后可发生脓毒血症。

输尿管被结扎或切断,近端被结扎,可致该侧肾积水,若不及早解除梗阻,会造成肾萎缩,双侧均被结扎,则发生无尿。

输尿管被钳夹,外膜广泛剥离或被缝在阴道残端时,则可发生缺血性坏死。

输尿管损伤一般在 1~2 周形成尿外渗或尿瘘,伴输尿管狭窄者可致肾积水。

三、病情评估

(一)病史

有盆腔手术和输尿管腔内器械操作损伤史或有严重的贯通伤史。手术损伤包括根治性全子宫切除术、巨大卵巢肿瘤切除术、结肠或直肠肿瘤根治术及腹膜后纤维化松解术等造成的损伤。

(二)临床表现

1. 腰痛

输尿管被结扎或钳夹损伤后,由于输尿管全部和部分梗阻,导致肾、输尿管积水而引起腰部胀痛,甚至出现急性肾绞痛。有时术后两天可无症状,而于术后 4~5 天才出现腰痛。行体格检查时,患侧肾区有压痛及叩击痛,上腹部可触及疼痛和肿大的肾脏。

2. 尿瘘或尿外渗

若术中未及时发现输尿管被切断或切开，术后可发生切口漏尿、阴道漏尿、腹腔积尿或腹部囊性肿块等。

3. 无尿或血尿

双侧输尿管断裂或被完全结扎后，可出现无尿症状，此类损伤易被及时发现。此外，部分患者还会出现血尿；但不出现血尿并不能排除输尿管损伤的可能。

4. 发热

当输尿管损伤后，由于尿液引流不通畅或尿外渗等情况，继发感染或局部组织坏死时，可出现寒战、发热等症状。当尿液渗入到腹腔时还可出现腹膜炎症状。

（三）影像学检查

1. IVU 或逆行肾盂造影

根据造影剂外渗及排泄受阻和肾输尿管不显影情况，可确定输尿管损伤的部位、类型、范围及肾功能等情况。

2. B 超

B 超可发现肾盂、输尿管扩张及肾周或腹腔积液等。

（四）诊断

除少数手术损伤的患者能及时发现外，大多数输尿管损伤的患者不易早期发现，一般在损伤后数日或数周出现症状后才被诊断。

四、治疗措施

外伤性输尿管损伤的处理原则为应先抗休克，处理其他严重的合并损伤，然后处理输尿管损伤。只要病情允许，输尿管损伤应尽早修复，以利尿液通畅，保护肾功能。尿外渗应彻底引流，避免继发感染。输尿管挫伤和逆行性插管所致的小穿刺伤可不做特殊处理。术中和术后早期发现输尿管损伤，在清除外渗尿液后，按具体情况进行处理。

1）当输尿管管壁不全损伤时，可在输尿管内留置导管作为支撑，保持尿流通畅，两周后拔除。如输尿管完全切断，应予吻合，吻合处血供必须良好，吻合无张力，吻合及修补时应采用不吸收缝线，不要缝得过密。

2）当输尿管缺损较多不能吻合时，可采用回肠代输尿管术，或做自体肾移植术，即将肾脏移植到髂窝内，以缩短肾脏与膀胱的距离。

3）如果患者情况差或技术条件不具备，可行肾造瘘术和尿外渗区引流术。

4）应用抗生素控制感染，注意其他合并伤。

5）晚期并发症治疗。

（1）输尿管狭窄：可试行输尿管插管、扩张或留置双 J 形输尿管支架引流管，依不同情况决定留置时间长短。狭窄严重或置管不成功，应视具体病情决定手术，进行输尿管周围粘连松解术或狭窄段切除术。

（2）尿瘘：输尿管皮肤瘘或输尿管阴道瘘发生后 3 个月左右，伤口水肿、尿外渗及感染所致炎性反应消退，患者全身情况允许，应进行输尿管修复，一般应找出输尿管近端，游离后与膀胱或膀胱壁瓣吻合。

（3）当输尿管损伤所致完全性梗阻暂不能解除时，可先行肾造瘘术，1个月后再行输尿管修复。

（4）对损伤性输尿管狭窄所致严重肾积水或感染、肾功能重度损害或丧失者，若对侧肾正常，可施行肾切除术。

膀胱损伤

膀胱损伤是指外伤或手术原因导致的膀胱处损伤。骨盆骨折与膀胱损伤关系密切，多发性及粉碎性骨盆骨折伴有骨断端严重移位或有游离骨片者，最易引起膀胱损伤。

一、病因

闭合性损伤多见于下腹部受到暴力时，如踢伤、击伤和跌伤等。开放性损伤多见于火器伤，常合并骨盆内其他细胞器官的损伤。

膀胱镜检查、尿道扩张等器械检查可造成膀胱损伤。盆腔和下腹部手术，如疝修补、妇科恶性肿瘤切除等易致膀胱损伤。此外，骨盆骨折的骨折端可以刺破膀胱；在难产时，胎头长时间压迫可造成产妇的膀胱壁缺血性坏死。

二、损伤类型

（一）膀胱挫伤

损伤限于黏膜肌层，无膀胱穿孔和尿外渗，仅有镜下血尿或轻微肉眼血尿。

（二）膀胱破裂

1. 腹膜外膀胱破裂
破裂处常位于膀胱前侧壁近膀胱颈部，裂孔不与腹腔相通。尿外渗及血肿位于膀胱颈周围及耻骨后间隙。

2. 腹膜内膀胱破裂
破裂处常位于膀胱颈部和后壁，裂孔与腹腔相通，尿液流入腹腔引起腹膜炎。

三、病情评估

（一）临床表现

膀胱损伤的临床表现与损伤的轻重、损伤的部位及就诊时间的早晚有密切关系。轻度的损伤可以仅表现轻微局部疼痛和压痛，严重的破裂可以导致休克，甚至死亡。

1. 休克
休克由创伤和出血引起。在有大量尿液进入腹腔时，尿液刺激引起剧烈腹痛可导致休克。如并发其他脏器伤出血严重者，则易发生出血性休克。

2. 腹痛

当腹膜外膀胱破裂时，尿外渗及血肿引起下腹部疼痛。有骨盆骨折时，疼痛更为显著。当腹膜外膀胱破裂时，疼痛限于骨盆部及下腹部，可放射到会阴。当腹膜内膀胱破裂时，疼痛由下腹部扩展至全腹，致全腹肌紧张。

3. 血尿

膀胱损伤所致的血尿程度可轻可重，轻者仅为淡红色血尿，重者可导致膀胱内大量血凝块潴留。骨盆骨折后有排尿困难及尿潴留，但无腹膜炎体征者，提示前列腺尖部尿道断裂。

4. 异常通道

开放性膀胱损伤有尿液从伤口流出，若尿液中有气体或粪便排出，或见到直肠或阴道有尿溢出时，则提示膀胱与直肠或阴道间有瘘口存在。

（二）实验室及其他检查

1. 实验室检查

当膀胱破裂的患者未能及时就诊或是出现误诊而延误治疗时，可出现血肌酐水平升高。发生腹膜内膀胱破裂 24 小时内可出现血肌酐、血钾升高，血钠降低，但也有部分患者的血肌酐在正常范围内。24 小时后，所有患者的血肌酐、尿素氮、血钾都明显升高，而血钠降低。在行开放手术修补膀胱后 24 小时内患者血肌酐、尿素氮明显下降。

2. 导尿检查

当膀胱破裂时，若有导尿管插入膀胱，将无尿液导出或仅导出少量血尿。

3. 膀胱内注水试验

经导尿管注入膀胱 150～300 ml 的无菌生理盐水，保留 2～5 分钟，如能抽出等量或接近等量的液体，说明膀胱无破裂；如仅能抽出少量液体，则说明膀胱破裂的可能性很大。此方法可因导尿操作不当而出现假阳性及假阴性结果，但在无其他诊断条件或需要初步判断时，仍是一种有用的检查方法。

4. 影像学检查

骨盆平片可了解外伤后有无骨盆骨折及其程度，而膀胱造影可以确定膀胱破裂的类型及范围。目前认为，膀胱造影是诊断膀胱破裂最可靠的检查方法和确诊依据。经尿道插入导尿管后，以 70～80 cm 的高度重力注入造影剂约 250 ml。先行前后位摄片，如未见造影剂外溢，继续注入造影剂 150 ml 左右，行前后位摄片。随后放出造影剂，再次行前后位摄片，必要时加摄斜位片。根据造影剂外渗情况，可以确切地判明有无膀胱破裂。也有学者主张一次注入造影剂 350～400 ml，摄片后放出造影剂再行摄片，以避免假阴性结果。逆行膀胱造影的假阴性结果多为膀胱的穿透伤（如子弹、利刃）和注入造影剂量过少引起。IVP 一般不能提供足够的诊断依据。

腹腔和盆腔可疑内脏损伤的首选检查是 CT，为非侵入性诊断手段，适用于并发多器官损伤的患者，但 CT 检查膀胱损伤的敏感性和特异性不佳，逆行膀胱造影检查膀胱损伤的敏感性接近 100%，而 CT 检查膀胱破裂的敏感性仅为 60% 左右，对腹膜外膀胱破裂的敏感性仅为 55%。但也有人认为，仔细的 CT 检查在诊断膀胱损伤中的敏感性并不逊于膀胱造影。

（三）诊断

若患者有典型的外伤病史和临床表现，即局部损伤后有尿意，试图排尿但无尿液排出，并引起耻骨上区疼痛或腹痛，应警惕膀胱损伤。

四、治疗措施

膀胱破裂的处理原则：①完全的尿流改道；②膀胱周围及其他尿外渗部位充分引流；③闭合膀胱壁缺损。

（一）紧急处理

及早进行抗休克治疗，如输液、输血、镇痛及镇静；尽早使用广谱抗生素预防感染。

（二）保守治疗

膀胱挫伤或造影时仅有少量尿外渗，症状较轻者，可从尿道插入导尿管持续引流尿液 7~10 天，并保持通畅；使用抗生素预防感染，破裂可自愈。

（三）手术治疗

膀胱破裂伴有出血和尿外渗，病情严重者，需尽早施行手术。如为腹膜外膀胱破裂，应做下腹部正中切口，腹膜外显露并切开膀胱，清除外渗尿液，修补膀胱穿孔，做耻骨上膀胱造瘘。如为腹膜内膀胱破裂，应行剖腹探查，同时处理其他脏器损伤，吸尽腹腔内液体，分层修补腹膜与膀胱壁，并做腹膜外耻骨上膀胱造瘘。应充分引流膀胱周围尿液，使用足量抗生素。若发生膀胱颈撕裂，须用可吸收缝线准确修复，以免术后发生尿失禁。

（四）并发症处理

早期而恰当的手术治疗及抗生素的应用可大大减少并发症的发生。盆腔血肿宜尽量避免切开，以免发生大出血并导致感染。若出血不止，用纱布填塞止血，24 小时后再取出。当出血难以控制时可行选择性盆腔血管栓塞术。

尿道损伤

尿道损伤分为开放性损伤和闭合性损伤两类。开放性损伤多因弹片、锐器伤所致，常伴有阴囊、阴茎或会阴部贯通伤。闭合性损伤为挫伤、撕裂伤或腔内器械直接损伤。

一、病因

尿道损伤以闭合性骑跨伤为多见。患者从高处两腿分开跌下，会阴骑跨在硬物上，尿道球部被挤压在耻骨弓和骑跨物之间，以致尿道断裂，后尿道损伤常合并耻骨或坐骨骨折。不适当的器械检查，也为尿道损伤的原因之一。女性尿道损伤可发生于难产后。

轻度尿道损伤仅有黏膜挫伤或部分裂伤，患者大多仍能自行排尿。如尿道大部断裂，则尿流中断，并发血肿或有尿外渗。尿外渗的范围以尿生殖膈为分界。前尿道损伤时，尿外渗范围在阴茎、会阴和下腹壁。后尿道前列腺部损伤时，尿外渗主要在前列腺及膀胱周围，外阴部并不明显。外渗的尿液及血液易继发感染。愈合后常使尿道形成瘢痕狭窄，造成排尿困难。

二、病情评估

（一）临床表现

1. 休克

伴有骨盆骨折的尿道损伤，可由于骨盆内大量出血或剧烈疼痛而引起休克。

2. 血尿

尿道黏膜损伤一般在2天后，可出现血尿，血尿可自行停止。大量出血并不多见。

3. 血肿和疼痛

尿道球部破裂，常发生会阴部血肿和皮下淤血，局部疼痛以排尿时为重。

4. 排尿困难

除少数尿道黏膜轻度损伤者能自行排尿外，较严重的尿道损伤者，因疼痛、括约肌痉挛、局部水肿或血肿压迫，都可有不同程度的排尿困难和尿潴留。

5. 尿外渗

尿外渗范围随损伤的部位而异。如为前尿道损伤，尿外渗范围在会阴、阴茎及下腹壁；如为后尿道损伤，尿外渗限于膀胱周围及腹膜外间隙。组织受尿液浸润可继发感染，严重时可造成蜂窝织炎甚至脓毒血症。

（二）检查

1. 直肠指检

直肠指检可提供重要线索。若前列腺仍较固定，周围血肿不明显，提示尿道未完全断裂；前列腺向上移位，有浮动感，表明后尿道完全断裂；指套有血迹或有血性尿液溢出，说明直肠有损伤或膀胱尿道直肠贯通伤。

2. X线检查

疑有骨盆骨折时，应拍骨盆X线片。尿道损伤者，应行逆行尿路造影，可明确尿道完整与否及损伤的程度。

3. 试插导尿管

可在无菌操作下试插橡胶导尿管，多数患者受阻而不易插入。如果不能插入，则不宜再插，以免加重损伤。

（三）诊断

受外伤后有血尿、尿痛、排尿困难和尿道口出血者，应想到尿道损伤可能；如为骑跨伤，同时有会阴部肿胀和青紫，常有尿道损伤；如有典型的尿外渗表现，可以诊断为尿道球部破裂。骨盆骨折而有前述症状时可行直肠指检，可触及移位的骨折片、直肠前壁肿胀（有血肿和尿外渗），膜部尿道完全断裂时不能触及前列腺，尿道近侧断端向上、向后移位应诊断为后尿道断裂。

三、治疗措施

尿道损伤的治疗包括全身治疗、局部治疗和对合并伤的治疗。应根据伤后全身情况、伤后入院时间、尿道损伤部位及程度，以及有无合并伤和合并伤的伤情，全面考虑。

全身治疗包括防治休克、防治感染及预防损伤并发症。对威胁生命的合并伤，如血气胸、颅脑伤、腹腔内脏器损伤、盆腔大出血等，应先予处理，待患者情况稳定后再处理尿道损伤。

局部治疗包括恢复尿道的连续性、引流膀胱尿液、彻底引流外渗尿液。

（一）尿道挫伤及轻度裂伤的治疗

症状较轻，尿道连续性存在，一般无须特殊治疗，尿道损伤处可自愈。用抗生素预防感染，并鼓励患者多饮水稀释尿液，减少刺激。必要时插入导尿管引流1周。

（二）尿道裂伤的治疗

插入导尿管引流1周。如导尿失败，应行经会阴尿道修补，并留置导尿管2～3周。病情严重者，应施行耻骨上膀胱造瘘术。

（三）尿道断裂的治疗

前尿道断裂者，应及时施行经会阴尿道修补术或断端吻合术，留置导尿管2～3周；尿道断裂严重者，会阴或阴囊形成大血肿，可行膀胱造瘘术；也可经会阴切口清除血肿，再行尿道断端吻合术，但是必须慎重而仔细地止血。

后尿道断裂由于受伤时间、地点、条件和处理经验不同，治疗效果也就不一样，是立即行尿道修补术，还是先行膀胱造瘘二期再处理尿道，应根据具体情况而定。如患者一般情况允许，骨盆环稳定，医院具备相关技术条件，可施行急诊尿道修补、端端吻合术。不具备上述条件者，以单纯耻骨上膀胱造瘘为宜。尿道会师牵引术仍是目前后尿道断裂或破裂早期处理的较好方法，手术简单，效果好。由于腔道泌尿外科技术的进步，即使尿道会师牵引术后发生尿道狭窄，也多可通过尿道内切开获得良好效果。伤后尿道狭窄或闭塞者，可行尿道内切开或瘢痕切除对端吻合术。

（四）女性尿道损伤的处理

女性尿道损伤虽不常见，但亦可发生，如出现会阴部裂伤和血肿，则有留置导尿管的需要。

（五）尿外渗的处理

阴囊、腹前壁的尿外渗都要充分引流，防止继发感染；阴囊、腹前壁的尿外渗要做多个切口，放置橡皮条引流；膀胱周围和腹膜外间隙的尿外渗，在手术的同时，放置烟卷引流。

（六）急性尿潴留的处理

膀胱高度充盈，不能插入导尿管者，要做耻骨上膀胱穿刺，然后尽早施行尿道修复术。

四、护理要点

（一）一般护理

1）做好一般护理。根据病情，为患者妥善安置卧位；遵医嘱给予镇静、镇痛治疗；做好心理护理，让患者安心休息。
2）给予患者营养丰富易消化食物，鼓励患者多饮水。

（二）病情观察与护理

1）观察有无休克发生，受伤后 2 天内每隔 1~2 小时测量血压、脉搏、呼吸 1 次，如患者血压下降、脉搏加快、面色苍白，提示有休克发生，应按休克处理。保证输血、输液的通畅，补充血容量，预防及治疗休克。
2）观察血尿及腹膜刺激症状，判断有无再出血发生。
3）做好留置导尿的护理，观察尿液引流情况，记录 24 小时引流尿液的颜色、性质、量。
4）观察及预防感染
（1）观察体温，每日测 4 次体温，至平稳为止。
（2）体温超过 38℃应给予乙醇擦浴和物理降温。
（3）补充一定量的液体，保证抗生素的进入，预防感染发生。

（三）术前、术后的护理

1. 术前准备
1）密切观察患者的病情变化，注意血压、脉搏、呼吸与腹痛情况，了解有无休克及其他并发症。
2）视病情输液、输血，休克时配合医生抢救，并迅速做好术前准备。

3）合并骨盆骨折患者，应卧硬板床。

4）术前留置导尿管者，应注意尿量、颜色及性质。

5）合并腹膜炎者术前置胃管。

2. 术后护理

1）按硬膜外阻滞术后护理常规护理。

2）术后禁食 1~2 天，肠蠕动恢复后给予流质或半流质饮食，3 天后可改为普食。

3）术后 9~12 天可拔除耻骨上造瘘管，并可练习下地活动。

4）如合并骨盆骨折，需卧床 8 周，卧床期间注意皮肤护理，防止压力性损伤。

5）保持尿管通畅，观察尿液颜色、性质和量，术后 7~9 天可拔除尿管，如放置耻骨上膀胱造瘘管，应以无菌生理盐水或 1:5 000 呋喃西林液冲洗膀胱，每日 3~4 次。

6）观察伤口渗血、渗液及漏尿情况，湿敷料要及时更换。

7）腹膜外放置橡皮引流管时，应接负压吸引瓶，持续或间断吸出膀胱周围残留尿液与分泌物，一般术后 3~4 天拔管。

（四）健康教育

1）告诉患者膀胱损伤的情况，注意护理的配合。

2）告知带有留置尿管的患者防尿管脱落、保持尿管通畅的意义。

3）向患者宣传多饮水的意义。

4）向患者宣传拔除留置导尿管前闭管训练排尿的意义。

5）向骨盆骨折、尿道断裂患者宣传睡硬板床、长期卧床的注意事项。

阴茎损伤

单纯性阴茎损伤较少见，往往伴有尿道损伤。按有无皮肤损伤，分为闭合性损伤和开放性损伤。

一、病因

阴茎开放性损伤可见于火器伤、切割伤及动物咬伤，常合并有尿道损伤。阴茎闭合性损伤可因阴茎直接受外来暴力（骑跨伤、踢伤、击伤等）所致阴茎挫伤、阴茎脱位、阴茎折断及阴茎绞窄。

二、病情评估

有阴茎外伤史。局部剧烈疼痛，可放射到会阴部、下腹部。受伤处淤血、出血、肿胀，皮肤撕裂或剥脱，触痛明显。阴茎损伤出现阴茎断裂出血、排尿障碍。

三、治疗措施

（一）闭合性损伤的治疗

如系单纯阴茎挫伤，可抬高患者，予以冷敷，1～2天改用热敷，以促进血肿吸收。当阴茎折断时，应早期手术治疗，包括清除血肿、彻底止血及缝合破裂的白膜。如为阴茎脱位则应及早切开复位，清除血肿，缝合固定。当阴茎绞窄时，应早期解除绞窄原因，切断环状异物。应用有效的抗生素预防或控制感染。闭合伤如同时合并尿道损伤时，应同时施行尿道修补术。

（二）开放性损伤的处理

阴茎由于血液循环丰富，愈合力较强，因此在损伤初期外科处理时，应尽可能保留尚有生机的组织，更要尽量保存海绵体。切割伤所致阴茎离断应尽可能行再植手术。阴茎皮肤撕脱，有软损者，应于清创后植皮，可选用带蒂阴囊皮瓣或腹股沟皮瓣。

阴茎损伤后应给予己烯雌酚，以减少阴茎勃起和海绵体出血。

（刘飞）

第五节　尿路梗阻

肾积水

尿路梗阻引起肾盂、肾盏扩张伴肾实质萎缩的病变称为肾积水。

一、病因

泌尿系统及其邻近各种病变，只要造成尿路梗阻，均可引起肾积水。小儿以先天性畸形多见，成年人多见于结石、肿瘤、炎症、损伤引起的梗阻，妇女多与盆腔内疾病有关，而老年男性患者多由前列腺增生引起。

二、病情评估

（一）临床表现

由于泌尿系统梗阻原发病因、部位、程度和时间长短不同，肾积水的临床表现也不一样或全无症状。先天性肾盂输尿管连接处狭窄、肾下极异位血管或纤维束压迫输尿管等引起的肾积水，发展常较缓慢，症状不明显或仅有腰部隐痛不适，当肾积水达严重程度时，腹部可出现包块。肾积水有时呈间歇性发作，称为间歇性肾积水。发作时患侧腰腹部剧烈绞痛，伴恶心、呕吐，尿量减少，患侧腰腹部有时可扪及包块。经过若干时间后，排出大量尿液，疼痛缓解，腰腹部包块明显缩小或消失。泌尿系统各部位的结石、肿瘤、炎症或结核引起的继发性肾积水，多数表现为原发病变的症状和体征，很少显现出肾积水的表现，如上尿路结石引起急性梗阻时，可出现肾绞痛、恶心、呕吐、肾区压痛、血尿等。

上尿路梗阻引起的肾积水，常表现为肾体积增大，较早出现腹部包块；亦有无任何临床症状的病例，常在超声检查时发现。下尿路梗阻时，主要表现为排尿困难和膀胱不能排空，甚至出现尿潴留，引起肾积水常较晚，多表现为不同程度的肾功能损害，严重者出现贫血、乏力、食欲减退、恶心等尿毒症症状。

肾积水如并发感染，则表现为急性肾盂肾炎症状，出现寒战、高热、腰痛及尿路刺激症状等。如梗阻不解除，感染的肾积水很难治愈，可发展为脓肾，此时，有可能扪及腹部包块，患者常有低热及消瘦等。

尿路梗阻引起肾积水，如梗阻长时间得不到解决，最终可导致肾功能减退甚至衰竭。双侧肾或孤立肾完全梗阻时可出现无尿。

（二）实验室及其他检查

1. 血常规

继发感染时，血白细胞总数及中性粒细胞增高。

2. 尿液

尿液中可查到红细胞、白细胞及脓细胞。尿培养阳性。

3. 尿路平片

了解尿路有无阳性结石等。

4. IVU

IVU 可了解肾盏、肾盂、膀胱形态和分肾功能情况。

5. MRI 水成像检查

MRI 水成像检查可了解上尿路梗阻的部位、肾积水的严重程度，已愈来愈多地被用于临床。

6. B 超

B 超对确定有无肾积水最为简便，对患者无损害。

7. CT

CT 一般不做常规应用，但对了解腹腔、腹膜后或盆腔病变有帮助。

8. 内镜

膀胱镜可以了解下尿路梗阻情况，输尿管镜可以了解上尿路梗阻情况。

9. 肾功能

特别要重点检查患侧肾功能。进行放射性核素肾显像和肾图等项检查，可了解梗阻情况及分肾功能，尤其是利尿肾动态显像或肾图，对区分机械性与非机械性梗阻引起的肾积水有很大的帮助。

（三）诊断

主要依靠影像学检查，但不应只满足于了解积水肾的形态学改变，还要注意肾功能方面的检查，以及详细了解和查明肾积水的病因、病变部位、梗阻程度等。

（四）鉴别诊断

1. 多囊肾

发病年龄为 40～60 岁，半数以上患者合并有高血压，一侧或两侧上腹部可触及囊性肿块。肿块表面呈多发囊性结节状，无波动感。IVU 示肾盂肾盏受压伸长或变形而无扩张。超声检查和放射性核素肾显像示两侧肾体积增大，肾区有多发圆形囊肿影像。CT 检查示双肾增大，肾实质内可见多数边缘光滑、大小不等的囊性肿块。

2. 单纯性肾囊肿

体积增大时常可触及囊性肿块。超声检查示肾区有单个边缘整齐的圆形透声暗区。IVU 示肾盂肾盏受压、变形、移位，但无积水。CT 检查示一圆形壁薄、界限清楚的低密度肿块，增强后肾实质密度增强而肿块无增强。

3. 肾周围囊肿

腰部可出现边界不清的囊性肿块，往往有外伤史。IVU 示肾脏缩小、移位，肾盂肾盏形态正常无扩张。超声检查示肾脏周围出现透声暗区。

4. 肾上腺囊肿

腰部可发现巨大囊性肿块。IVU 示肾脏下移及肾轴受压移位，肾盂肾盏无变形、扩张。超声检查、CT 检查均显示肾上腺区域囊性肿块影像。

5. 马蹄肾

腹部脐区触及均匀实质性肿块。伴发积水时可触及不规则的囊性肿块，IVU 示肾轴呈倒八字形，两侧肾盏位置较低并向中线靠拢，肾盏向内侧伸展。

三、治疗措施

根据肾积水病因、程度和肾功能情况确定治疗方法。

（一）病因治疗

积极治疗引起肾积水的病因，尽力保留患肾。

（二）肾切除

肾积水感染严重，完全失去功能，而对侧肾功能可以承担生理需要时，在必要情况下可行肾切除。

（三）肾造瘘及肾积水内引流术

若病情危重或肾积水病因不能解除时，可先行肾造瘘术，若孤立肾肾积水达盆腔时，也可行积水肾、肾盂、膀胱吻合内引流术。目前经皮穿刺置放引流管已可代替开放手术的肾造瘘方法。

（四）双侧肾积水

一侧肾积水严重，一侧轻，可先治疗严重侧。两侧肾积水皆严重，可分期治疗，但仍以先处理较重侧为好。两侧肾积水皆轻，要仔细分析，确定手术适应证。

良 性 前 列 腺 增 生

良性前列腺增生是泌尿外科常见的疾病之一，多发生于 50 岁以上的老年男性。有资料表明，在 50 岁以上男性中，病理学检查有 50% 可见前列腺增生性改变，在 80 岁以上男性中，这种改变可高达 90%。

一、病因

前列腺是男性附属性腺器官，它的正常发育有赖于男性激素的支持。青少年时期切除睾丸者，前列腺不发育。至今有关良性前列腺增生的确切病因尚不完全清楚，以往有双氢睾酮学说、上皮生长因子学说、雄雌激素相互作用学说等，目前公认老龄和有功能的睾丸是发病的基础，两者缺一不可。

二、病理

前列腺由移行带、中央带和外周带组成，移行带为围绕尿道精阜的部分，中央带为射精管通过的部分，其余为外周带，前列腺增生起始于移行区，主要是平滑肌增生或腺体扩大和增生。增生的前列腺可将外周区和腺体压扁成膜状，称为假包膜。前列腺增生的程度并不一致，与尿流梗阻的程度亦不成比例。增大的腺体向膀胱内突入，可造成排尿困难及梗阻，前列腺尿道部延长、弯曲、受压，形成裂隙状，可导致尿潴留。

前列腺增生引起梗阻时，逼尿肌活性亢进，无抑制性收缩，平滑肌纤维增粗和收缩力增加，但不能快速传播至整个逼尿肌，使小范围逼尿肌收缩、增厚，形成小梁和小房，严重时小房向膀胱外突起形成假性憩室。由于逼尿肌代偿性收缩，膀胱内高压，出现尿失禁。若梗阻不能解除，使膀胱内残余尿量逐渐增多，膀胱张力降低出现充溢性尿失禁。长期的排尿困难使膀胱扩张，输尿管末端丧失活瓣作用，引起输尿管反流现象，导致肾积水、肾功能受损，以及并发感染和结石。

三、病情评估

（一）临床表现

1. 症状

1）尿频

尿频是前列腺增生最初出现的症状。早期是因前列腺充血刺激所引起，日间及夜间排尿次数增多，尤其是夜间尿频。梗阻加重，膀胱残余尿量增多时，尿频逐渐加重，这是膀胱经常在部分充盈状态，而使有效容量缩小所致。

2）排尿困难

排尿踌躇，尿线细而无力，尿流射程缩短，尿末淋漓，尿不尽感，有时需屏气增加腹压才能排空尿液，在深呼吸时尿流随腹压降低而中断，出现间歇性排尿现象。

3）尿潴留

过多的残余尿使膀胱失去收缩能力，在受凉、受累、上呼吸道感染、饮酒等诱因下可形成尿潴留。如膀胱过度充盈，可形成充溢性尿失禁。

4）其他症状

前列腺增生合并感染时，可有尿频、尿急、尿痛等膀胱炎的表现，有结石时症状更加明显，可伴有血尿；前列腺增生因局部充血可发生血尿，晚期可出现肾积水和肾功能不全现象。长期排尿困难导致腹压增高，可发生腹股沟疝、脱肛或内痔等。

2. 国际前列腺症状评分（IPSS）

询问患者有关排尿的 7 个问题，根据症状严重程度对每个问题进行评分（0～5分），总分为 0～35 分（无症状至非常严重的症状）。其中 0～7 分为轻度症状；8～19分为中度症状；20～35 分为重度症状。尽管 IPSS 分析力图使症状改变程度得以量化，但仍会受到主观因素的影响。

3. 体征

急性尿潴留时，下腹部膨隆。耻骨上区触及充盈的膀胱。直肠指检前列腺增大、表面光滑，富于弹性，中央沟变浅或消失。

可按照腺体增大的程度把前列腺增生分成三度。

Ⅰ度肿大：前列腺较正常增大 1.5～2.0 倍，中央沟变浅，突入直肠的距离为 1.0～2.0 cm。

Ⅱ度肿大：腺体呈中度肿大，大于正常 2.0～3.0 倍，中央沟消失或略突出，突入直肠 2.0～3.0 cm。

Ⅲ度肿大：腺体肿大严重，突入直肠超过 3.0 cm，中央沟明显突出，检查时手指不能触及上缘。

（二）实验室及其他检查

1. 超声检查

在耻骨上探查，可以测得膀胱内的残余尿量。残余尿量的存在是前列腺增生患者在疾病发展过程中的重要参考指标。通常残余尿在 20～40 ml 时多为轻度增生，41～60 ml 为中度增生，60 ml 以上为重度增生。采用特制超声波探头插入直肠 5～8 cm 处可探及前列腺，前列腺增生时，回声图上进出波距离增宽，尿道波之外尚可见少许微波。声像图上可见前列腺横径和纵径都增大，前列腺中叶增生明显者，可见有突向膀胱的暗区。

2. 尿道膀胱镜检查

尿道膀胱镜检查可了解尿道、前列腺、膀胱颈及膀胱的情况，但不宜作为前列腺增生的常规检查。当临床表现为下尿路梗阻而直肠指检前列腺无明显增大或出现肉眼血尿时，应进行尿道膀胱镜检查。前列腺增生镜下可见尿道延长，颈部凹面消失，输尿管口间距离增大，输尿管口与膀胱颈距离增宽，膀胱内壁可有小梁、憩室或结石形成。两侧叶增生时，膀胱颈部两侧呈圆弧状凸起，致使尿道内口变为纵行裂缝，膀胱三角隆起。中叶增生时，膀胱颈下唇边缘呈半圆弧状隆起，或为一球状物突出膀胱内，而膀胱颈其他部位内镜视野均呈半月形。三叶增生时，增生的前列腺突出于膀胱颈口，形成三个肥厚、光滑的半圆形弧状隆起，使整个膀胱颈呈"V"形。

3. 尿流率测定

一般认为，排尿量在 150 ~ 400 ml 时，如最大尿流率≤15 ml/s 提示排尿功能异常，最大尿流率≤10 ml/s 则为排尿功能明显异常。前列腺增生所致的膀胱出口梗阻，除表现为最大尿流率明显降低外，并可见低丘斜坡型、不规则低平曲线或重度低平曲线，且梗阻愈严重，曲线高度愈低。

4. 泌尿系 X 线检查

腹部平片可了解有无前列腺及膀胱结石；IVP 可了解尿路梗阻及肾功能情况；膀胱造影可显示膀胱颈部或底部受压变形情况；尿路造影可显示前列腺尿道段狭窄的程度等。

（三）诊断

1）发病年龄在 50 岁以上。
2）临床上以排尿困难和尿频特别是夜尿次数增多为主症。
3）直肠指检扪及增大的前列腺及中央沟变浅或消失。
4）B 超检查、CT 检查、尿流动力学和膀胱镜检查等有助于诊断。

（四）鉴别诊断

前列腺增生应与下列疾病相鉴别。

1. 前列腺癌

前列腺癌直肠指检时肿块坚硬如石，表面不规则，有时呈结节状。

2. 尿道狭窄

尿道狭窄有尿道受伤和炎症病史，指检前列腺无增大，尿道膀胱镜检查尿道有狭窄。

3. 膀胱肿瘤

若膀胱肿瘤靠近膀胱出口可产生排尿困难，症状以血尿为主，膀胱镜检查可发现肿瘤。

4. 神经性膀胱

神经性膀胱临床症状与前列腺增生相似，但常伴有会阴感觉减退、肛门松弛、提肛反射消失及其他神经系症状。直肠指检前列腺不大，尿流动力学检查可资鉴别。

四、治疗措施

前列腺增生不引起梗阻则不需要治疗。已有梗阻而不影响正常生理功能可暂予观察，如已影响正常生理功能则应尽早治疗。

（一）药物治疗

对梗阻较轻、年老体衰或有心、肺、肾功能障碍的患者，可选择药物治疗。

1. α受体阻滞剂

α受体主要分布在前列腺基质平滑肌，在前列腺增生时基质增生比腺上皮增生更为明显。α受体兴奋时，前列腺基质平滑肌张力增加，排尿阻力增加。阻滞α受体，可降低平滑肌张力，减少尿道阻力，改善排尿功能。常用α受体阻滞剂为特拉唑嗪和阿夫唑嗪、坦索罗辛，坦索罗辛为超选择 α_1 受体阻滞剂。特拉唑嗪5 mg，每日2次；坦索罗辛0.2 mg，每日1~2次。

2. 5α还原酶抑制剂

前列腺增生患者血液中总的游离睾酮虽然下降，但由睾酮经5α还原酶转化而成的双氢睾酮是增加的。因此服用5α还原酶抑制剂非那雄胺可降低前列腺内双氢睾酮，促使前列腺体积缩小。非那雄胺常规用量为5 mg，每日2次。

长期使用雌激素有增加心血管并发症的危险，雄激素有促进发生前列腺癌的可能，均不宜应用。目前主张非那雄胺与α受体阻滞剂联合应用，可增加前列腺的细胞凋亡。

3. 太得恩

太得恩能抑制碱性成纤维细胞生长因子（bFGF）引起的前列腺成纤维细胞增生，改善排尿梗阻症状。常用剂量为50 mg，每日2次。

4. 普乐安

普乐安有抗雄性激素作用，可减轻前列腺被膜组织胶原纤维增生和腺上皮细胞内的分泌，从而排除腺腔纤维组织屏障，促进腺管引流通畅，改善尿道黏膜及周围组织水肿而获效。饭前服，亦可用胶囊吞服，每次3~4片，每日3次，总有效率90%，对前列腺炎也有较好治疗效果。临床长期应用未见明显毒副作用。

5. 奥生多龙

奥生多龙直接作用于雄激素的靶器官，可与雄激素发生竞争性对抗，而几乎不显示其他激素的作用，其抗雄激素作用特异性很强。轻度前列腺肥大者每周200 mg 肌内注射，中度以上者每周400 mg 肌内注射，分1~2次注射，连续使用12周后改为每周200 mg 肌内注射。副作用主要为注射部位疼痛、肝功能异常、发热、红细胞减少等，偶见皮疹、倦怠感、性欲减退、心悸等。

6. 哌米松

本品具有抗雄激素的作用而无雌激素和孕激素的效应。作用于对雄激素敏感的靶器官并且不抑制脑垂体。本品对前列腺肥大所致的功能失调有治疗作用，且无明显的毒副作用和药物配伍禁忌。对本品过敏者禁用。用法为160 mg，每日2次。

（二）手术治疗

前列腺增生患者年龄高，常伴有全身性疾病，手术风险相对大，因此要严格掌握手术适应证，认真做好术前准备及术后处理。

1. 手术适应证

1）曾经有过或现在还存在急性尿潴留者。

2）虽然没有发生过急性尿潴留，但膀胱残余尿经常超过 60 ml，甚至超过 100 ml，提示排尿障碍较严重，膀胱代偿能力差。

3）前列腺增生并发出血、结石形成或肿瘤等。

4）身体状况能耐受手术创伤。

2. 术前准备

前列腺增生患者需要手术治疗的几乎都是老年人，因老年人合并心、肺、肾、肝等器官的疾病，因此在考虑给老年人做前列腺切除时，首先要重视并发症的治疗和患者全身健康状况的改善，术前充分估计患者对麻醉与手术的耐受性，对患者的心脑血管、呼吸、内分泌及神经系统情况等进行全面而仔细地检查。

1）常规检查：包括 B 超尿流率、心电图、胸部 X 线及实验室各项检查（如血尿便常规、出凝血时间、肝肾功能、电解质、血糖及前列腺特异性抗原等）。B 超检查可以了解前列腺增生的大小、形态、质地，以及前列腺梗阻引起的上尿路改变等。

2）特殊检查：应作尿脱落细胞学、IVU 及膀胱镜等检查。如有硬结可行前列腺活检术。有些人前列腺增生不明显，但尿潴留却很严重，为了排除神经源性膀胱，需做全套尿流动力学检查。

3）尿液引流：有慢性尿潴留、肾功能不全的患者，术前应及时引流膀胱尿液，解除梗阻，对肾功能改善与恢复非常重要，待患者肾功能恢复至正常或接近正常，全身状况改善后再进行手术。

4）术前处理：有尿路感染的患者，术前应给予抗生素，术前备血 200～800 ml，备皮，术前灌肠。

术前必须对患者做心、肺、肝、肾等器官全面检查。对有大量残余尿或尿潴留、肾积水、肾功能受损患者，术前应留置导尿管引流尿液。严格控制感染。对患者进行必要的解释，消除顾虑，取得患者配合。

3. 手术方法

1）耻骨上经膀胱前列腺切除术：此种方法目前比较广泛应用。其优点为方法简单，易于掌握，同时可在直视下进行，并可同时处理膀胱内结石、憩室或肿瘤等并发症。术后效果也较满意。

2）耻骨后膀胱外前列腺切除术：较常用，效果较好，但不能同时处理膀胱内并发症。

3）经会阴前列腺切除术：手术较安全，但因手术视野小，操作复杂，且易引起阳痿、尿失禁和直肠损伤，所以目前基本放弃此方法。

4）经尿道前列腺切除术（TURP）：TURP 在术中和术后的出血量较少，术后的渗血天数也少，并发症少，手术痛苦较小，住院时间较短。

4. 术后处理

1）防止休克：根据患者术中及术后出血情况，补充血容量并维持水电解质平衡。

2）预防肺炎和深静脉血栓形成：鼓励患者多饮水，做深呼吸、咳嗽、下肢按摩，适当活动。

3）保持尿引流管通畅：根据流出液的颜色调节冲洗液的流速，防止膀胱血块形成。必要时经引流管持续点滴消炎止血剂，或加用防纤溶药物，如氨甲芳酸。前列腺摘除术后 3 ~ 5 天抽出气囊内注液，拔除气囊导尿管，10 ~ 14 天可拔除耻骨上膀胱造瘘管，让患者自行排尿，观察尿流通畅程度。

4）防治感染：在术前、术中和术后应用抗菌药物可以防治感染发生。

（三）其他治疗

1. 气囊扩张疗法

经尿道插入带气囊的导管，待气囊部分恰好放置在前列腺部尿道时，往气囊内充水，利用气囊压力撑开前列腺，达到扩张尿流通道的目的。治疗后即拔除导管。气囊器械扩张有一定疗效，但撑开的前列腺可能复原愈合，因此远期疗效欠佳。

2. 金属支架疗法

经膀胱镜将记忆合金制成的网状支架送入放置在前列腺部尿道，利用机械永久撑起尿道，形成"隧道"，让尿液通过。该疗法关键是金属支架长度合适，放置位置准确，其前端刚好卡在膀胱颈部尿道内口，其下端应处在尿道外括约肌上方，这样既能保证小便通畅又不会造成尿失禁。此方法疗效肯定、创伤小、操作简便，初期可能有异物感。

3. 冰冻疗法

应用冷冻设备，将制冷剂，如液氮作用在前列腺部位，使局部温度为 – 190 ~ –160℃，使前列腺组织在一定时间内坏死脱落，达到解除尿流通道梗阻的目的。该疗法操作简单、创伤小，缺点是冷冻范围难确认，治疗后需留置较长时间导尿管等。

4. 电磁波疗法

电磁波治疗前列腺增生的方法包括微波治疗和射频治疗，它们本质上是局部热疗。

1）经尿道微波疗法（TUMT）：利用微波对生物组织的热凝固原理以达到治疗目的。方法是将微波治疗导管经尿道直接置入前列腺增生部位，输出微波 1 ~ 15 分钟，使局部前列腺组织产生热凝固，然后取出微波治疗导管，插入电切镜将凝固的组织切除。切除部位因凝固不会出血，并可以被彻底刮净。手术完毕插入导尿管，3 ~ 7 天拔管，患者即可畅通排尿。若采用 TUMT 治疗前列腺增生，患者只需在门诊接受一次性治疗，时间为 1 小时，24 小时后排尿可逐渐通畅，综合临床报道有效率在 80% 左右。

2）经尿道针刺射频消融法（TUNA）：采用混频射频发射源，利用 2 个电极间电流通过电阻时产生的内生热来发挥作用。方法是将射频电极 F16 气囊导尿管经尿道插入，使射频电极位于前列腺部尿道内，热量经尿道直接作用于前列腺增生部位。治疗温度为 44.5℃ 或 45.0℃。单程疗程为 3 小时。近期疗效相当于 TUMT。

电磁波治疗前列腺增生有一定优点，适应证广，尤其对体质差、年龄高，伴有全身性疾病者适用，不良反应少。

5. 激光治疗

将激光导光束经膀胱镜置入，接触式或非接触式直接作用于前列腺，或切割，或气化，或消融，治疗前列腺增生安全、高效，很受医生和患者欢迎，但价格昂贵。

6. 高强度聚焦超声治疗

高强度聚焦超声治疗（HIFU）通过超声传递能量，"热消融"治疗前列腺增生，初步的治疗效果近似于 TUNA 和 TUMT。

五、护理要点

（一）术前护理

1）患者因长期排尿困难，反复尿潴留而迫切要求手术，但因高龄或有心肺肾功能障碍，对手术能否进行、手术效果如何无心理准备。护理人员应针对老年患者特点，反复耐心解释手术的必要性，详细告知治疗方案，尤其是术前准备工作的重要性与手术效果的关系，使患者消除恐惧心理，保持良好状态，积极配合做好术前准备。

2）协助患者进行全身检查，包括心、肺、肝、肾等功能检查。

3）协助患者进行膀胱镜检查、尿培养、残余尿测定及血液生化检查。

4）由于排尿困难可能影响肾功能，术前应记录尿量，有泌尿系感染者，需抗感染治疗。

5）如有留置尿管或耻骨上膀胱造瘘，应充分引流尿液，并用 1:5 000 呋喃西林溶液冲洗膀胱。

6）术前口服己烯雌酚 2~3 mg，每日 3 次，使前列腺收缩，减少术中出血。

7）手术日晨用肥皂水灌肠 1 次。

8）去手术室带三腔导尿管、蘑菇头尿管各 1 根。

（二）术后护理

1）执行泌尿外科术后护理常规。

2）取平卧位，3 天后改半卧位。

3）术后患者常安有气囊导尿管，需接受膀胱冲洗装置，进行持续膀胱冲洗，以免血液在膀胱内凝固，堵塞导尿管。一般持续冲洗 6~12 小时，后改为每日冲洗 2~4 次。

4）密切观察血压、脉搏的变化，血压降低，脉搏加快，及时通知医生处理。术后手术野出血不止，可随尿液引出。应检查留置气囊导尿管气囊内充液情况，一般可充水 20~30 ml，以压迫前列腺窝，达到止血作用。当出血较多时可在膀胱冲洗液中加入氨甲芳酸或凝血因子，注入后夹管保留药物 30 分钟左右，并可重复用药；亦可用 4~5℃ 低温生理盐水冲洗；或注射止血剂。如气囊导尿管已拔除，则应再置入。

5）术后 5 天内一般不做肛管排气或灌肠，避免因用力排便而引起前列腺窝出血。便秘时可按医嘱给缓泻剂。

6）术后按医嘱应用抗菌药物防治感染。要定时清洁尿道外口的分泌物。

7）加强口腔和皮肤护理，鼓励和协助患者咳痰，定时翻身，保持皮肤清洁干燥，预防并发症。

8）在拔尿管前 2 天夹闭导尿管，每 3~4 小时间断放尿 1 次，训练膀胱的排尿功能。

9）拔除耻骨上膀胱造瘘者，注意是否有漏尿情况，敷料浸湿者应及时更换。

10）持续导尿 10～14 天拔除尿管。拔除尿管 1 周后行尿道扩张，预防尿道狭窄。

（三）经尿道前列腺切除术的护理配合

1）术前配合。对患者各系统功能进行全面检查，以评估手术的耐受性和术后的恢复情况。一般包括血尿常规、肝肾功能、血电解质、凝血时间、血糖、胸部 X 线片、心电图。对尿潴留的患者要首先排除神经源性膀胱的可能。

2）尿潴留严重、长期留置导尿的患者膀胱内一般有炎症，术中出血多，术后易感染，因此术前可给予系统的抗生素治疗。

3）术中冲洗液的应用。为保证手术视野的清晰，冲洗液的流速至少应达到 30 ml/min，冲洗瓶距手术台的高度至少要 60 cm，冲洗液的选择要求为不含电解质的非溶血性液体，较常用的是 5% 葡萄糖液、1.5% 甘氨酸溶液、4%～5% 的甘露醇溶液等。

4）术后患者须留置三腔气囊止血导尿管，并牵拉导尿管使气囊恰好压住前列腺窝。持续用 0.9% 的生理盐水进行膀胱冲洗，根据冲洗液颜色调节冲洗速度。

5）嘱患者饮食注意清淡忌辛辣，保持大便通畅，不用力排便或咳嗽，多饮水，大于 3 000 ml/d，保持尿量大于 2 500 ml/d。

（四）健康教育

1）嘱患者出院后要多饮水，勤排尿，忌烟酒及辛辣刺激性的食物，加强营养，适度活动，避免感冒，经常进行会阴部括约肌舒缩锻炼，3 个月内避免较剧烈活动。

2）嘱患者按医嘱定期复查尿流率，以防尿道狭窄。

3）指导永久性膀胱造瘘的患者学会造瘘管的家庭护理，定期更换造瘘管，防止感染和结石形成。

（刘飞）

第六节　尿石症

肾及输尿管结石

肾及输尿管结石统称上尿路结石。输尿管结石大多数来源于肾结石，多为单侧，双侧约占 10%。

一、病情评估

（一）临床表现

1. 疼痛

结石较大，在肾内移动度较小时，因结石的压迫、摩擦或重力作用，常引起肾区或上腹部隐痛或钝痛。在剧烈活动后或并发感染时，症状加重。较小的结石，在尿路中移动，或引起急性输尿管梗阻，可引起突然剧烈的肾绞痛。疼痛为阵发性，似刀割样，患者常坐卧不安，有时甚至出现面色苍白、出冷汗、脉弱而快、血压下降等症状。绞痛一般持续数分钟，也可长达数小时之久。疼痛常从肾区开始，沿输尿管向下腹部、外阴和大腿内侧等部位放射。输尿管末端结石可引起尿频、尿急、终末性尿痛。

2. 血尿

多发生在疼痛之后，有时是唯一的症状。血尿一般轻微，表现为镜下血尿，少数为肉眼血尿。在绞痛发作期间，血尿的出现是肾绞痛与其他各种急腹症相鉴别的重要佐证。

3. 排石

少数患者可能发觉自行排出细小结石，俗称尿砂，是尿石症的有力证据。

4. 感染

少数结石可能并发尿路感染或本身就是感染石。应当注意，在儿童结石患者中，继发性尿路感染可能是主要的临床表现，诊断时容易忽略结石的存在。

在体格检查时，患侧肾区可有轻度叩击痛。当结石并发重度积水时可触及肿大的肾。在肾绞痛发作期，应仔细检查腹部，以排除其他各种急腹症。个别患者的结石并不引起任何症状，只是在体格检查时才被发现。

（二）实验室及其他检查

1. 实验室检查

实验室检查对肾结石病因的诊断极为重要，通常包括以下几项。

1) 血清检查：钙、磷、尿酸、血浆蛋白、血二氧化碳结合力、钾、钠、氯、肌酐等。

2) 尿液检查。

(1) 尿常规：尿蛋白阴性或微量，pH 值以结石成分不同而异。镜检可见红细胞，如合并感染，可见到脓细胞，有时尿中可见到结晶和结晶团块。

(2) 尿培养及细菌药敏试验。

(3) 24 小时尿定量分析：测定钙、磷、尿酸、草酸、胱氨酸、镁、钠、氯化物、枸橼酸、肌酐等。

2. 影像学检查

1) 泌尿系平片和断层平片：平片必须包括全泌尿系统。90% 以上的肾结石在 X 线片上显影，显影的深浅和结石的化学成分、大小和厚度有关。不同成分的肾结石按其显影的满意程度依次排列为草酸钙、磷酸钙和磷酸镁铵、胱氨酸、含钙尿酸盐。纯尿酸结石不显影。结石在平片上显影程度受到很多因素的影响，如结石小，肠气多，肥胖患者，显影常不满意，此外，也与投照技术有关系。

在判断结石时应注意与腹腔内其他钙化灶相鉴别。腹腔内肠系膜钙化的淋巴结通常为多发、散在，很少局限在肾脏部位，钙化影不均匀，呈斑点状，在不同时间钙化影的位置变化很大，侧位 X 线片可见钙化斑在腰椎前方。断层 X 线片能在不同层次照出更清晰的平片，对较小的结石也能显示。

2）IVU：IVU 可了解肾盏、肾盂形态及肾功能状态，有助于判定肾内（外）肾盂类型、肾盂输尿管连接部狭窄、多囊肾、蹄铁形肾、海绵肾及肾积水等。阴性结石在显影的肾盂内表现为透明区，类似占位性病变。在肾功能较差，显影欠佳时，可应用大剂量造影剂造影。

3）逆行肾盂造影：它适用于 IVU 后仍诊断不明的患者。对碘有过敏反应的患者可改用 12.5% 溴化钠。肾盂注气造影适用于肾盂阴性结石，注气时应采用头高位，否则气体不能升入肾盂。

4）肾穿刺造影：在逆行肾盂造影失败时，可进行肾穿刺造影。因可能会引起一些并发症，故现已很少使用。

5）肾图：肾图是诊断尿路梗阻的一种安全、可靠、简便、无痛苦的方法，可了解分肾功能和各侧上尿路通畅的情况，作为了解病情发展及观察疗效的指标，其灵敏度远较 IVP 为高。利尿肾图则可以对功能性梗阻及机械性梗阻进行鉴别。急性肾绞痛时如经常规检查尚不能明确诊断，可行急诊肾图检查，以期及时做出诊断。

6）B 超检查：B 超检查可对肾、输尿管、膀胱内有无结石及有无其他合并病变做出诊断，确定肾脏有无积水，尤其能发现可透 X 线的尿路结石，还能对结石造成的肾损害和某些结石的病因提供证据。它能发现肾脏、膀胱内较大的结石，对输尿管结石的检出率可达 87.8%。B 超有一定的局限性，它不能鉴别肾脏的钙化与结石，不能区分输尿管结石与肠内容物，不能直观地了解结石与肾、输尿管之间的关系，也不能看出结石对肾、输尿管的具体影响，更重要的是 B 超不能对如何治疗结石提供足够的证据。因此，B 超对尿路结石的诊断只能作为一种辅助或筛选检查。在 B 超发现有结石后，应做进一步检查，如 IVP 等。

7）CT 检查：并非所有的尿石患者均需行 CT 检查。CT 检查可以显示肾脏大小、轮廓、肾结石、肾积水、肾实质病变及肾实质剩余情况，还能鉴别肾囊肿或肾积水；可以辨认尿路以外引起的尿路梗阻病变如腹膜后肿瘤、盆腔肿瘤等；增强造影可了解肾脏的功能。对因结石引起的急性肾衰竭，CT 检查能有助于诊断的确立。因此，只有对 X 线不显影的阴性结石及一些通过常规检查无法确定诊断进而影响手术方法选择的尿石症患者，才需要进行 CT 检查。

（三）诊断和鉴别诊断

1. 诊断

1）典型的肾及输尿管绞痛，表现为腰部或沿输尿管走向的剧烈疼痛，并向大腿内侧、外生殖器部放射。疼痛突然发生，腹部体征不明显。

2）血尿。绞痛发作时或发作后出现血尿，常为镜下血尿。

3）X 线检查。绝大多数结石可在平片上显影，必要时可行泌尿系造影以显示结石。

2. 鉴别诊断

1）胆囊炎及胆石症：疼痛常在油腻饱食后发生，在右上腹部，向右侧肩背部放射，无血尿发生。胃肠道及全身感染症状较明显。可触及肿大的胆囊，胆道造影可区别。

2）急性阑尾炎：表现为转移性右下腹疼痛及右下腹固定的压痛和反跳痛，白细胞数升高。疼痛程度不很剧烈，无血尿，腹部体征明显。

3）肾结核：表现为顽固性膀胱刺激征及血尿、脓尿，尿液检查可查到抗酸杆菌。在男性常伴生殖系结核。尿路造影可见结核造成的破坏性病灶。膀胱容量较小。

4）肾肿瘤：无痛性间歇性肉眼全血尿是本病的特点。借助于 B 超及 CT 检查，可发现肾脏增大及占位性病变。

三、治疗措施

治疗的目的是解除痛苦，保护肾脏功能，排出结石并防止其复发，治疗方案应依人而异。

（一）一般治疗

对于结石小于 1 cm、无尿路梗阻和感染、肾功能正常、多发或复发性小结石，可大量饮水以尿液冲洗排石。应用结石溶解剂溶石，中草药排石，针刺穴位促进排石。

（二）肾绞痛的治疗

肾绞痛一经确诊，应立即采取行之有效的镇痛措施。传统的标准治疗是应用麻醉性镇痛药，常用哌替啶 50 mg，肌内或静脉注射，必要时 6 小时后重复注射一次。非类固醇类抗炎药（如吲哚美辛栓剂）控制肾绞痛与麻醉性镇痛药功效相同，其镇痛机制是通过抑制前列腺素合成来阻断前列腺素介导的疼痛传导路径，减弱输尿管的收缩性，以及降低肾盂内压和肾小球毛细血管压。在肾绞痛发作时，针刺三阴交穴、肾俞穴和（或）手背的腰腿穴常能收到迅速有效的镇痛效果。虽然阿托品之类的 M 胆碱受体阻滞剂是治疗肾绞痛惯用的药物，但其镇痛效果并不理想，而且不良反应较大，一般不宜单独采用。

（三）体外冲击波碎石

体外冲击波碎石（ESWL）是近年来临床上广泛治疗尿石症的新方法。

1. 适应证

1）下尿路无梗阻。

2）肾功能检查示血肌酐 $< 265\ \mu mol/L$。

3）无急性尿路感染。

4）手术残留或术后复发性肾结石。

2. 作用原理

通过 X 线或 B 超对结石定位，将冲击波聚焦后作用于结石，成功率在 90% 以上。

3. 并发症

1）血尿：因排石和冲击波可致肾、输尿管、消化道和肺的轻度损伤，部分患者可有血尿、咯血、大便隐血。血尿严重者需用止血剂。

2）肾绞痛：在碎石排出过程中可引起肾绞痛，可用解痉和镇痛药。

3）感染：碎石堵塞可继发感染，患者有发热。

（四）手术治疗

由于腔内泌尿外科及 ESWL 的快速发展，绝大多数上尿路结石不再需要开放手术。术前必须了解双侧肾功能。在感染时应先行抗感染治疗。输尿管结石手术，入手术室前需再做腹部平片行最后的定位。有原发梗阻因素存在时，应同时予以纠正。

1. 手术治疗的适应证

1）较大的肾盂、肾盏结石，如直径 >3 cm 的结石或鹿角形结石，可采用腔内泌尿外科手术的方法和 ESWL 的方法治疗。

2）肾盂、肾盏内的多发性结石，手术对一次性取尽结石比较有把握。

3）已有梗阻并造成肾功能损害的肾盂、输尿管结石，如肾盏颈部有狭窄的肾盏结石、有肾盂输尿管交界处狭窄肾盂结石、有高位输尿管插入畸形的肾盂结石等可行手术治疗。对结石梗阻所致的无尿，应及时手术解除梗阻、挽救肾功能。

4）输尿管或膀胱憩室内的结石，必须在手术取出结石的同时切除憩室，否则结石会复发。

5）其他，如直径 >2 cm 或表面粗糙的输尿管结石及在某一部位停留时间过长估计已经形成粘连、嵌顿的结石，可行手术治疗；肾脏有严重并发症、全身情况不佳的患者，应选择手术治疗，以缩短治疗周期；一些多次 ESWL 治疗未获成功或采用其他取石方法失败的患者，可行手术治疗。

2. 手术方法

对有适应证的患者，应根据结石所在的部位，结石的大小、形态、数量，肾脏、输尿管的局部条件来决定手术方法。

1）肾盂或经肾窦肾盂切开取石术；肾外型肾盂较肾内型肾盂更适宜行此手术。对单个结石能保证一次取净，疗效最佳。对多发性结石可考虑采用凝固取石，即将凝固剂注入肾盂，可将肾盂及肾盏内结石或结石碎屑黏着，待其凝固后即可将结石全部取出。凝固剂采用注入与肾盂容量略少的冷冻血液制品，再注入 10% 氯化钙 1 ml。注入前应吸净肾盂内尿液，注入后 5~7 分钟即可凝固成块，然后切开肾盂，将粘有大小结石的血凝胶块完整地取出。为避免遗漏残余结石，在取石后补拍 X 线平片。此术不需低温和钳夹肾蒂，手术创伤小，并发症少，术后结石复发率较低。

2）肾实质切开取石术：常用于不能通过肾窦切开取出的多发性或鹿角形肾结石。国外采用阻断肾血液循环，静脉注入肌核苷，在室温下，于 90 分钟内取净肾结石，对肾功能无不良影响。如局部降温至 15～20℃，再阻断肾蒂则可保证 2～3 小时的手术，术后肾功能无改变。术中需在手术台上拍片证实肾内结石已取净。目前最常用的是非致萎缩性肾实质切开取石术或肾窦加放射状肾实质切开取石术，均能获得良好的疗效，但此法较前者手术创伤大，术后的并发症及结石复发率较高。

3）肾部分切除术：肾下盏多发性结石或有肾盏颈部狭窄的多发性结石与肾盏黏膜粘连严重的结石，可采用肾部分切除术。术中除取净结石外，要求缝闭肾盂及充分止血，否则易形成肾尿漏。

4）肾切除术：肾切除术目前已很少使用。只有一侧肾结石合并肾积脓或肾功能丧失而对侧肾正常时，可考虑行此手术。

5）肾造瘘术：适用于双肾结石并发急性梗阻引起无尿、少尿，应尽早解除肾功能较好一侧的梗阻；患者一般状况差，或结石位置不明，可先行经皮插管引流或行肾造瘘术。术后 2 周左右再行取石手术。

6）双肾鹿角形结石或孤立肾鹿角形结石患者的肾功能逐渐减退，可以存活多年。在技术、设备条件良好的医院，可考虑行手术取石术。手术的关键是有效地控制感染和取净结石。

7）体外肾切开取石术：国内曾一度采用体外肾手术取石，然后再行自体移植术。

（五）经皮肾镜碎石术

经皮肾镜碎石术（PCNL）是把肾镜经皮肤穿入肾盂肾盏内进行体内碎石和取石的现代外科技术，优点是结石取净率较高，创伤性较小。PCNL 主要用于治疗一些复杂性肾结石，如鹿角形结石、多发性肾结石和胱氨酸结石。PCNL 操作包括三大步骤：①用肾穿刺针从皮肤穿至肾集尿系统，建立一条微小通道；②用扩张器扩粗该通道，使之能容肾镜及其外套管通过；③经肾镜看清集尿系统的结石后，用激光、超声或气动式体内碎石器将结石粉碎并取出。PCNL 可被单独采用，亦可与 ESWL 联合应用。

（六）经尿道输尿管镜碎石术

经尿道输尿管镜碎石术是一种经内镜治疗上尿路结石的非开放性手术方法。方法是先经尿道将膀胱镜插入膀胱，窥视下向输尿管内插入导丝，沿导丝用扩张器逐步扩张输尿管口，然后再沿导丝将输尿管镜经输尿管口向上插入输尿管，最后进入肾盂。可在窥视下进行各种治疗（如用套石篮套石、用超声或液电碎石、用异物钳直接取石等）。取石后，一般要留置输尿管导管（或双 J 导管）2～5 天，以预防术后输尿管黏膜水肿、血块堵塞而造成的梗阻或疼痛。

经尿道输尿管镜碎石术是治疗输尿管结石的一种重要手段，尤其是对输尿管中下段结石，成功率很高。

下列情况不宜经尿道输尿管镜碎石术，如出血性疾病、前列腺增生或尿道狭窄、各种原因造成的输尿管口狭窄及输尿管狭窄、输尿管扭曲等，因直接妨碍输尿管镜的置入而不能进行经尿道输尿管镜碎石术。因此，术前要进行 IVP 或 B 超检查，以确认没有上述异常情况。此外，有膀胱挛缩病变或急性泌尿系感染时也不能做。有泌尿系感染者，需待感染控制后再进行经尿道输尿管镜碎石术。

经尿道输尿管镜碎石术是一种安全、有效的方法，可以使患者免除开放手术所带来的痛苦，较开放性手术恢复快，住院时间短，并发症少，主要并发症是急性肾盂肾炎和输尿管损伤。

膀胱结石

膀胱结石的发生在性别方面差异很大，一般男∶女为 10∶1，这主要是由于男性尿道长而细（小儿尤细），且较弯曲，加之老年前列腺增生，易造成梗阻而诱发结石。

一、形成原因

膀胱结石可以是在膀胱内原发形成的，也可以是从上尿路下降到膀胱的。前列腺增生、尿道狭窄、膀胱颈部梗阻等可以引起尿路梗阻的疾病都可以成为膀胱结石形成的原因。

二、成分和结构

膀胱结石的成分主要是尿酸或磷酸镁铵（感染结石）。这主要与患者饮水少、膀胱内产生酸性尿有关。从上尿路排入膀胱内的结石常是草酸钙和胱氨酸。绝大部分膀胱结石都具有鳞状结构或复合结构。

三、病情评估

（一）临床表现

既往有上尿路结石史、下尿路梗阻病史等。典型症状为排尿时尿流中断，阴茎头部剧痛，改变体位可使症状缓解。有尿频、尿急、尿末痛等膀胱刺激症状。多见终末血尿。有时表现为排尿困难，尿滴沥状。

当结石梗阻发生尿潴留时，可触及膨胀的膀胱。合并感染时膀胱区有压痛，巨大的结石可于肛诊时触及。

（二）实验室及其他检查

1. X 线检查
绝大部分的膀胱结石可在 X 线平片上显示。
2. B 超检查
B 超检查可见膀胱内强回声光团，后方伴声影，随体位改变而移动。
3. 膀胱镜检查
膀胱镜检查可观察膀胱有无结石、憩室、肿瘤、异物等。
4. 尿常规检查
尿常规检查可见红细胞，合并感染时有脓细胞。

（三）诊断

1）排尿突然中断，伴疼痛，可放射至阴茎头部和远端尿道，经改变体位后疼痛缓解继续排尿。

2）直肠指检可扪及较大结石。

3）X线平片能发现绝大多数结石。膀胱镜检能直接看到结石，有时可发现病因。

（四）鉴别诊断

膀胱结石应与膀胱异物、膀胱肿瘤等相鉴别。

四、治疗措施

膀胱结石的治疗必须遵循两个原则，一是取结石，二是纠正形成结石的原因和因素。有的原因在取石时可一并处理，如前列腺增生、膀胱异物和憩室。有的原因则需另行处理，如尿道狭窄。有些因素应在结石治疗后继续处理，如感染、代谢紊乱和营养失调等。

（一）经尿道取石术

经尿道取石术适用于直径 < 4 cm 的单纯膀胱结石。其方法是经尿道在内镜下采用机械、超声或气压弹道等体内碎石器，将结石粉碎后经腔镜冲洗出体外。对于较小的继发性膀胱结石可同时针对其病因治疗，如经尿道前列腺切除术、直视下尿道狭窄内切开术等。

（二）体外冲击波碎石术

ESWL适用于体积较小并能一次性粉碎的结石。

（三）开放手术

开放手术适用于直径大于 4 cm 或较硬结石，以及有膀胱镜检查禁忌证的患者。一般采用耻骨上膀胱切开取石术，亦可同时针对病因治疗，如耻骨上前列腺切除术、膀胱憩室切除术等。

尿道结石

尿道结石大部分来自肾和膀胱。当尿道狭窄、尿道憩室及有异物存在时，可在尿道内形成结石。半数以上尿道结石位于前尿道。

一、病情评估

（一）临床表现

主要症状是在会阴部剧烈疼痛后出现急性排尿困难及不能完全排空膀胱内尿液，甚至可发生急性尿潴留。有时表现为点滴状排尿，伴尿痛和血尿。患者常能指明尿流受阻的部位。

（二）诊断

男性前尿道结石在阴茎和会阴部大多可被触及；后尿道结石可经直肠触到。女性尿道结石可经阴道前壁触及。用尿道探子检查可感觉到与结石的摩擦感，检查时注意勿将能够轻易经尿道取出的结石推向尿道深处。大部分结石在 X 线平片上可以显示，必要时可行逆行尿路造影，进一步明确其位置，同时可发现有无尿道狭窄和尿道憩室。

二、治疗措施

当结石在前尿道时，可向尿道内注入无菌液状石蜡轻巧地将结石取出（挤出），必要时需切开尿道外口；当结石嵌顿在球部时，在尿道会阴部切开取石，取石后应保留导尿管 5～7 天；当结石嵌顿在后尿道时，可用尿道探子将结石推入膀胱，然后做耻骨上膀胱切开取石术。

尿石症护理要点

一、一般护理

（一）心理护理

加强与患者进行交流沟通，消除患者焦虑、恐惧心理。解释特殊检查及治疗的有关事项，让患者了解有关知识，达到积极配合治疗的目的。

（二）肾绞痛护理

当患者肾绞痛发作时，嘱患者卧床休息，同时按医嘱皮下注射阿托品 0.5 mg，绞痛剧烈者加用哌替啶 50～100 mg，肌内注射。进行局部热敷、针灸等，嘱患者可缓解疼痛。对膀胱结石引起的疼痛，嘱患者改变体位，如侧卧排尿，能缓解疼痛和排尿困难。

（三）促进排石

鼓励患者多饮水以增加尿量，按医嘱用利尿、排石的中草药和溶石药物等，并嘱患者适当运动，促进结石的排出。

（四）防治感染

按医嘱使用抗生素预防控制感染。

二、术前护理

1）执行泌尿外科一般护理常规。

2）术前 1 天晚给镇静药，晚 12 点后禁食。

3）术日晨需做术前结石定位拍腹部平片者，肥皂水灌肠 1 次，以防因术前或做特殊检查使结石移位，给手术造成困难。

4）按医嘱给术前用药。

三、术后护理

1）执行外科术后护理常规。

2）了解术中情况、手术名称、血压及输血情况等。

3）行肾盂或肾切开取石者，应特别注意出血情况，严密观察血压、脉搏、尿液及引流液的性质。术后至少卧床一周，防止继发性出血。耻骨上膀胱切开取石术后应注意引流通畅，使膀胱保持在排空状态，以利手术伤口愈合；引流不畅、阻塞可造成切口裂开，甚至尿瘘。

4）术后 1~2 天，肠蠕动恢复后，给半流质饮食或普食，鼓励患者多饮水，防止结石再发。

5）伤口放烟卷引流者，保持敷料干燥。一般在术后 3~5 天无渗液时拔除。

6）有肾盂与输尿管支架导尿管引流者，应接床旁无菌引流瓶，妥善固定，防止脱出，保持其通畅。

7）分别记录引流管流出的尿量和尿道排出的尿量。

8）保持床铺干燥平整，注意翻身，防止压力性损伤发生。

四、健康教育

1）经常向患者宣传卫生知识，使患者了解尿石症的病因、病理、症状及预防知识，加强患者康复信心。

2）向患者讲述饮水、饮食注意事项，适当进行体育活动的重要意义，争取患者从生活细节中防病治病及定期检查，防止结石复发。

3）向患者宣传 ESWL 的原理，避免碎石时声波等刺激而引起患者循环系统的改变。

4）向患者宣传 ESWL 后可有绞痛、血尿等反应。ESWL 后，半个月复查腹部平片，以观察碎石排出情况。必要时需重复碎石。

5）对手术患者讲解手术的目的、术式、放置引流管、卧床、活动、血尿等知识。

（刘飞）

第七节　泌尿生殖系统肿瘤

泌尿生殖系统肿瘤在我国肿瘤发病率并不占重要位置，但在泌尿外科疾病中是常见的疾病之一，且发病率和死亡率有增长趋势。

泌尿生殖系统各部均可发生肿瘤，最常见是膀胱癌，其次为肾癌，肾盂癌的发病率有明显增加，常见的阴茎癌日趋减少。

肾肿瘤

肾肿瘤包括肾实质肿瘤及肾上皮肿瘤，大多数为恶性。肾肿瘤在全身肿瘤发病中不占重要地位，占全身肿瘤的 0.4% ~ 3.0%，但在男性泌尿生殖系统疾病中发病率仅次于膀胱肿瘤，居第二位。随着影像学诊断的应用和普及，以及常规体检和健康意识的提高，无症状的肾肿瘤检出率较以前增多，故肾肿瘤的实际发病率要高于统计数字。

一、肾癌

肾癌亦称肾细胞癌，是常见的肾实质恶性肿瘤。肾癌的高发年龄为 50 ~ 60 岁；男：女为 2∶1。随着平均寿命延长和医学影像学的发展，肾癌的发病率较以往增高，在临床上无明显症状而在体检时偶然发现的肾癌日见增多。

（一）病因

肾癌的确切病因尚不清楚。吸烟可能是肾癌发生的危险因素。有些化学物质，如二甲胺、铅、镉等可使动物发生肾癌，能否使人发生肾癌尚未证实。肾癌亦有家族发病倾向，已发现有视网膜血管瘤家族性肾癌染色体异常，尤其是第 3、11 染色体异常家族性肾癌。

（二）病理

肾癌常为单侧，有 1% ~ 2% 的病例同时或先后发生双肾癌。肾癌从肾小管上皮细胞发生，外有假包膜，肉眼观可有不同的改变。有些肿瘤切面呈橘黄色、棕色；有些可见出血、坏死、钙化和纤维化斑块。肾癌有三种基本细胞类型，即透明细胞、颗粒细胞和梭形细胞。单个肿瘤内可有多种细胞，其中以透明细胞最为常见。梭形细胞较多的肿瘤恶性程度高，预后差。

肾癌外常有假包膜，肿瘤细胞穿透假包膜后可经血液和淋巴转移。肿瘤可破坏全部肾，并可侵犯邻近脂肪、肌组织、血管、淋巴管等。肾癌容易向静脉内扩散形成癌栓，可以延伸进入肾静脉、下腔静脉甚至右心房。远处转移常见部位为肺、脑、骨、肝等。

淋巴转移最先到肾蒂淋巴结。

（三）临床分期

1. TNM 分期

1）原发肿瘤（T）

T_x：原发肿瘤无法评估。

T_0：无原发肿瘤的证据。

T_1：肿瘤局限于肾脏，最大径 ≤7 cm。

T_{1a}：肿瘤局限于肾脏，肿瘤最大径 ≤4 cm。

T_{1b}：肿瘤局限于肾脏，4 cm ＜ 肿瘤最大径 ＜7 cm。

T_2：肿瘤局限于肾脏，最大径 ＞7 cm。

T_{2a}：肿瘤局限于肾脏，7 cm ＜ 肿瘤最大径 ≤10 cm。

T_{2b}：肿瘤局限于肾脏，最大径 ＞10 cm。

T_3：肿瘤侵及肾静脉或除同侧肾上腺外的肾周围组织，但未超过肾周围筋膜。

T_{3a}：肿瘤侵及肾静脉或侵及肾静脉分支的肾段静脉（含肌层的静脉），或侵犯肾周围脂肪和（或）肾窦脂肪（肾盂旁脂肪），但是未超过肾周围筋膜。

T_{3b}：肿瘤侵及横膈膜下的下腔静脉。

T_{3c}：肿瘤侵及横膈膜下的下腔静脉或侵及下腔静脉壁。

T_4：肿瘤侵及肾周筋膜，包括侵及邻近肿瘤的同侧肾上腺。

2）淋巴结转移（N）

N_x：区域淋巴结转移无法评估。

N_0：没有区域淋巴结转移。

N_1：有区域淋巴结转移。

3）远处转移（M）

M_0：无远处转移。

M_1：有远处转移。

2. TNM 与临床分期的关系

Ⅰ期：$T_1 N_0 M_0$。

Ⅱ期：$T_2 N_0 M_0$。

Ⅲ期：$T_{1~2} N_1 M_0$；$T_3 N_0 M_0$。

Ⅳ期：T_4，任何 N，M_0；任何 T，任何 N，M_1。

（四）病情评估

1. 临床表现

1）无痛性血尿：呈肉眼血尿，反复发作间歇出血，一般不伴有疼痛，是最常见的症状。

2）腰部疼痛：一般呈钝痛和隐痛，是由于巨大肿瘤扩张肾被膜或压迫附近神经引起。当较大血块沿输尿管下降时，也能发生绞痛。

3）肿块：见于20%～30%的患者，可在腰部或上腹部触及包块，包块呈光滑、分叶状、较硬，可有轻度压痛。肿物增长迅速、有出血时，可变软呈囊性。患者肥胖或瘤体较小者均不易发现。

4）肾外表现：血尿、疼痛、肿块这三大典型症状，可在50%～80%的病例中见到，肾癌肾外表现率较高，症状多样，如发热、恶心、呕吐、血压上升、衰弱、贫血、红细胞增多、高血钙、骨转移症状、精索静脉曲张、红细胞沉降率快、肝功能异常等。易致延误诊断，日益受到关注。

2. 实验室及其他检查

1）尿常规：可见肉眼血尿及镜下血尿。"尿三杯"试验呈全程血尿。

2）尿脱落细胞学检查：尿脱落细胞学检查对肾癌早期诊断有一定价值，但要求判断正确，对假阳性应认真分析。

3）血钙：可增高，可能是癌细胞产生甲状旁腺激素或多肽类物质，也可能是产生活化维生素D的物质而影响钙磷代谢所致。当肾癌切除，血钙可恢复正常。

4）肿瘤标志物：已广泛用于普查、筛选、早期诊断、辅助分期、估计预后、随访观察。目前文献报道的有血清标志物，如γ-烯醇化酶、甲胎蛋白、β_2微球蛋白、FDP、红细胞沉降率及产生肾外表现的各种内分泌激素及激素类似物。尿中标志物，如多胺。组织学标志物，如类固醇受体和DNA含量。

5）B超检查：由于B超检查方法简便，无创伤性，可反复进行，因而在肾脏肿瘤的诊断及普查中被广泛应用。由于肿瘤因组织结构不同，超声图像比较复杂，表现为多种声像图，大体可分为以下4种类型。

（1）低回声型，肿瘤内部回声与皮质回声相等，边界不清晰。

（2）高回声型，肿瘤内部为较强的光点。

（3）强回声型，肿瘤内部回声呈密集光点。边界清晰，无声影，这类回声仅见于血管平滑肌脂肪瘤。

（4）不均匀回声型，肿瘤内部回声为不均匀分布的光点，是因肿瘤内部结构不均匀或有坏死、出血、钙化或囊性变所致。肾癌具有多种超声图像，因肿瘤大小不同而异。瘤体较大、无坏死的肿瘤回声较正常肾组织有明显地增高，内部有强烈的高回声波，而直径<1.5 cm的肿瘤回声较低。

6）X线检查：是诊断肾肿瘤非常重要的方法，随着现代化诊断设备的应用和诊断水平的提高，X线检查已不是唯一的诊断手段，但仍是常规的诊断方法。

（1）尿路平片：在尿路平片上可见肾影增大或不规则，腰大肌影模糊，少数肾肿瘤有钙化。

IVP和逆行肾盂造影是诊断肾肿瘤最基本的方法。肾肿瘤在肾盂造影片上常显示肾盂和肾盏受压、变形、拉长和扭曲，使肾盂之间距离扩大，呈新月形或蜘蛛足样等改变。有时肾盂和肾盏充盈不全，一个或一组肾盏缺如，当肿瘤完全阻塞肾盂时，患肾功能丧失，在肾盂造影片上不显影，此时可行逆行肾盂造影。如肿瘤较小或位于肾脏边缘时，应进行不同体位（斜位、侧位）摄片。少数肾癌突向肾盂时，X线片上酷似肾盂肿瘤，应注意鉴别。

（2）动脉造影：应用 Seldinger 导管，经股动脉穿刺，先行腹主动脉 – 肾动脉造影，确定肾动脉的位置，并将导管插入肾动脉，行选择性肾动脉造影。对肾癌的早期诊断，特别是对 CT 检查不典型的肿瘤，可明确病变性质和部位。DSA 可以消除其他组织的重叠影，使血管系统清楚地显影，提高诊断的准确率。肾动脉造影同时可根据需要进行肾动脉栓塞术。

（3）下腔静脉造影：5% ~ 15% 肾癌发生静脉瘤栓，造影可了解下腔静脉内、肾静脉内有无瘤栓，下腔静脉有无受到肿瘤压迫和浸润等改变。

7）CT 检查：能清楚地显示直径 1 cm 以上的肾实质肿块，对肾脏的占位性病变，即囊性和实性占位病变的鉴别有重要价值，准确率达 93%。肾癌的 CT 图像特点如下。

（1）肿瘤边缘不规则，呈圆形或分叶状。

（2）平扫时肿瘤的密度随肿瘤细胞成分不同而表现为不同的密度，透明细胞癌密度低于正常肾组织，而颗粒细胞癌密度高于正常。

（3）在增强扫描时，肿瘤密度不同程度地增强，但仍低于正常肾组织。由于增加后肾肿瘤与组织之间的密度差加大，可以更清楚地显示肿瘤的大小与分界线。

（4）肿瘤内常有出血、液化和坏死区，使肿瘤密度不均。少数肿瘤内见密度增强的钙化灶，位于肿瘤内或其边缘。

（5）CT 能精确测量肾癌病变的范围和大小，还可了解肾周有无浸润、淋巴结转移，从而为肾癌分期提供依据。

（6）囊性肾癌，酷似肾囊肿的图像，易误诊。但囊肿壁厚，囊液 CT 值较肾囊肿内的囊液 CT 值高，应注意鉴别。

8）MRI 检查：MRI 检查的优点在于一次扫描可获得肾脏横断面、冠状面、矢状面的图像，没有 CT 存在的伪影，不需注射造影剂。MRI 可十分清楚地显示肾实质肿块，肾囊肿表现为均一的低密度团块，边界光滑，与肾实质分界清楚。肾癌密度高低不等，信号强度不均匀，肿块边界不规则。肾细胞癌的 T_1 比正常肾实质的 T_1 长，T_2 相同或稍长。MRI 显示肿瘤侵犯的范围优于 CT，可用肾肿瘤的术前分级和术后随访。

9）膀胱镜检查：可明确血尿来源及膀胱内的情况，观察输尿管口有无血尿喷出，有此征象对肾癌的诊断颇有意义。

10）同位素肾扫描：用 ^{203}Hg（汞）、^{131}I、^{99m}Tc 均能显示缺损阴影。

11）肾穿刺活检：可明确肾肿瘤的性质，但有创伤且可造成癌肿播散的可能，故应慎用。

3. 诊断和鉴别诊断

1）诊断：根据病史、症状、体征及影像学检查即可确诊。

2）鉴别诊断：本病需与肾积水、多囊肾、肾囊肿、肾结核、泌尿系结石、肾上腺肿瘤等相鉴别。

（五）治疗措施

1. 手术治疗

手术治疗为肾癌首选和唯一有效的治疗方法，但因肾癌瘤体增大，肾周血管扩张，肾蒂附近有广泛而紧密的粘连，增加了手术切除的困难，死亡率较高。手术范围应较一般肾切除术广泛，并将肾周围筋膜及周围可能被侵犯的组织和淋巴组织整块切除。为避免手术时肿瘤扩散，应先结扎肾蒂血管。

1）根治性肾切除术：包括肾及其周围脂肪组织和局部淋巴结的切除。对Ⅰ～Ⅲ期的患者均可行根治性肾切除术，手术时选用下列4种途径。

（1）经腹途径：适用于体型瘦长、瘤体不很大的患者，易探查肾病变及转移情况，特别适用于肾静脉和下腔静脉瘤栓的处理及淋巴清除。

（2）经胸腹联合切口：适于肥胖患者及瘤体较大的患者。

（3）经11肋间切口：对患者损伤小，暴露也较好，但需对肾脏部分游离后才可控制肾蒂。

（4）经腰切口：暴露较差，肿瘤较小者可采用。

上述途径可因人而异选用。除Ⅰ期患者术后不需化学治疗及放射治疗外，Ⅱ、Ⅲ期患者最好在术后辅以化学治疗、放射治疗及中医中药。

2）姑息性切除术：对已发生远处转移的肾癌患者，根据具体情况如肾癌有大量血尿、剧烈疼痛时，手术切除癌肿可缓解症状，对肺、肝、骨等部位的转移灶，应争取切除。

2. 肾动脉栓塞术

肾动脉栓塞术主要利用经皮穿刺技术，经股动脉插管，选择性插入肾动脉内，在电视监视下证实导管位置无误，然后注射栓塞物质。

其主要作用和适应证：根治性肾切除术前做栓塞，可使瘤体缩小，癌周血管萎缩纤维化，有利于手术操作；晚期肾癌做姑息性栓塞，可控制症状，抑制肿瘤生长。肾动脉栓塞术要严格掌握适应证、技术操作规程和要求，防止插管及栓塞的并发症，如下肢远端血管栓塞、结肠坏死、急性肾衰竭、多器官损害及严重感染等。

3. 放射治疗

术前、术后或不能切除的肾癌可进行放射治疗，以起到减轻痛苦，延长生存期的作用。

4. 化学治疗

化学治疗肾癌的效果目前普遍认为不理想，应用与否视个体差异对待。

5. 内分泌治疗

实验观察到孕酮和睾酮有抑制肿瘤生长的作用，导致了激素在肾癌治疗中的应用。目前临床常用醋酸甲羟孕酮100 mg 口服，每日3次；或400 mg 肌内注射，每周1次。丙酸睾酮100 mg 肌内注射，每周2次。

6. 生物治疗

有人用干扰素治疗肾癌747例，完全缓解16例，部分缓解107例，总有效率16.5%。此外，卡介苗、肿瘤坏死因子及前列腺素合成酶抑制剂等具有调节机体抗肿瘤生物反应作用，对肾癌有一定的疗效。

（六）预防

避免接触化学工业中可能的致癌物质。预防和及时治疗病毒感染，早期治疗肾结石症及并发的感染。避免使用免疫抑制剂，不要长期服用解热镇痛等有损害尿路作用的药物。加强身体锻炼，增强机体抵抗力。避免恣情纵欲，戒烟。老年人每半年至 1 年做 1 次 B 超检查是早期发现肾癌的较好办法。肾癌术后要使患者尿呈酸性，患者要多吃富含维生素 C 的食物。

（七）护理要点

1. 一般护理

1）消除心理疑虑：首先应帮助患者了解疾病相关的知识，使其对疾病有所了解，也可为其大致介绍治疗的过程及治疗可以取得的效果，使其对治疗充满信心。

2）防止病菌感染：肾癌患者最容易受到的危险来自于病菌的感染，患者发病后身体免疫力下降，因此很容易受到外界病菌的侵袭，因此应减少患者与无关人员的接触，避免患者到人多的地方，同时减少人员探视，同时应保持患者皮肤及衣物的清洁。

3）保护皮肤完整性：应保持患者皮肤完整性，以避免因皮肤破损而造成出血，应让患者减少出行，若皮肤有破溃，应马上给予处理，且避免身体水肿部位受压。

4）减缓患者疼痛：一般癌肿患者都会出现疼痛，肾癌患者亦不例外，应嘱咐患者按时服用镇痛药物，并可采用转移注意力的方法来让患者忘记疼痛，如可让其看书、读报、听新闻，也可和其交谈等。

5）家人关怀：患者家属应该为患者营造一个良好的治疗、休养的气氛和环境，应时刻注意患者的身体变化，如体温、体重、面色、情绪等，并护理好患者的大小便、衣着、饮食等。无微不至地关怀是患者安心接受治疗的前提。

6）注意饮食：患者的饮食护理应被高度重视，肾癌患者多伴有食欲减退，因此在做饭时应依患者口味进行烹饪，尽量做到色、香、味俱佳，采取少量多餐的方式进食。有腹胀的患者，可调整饮食结构，避免食用不易消化及易产气的食物。

7）注意卫生：注重患者的卫生情况，饭前便后洗手，饭后用淡盐水漱口，以防止病菌感染。对于出现疼痛的患者，可采取药物镇痛，同时应给予患者以安慰，可带其去清幽的环境中，以舒缓心情。另外，应指导患者有规律地生活，使其养成良好的生活习惯，安排合理的睡眠、工作、运动等，这些都是促进患者康复的有效手段。

2. 饮食护理

1）术前饮食：肾脏肿瘤一经发现，多属晚期，术前应进容易消化、吸收，富有营养的蔬菜、瘦肉、鸡蛋等，以维持人体营养，增强机体的抗病能力，为手术治疗创造条件。

2）术后饮食：肾癌术后，因损伤正气，肾气大伤，伤气耗血，气血两伤，宜补气养血。食用富含蛋白质的食物，如牛奶、豆浆、鱼羹等，也可用枸杞炒肉食用。注意食品不宜食用过多、过饱。

3）放射治疗时饮食：放射治疗期间，肾阴亏损，宜滋肾阴养血生津之品，选用鲜水果、鲜蔬菜，如菠菜、苹果、山梨、龙眼肉等。

4）化学治疗时饮食：化学治疗时患者因气血两伤，加之药物副作用而阴液耗伤，气伤血耗，更应进食滋阴补气食物，如鱼羹、龟肉汤、甲鱼汤、香菇汤、银耳汤、燕窝、苹果汁、银杏、肉片汤、鸡汤等。有呕吐者，可用生姜汤。

5）晚期肿瘤饮食：肿瘤晚期气血俱伤，阴阳失调，宜调整阴阳，益气养血。可酌情选用银耳汤、果仁膏等。禁食虾、蟹等发物食品。

常见食物的酸碱性

3. 心理护理

肾癌是常见的恶性肿瘤，一旦确诊后，患者在心理上会产生不同程度的压力，尤其是部分患者需要手术治疗，很容易导致患者情绪低落，丧失与疾病做斗争的信心，影响治疗和护理工作的进行。

肾癌患者存在的心理问题有恐惧、怀疑、悲观绝望、烦躁、易怒。针对这些问题，可采取的措施如下。

1）创造良好的休养环境。环境对人的身心健康有着很大的影响，因此病房中要注意保持空气清新，布置合理，物品摆设有序，温湿度适宜，无噪声，使患者觉得像住在家里一样，消除他们对医院的恐惧和陌生感。

2）区别不同情况，对患者适度保密。对患者的真实病情注意适度保密，尤其是对老年及缺乏医学常识的人，以免患者过于紧张和恐惧，影响患者的康复。

3）换位思考，满足患者心理需求。对持有怀疑心理的患者，我们应耐心细致地向患者说明有关情况。

4）抚慰患者，给予精神鼓励。对消极绝望的患者，根据不同情况分析原因，给予他们精神安慰。除了做好精神调养和生活指导等服务性工作，还给患者讲述一些治愈患者的治疗过程和疗养方法，使患者树立信心，在精神上得到鼓励，在治疗上看到希望。

5）呵护重症患者。需在术前委婉地将该手术对患者造成的影响告诉患者，讲解其必要性，使患者有心理准备。术后要精心护理，尊重患者。

6）注意术后情绪养护。患者术后一周内，自我形象紊乱，常会产生一种生不如死的痛苦感，这一时期应尽量减少亲戚朋友的探视，避免刺激患者。

7）态度端正，尊重患者。护理人员对患者应抱有高度的同情心和责任感，一视同仁，不怕脏，不怕累，以自己饱满的精神和热情的态度来感染患者，主动与患者握手、交谈。精心的护理可消除患者精神上的痛苦，增强患者对护理人员的信任感和安全感，使患者树立战胜疾病的信心。

8）要做好出院患者的心理护理。动员、鼓励手术患者参加联谊会，使其与众多的患者一起交流、娱乐，减轻他们的孤独感。给患者提供心理咨询，根据需要进行帮助和指导。出院6个月内患者每月进行1次电话随访，或通过面对面的交流，针对饮食、粪便及化学治疗或放射治疗中出现的一些副反应引起的相应的心理行为变化给予指导和帮助。

9）做好患者家属的思想工作，共同配合促进患者康复。家属心情的好坏能直接影响患者的情绪，要做好患者的心理护理与家属的配合是分不开的。患者由于被病痛折磨，常将急躁情绪发泄到家属身上，而家属的辛苦和委屈又不能得到患者的认可，极易产生心理不平衡，对患者失去耐心，因此要非常注重做好家属的思想工作，并在术前使他们对疾病和手术有一定的了解，劝导他们与医护人员配合，一起稳定患者的情绪，使患者早日康复。

二、肾盂癌

肾盂最常见的肿瘤是由肾盂、肾盏黏膜发生的移行细胞癌，鳞状上皮癌和腺癌少见。发病年龄与肾癌相同，男性多于女性，左右肾患病率相等，双侧发生肾盂肿瘤者极为罕见。肾盂、输尿管和膀胱的上皮均属移行上皮，所发生的肿瘤形态和性质相似，但肾盂肿瘤恶性程度偏高，有30%～50%的患者肾盂、输尿管和膀胱内同时有乳头状癌。

（一）病因

长期接触染料、皮革等化工染料可增加发病的危险性，慢性炎症、结石症、地方性肾炎、解热镇痛药的长期应用（特别是非那西丁类制剂）等因素也与肾盂癌的发病有关。

（二）病理

肾盂癌和膀胱癌及输尿管癌有相同的病理表现，绝大多数为移行上皮癌，极个别情况下，特别是结石长期刺激，也可发生鳞状上皮癌，腺癌更少见。肾盂癌可由良性乳头状瘤逐渐恶化而来。肾盂的任何部分都可发生，有时可发生在肾盂输尿管连接处，向下能蔓延到输尿管甚至膀胱等处。肾盂癌可先后侵及肾盂固有膜、肌层及肾实质、肾被膜，甚至扩展到肾周围。常经淋巴转移到区域淋巴结，经血行转移到肺、肝、骨等。

（三）临床分期

Ⅰ期：肿瘤局限于肾盂内。
Ⅱ期：肿瘤侵至肾盂肌层或肾实质，但尚未突破肾被膜。
Ⅲ期：肿瘤侵至肾周脂肪。
Ⅳ期：已有区域淋巴结转移或远处转移。

（四）病情评估

1. 临床表现

平均发病年龄55岁，大多数在40～70岁。男：女约2:1。早期表现为间歇性无痛肉眼血尿，常无肿物或疼痛，偶因血块堵塞输尿管出现肾绞痛。体征不明显。

2. 实验室及其他检查

1）尿液细胞学检查：肾盂癌尿液肿瘤细胞阳性率可达75%，经膀胱镜输尿管插管或经输尿管肾盂镜取肾盂尿做细胞学检查，可增加阳性率，同时可以定位。

2）尿路造影：能较好显示肿物大小及部位，唯一缺点是造影片上见到充盈缺损征与阴性结石相混。

3）B 超检查：为无损伤检查，可反复进行，作为筛选、诊断及随访的常规方法。此外，B 超检查除可探及肿物外，还可用作肿瘤和结石的鉴别，结石表现为强回声伴有声影，而肿瘤则无声影。

4）CT 检查：一般不作为预诊方法，对肾盂癌检查的主要价值是可确定尿路造影及 B 超检查的诊断，同时观察肿瘤浸润、淋巴结受累等，有助于肾盂癌术前分期。

5）膀胱镜检查：可观察血尿情况，并可取肾盂尿做细胞学及细菌培养检查。有人提出用输尿管注水检查法，如有血流出，对诊断有帮助，但无血尿者不能否定肾盂癌。

6）肿瘤标志物检查：检出尿纤维蛋白/FDPs 并做定量，有助于移行细胞癌的诊断。检查方法有血细胞凝集抑制试验和单克隆抗体免疫测定。

3. 诊断和鉴别诊断

1）诊断：肾盂癌的诊断方法和步骤与诊断肾癌相同，根据病史、血尿情况及体格检查，结合特殊检查，有助于明确诊断。

2）鉴别诊断：肾盂癌需与肾盂输尿管息肉、结核、结石等相鉴别。一般多依赖于肾盂造影检查，而且在 X 线片上，肾盂癌还须与肾盂血块和 X 线不显影的结石进一步鉴别。血块常可于数日内吸收或排出，因此于一周后重复检查即可见到充盈缺损变形，甚至已消失。X 线不显影的结石与肿瘤不易区别，但其常有其结石发作史。

（五）治疗措施

1. 手术治疗

手术切除范围应包括肾、全长输尿管及输尿管口周围膀胱壁切除，以防复发。

2. 放射治疗

放射治疗可作为手术前后的辅助治疗或减轻症状的治疗，对出现转移和手术禁忌者，可行姑息性放射治疗。

3. 化学治疗

化学治疗方案及用药与膀胱癌相同。

由于肾盂、输尿管肿瘤有多器官发病倾向，术后患者必须紧密随访，随访应包括尿脱落细胞学检查及尿路造影。

（六）预防

普及防癌知识，积极治疗肾盂的慢性炎症、肾结石病。避免工业毒害的接触，避免解热镇痛药的长期应用。对老年人定期行 B 超检查肾，对血尿患者及时做 B 超和尿液细胞学检查，对可疑患者进一步做尿路造影及 CT 检查，争取早期诊断、早期治疗。

（七）护理要点

1. 一般护理

1）日常护理：增加休息与睡眠，为患者提供一个安静、舒适的休息环境。同时应适当活动，避免劳累。

2）饮食护理：严格限制钠的摄入，还应注意控制水和钾的摄入。另外，应根据患者肾功能调整蛋白质的摄入量。氮质血症时应适当减少蛋白质的摄入，同时注意给予足够的热量和维生素。

3）其他注意：采取保留器官手术治疗的患者，肿瘤复发率较高，需长时间随诊。

2. 饮食护理

1）宜多吃能抗肾肿瘤的食物，如龟、甲鱼、海马、沙虫、海蜇、海参、猪牛骨髓、莼菜、无花果、苦菜、黄瓜、木瓜、薏苡仁、僵蚕、柚、槐米等。

2）宜多吃增强体质、提高免疫力的食物，如沙丁鱼、虾、青鱼、泥鳅、淡菜、牡蛎、猪肝、猪腰、芡实、莲子、核桃、苹果、猕猴桃、刀豆、赤豆、蜂乳、芝麻。

3）腰痛者宜吃余甘子、薏苡仁、芫荽、猪牛骨髓、刀豆、核桃、猪腰、鲍鱼、淡菜等。

4）血尿者宜吃甲鱼、乌龟、无花果、乌梅、柿子、莲肉、藕、金针菜、芹菜、冬瓜、茅根、甘蔗、荠菜、桑葚等。

5）水肿者宜吃羊肺、海蜇、田螺、文蛤、海带、紫菜、鲤鱼、墨鱼、青鱼、蛤蜊、鲫鱼、芹菜、绿豆、黄花菜、香菇等。

6）忌烟、酒、咖啡等。

7）忌刺激性食物。

8）忌霉变、油煎、肥腻食物。

9）水肿者忌盐及咸味食物。

膀胱癌

膀胱癌是泌尿系肿瘤中最常见的疾病，多数为移行上皮细胞癌，是由表浅低分级良性乳头状瘤，经过长期过程，演变成高分级的恶性肿瘤。在临床上主要表现为 2 种类型：低分级的表浅肿瘤和高分级的浸润性癌。

一、病因

其病因可能与接触化学致癌物质有关，近数十年临床观察及动物实验证明，联苯胺、2－萘胺、品红等，是引起膀胱癌的主要化学物质。从事橡胶、电缆、塑料、制革的工人，发病率也较高。此外如吸烟、寄生虫、慢性炎症（膀胱结石、导尿管长期置留等）、病毒、药物（如环磷酰胺）等也可为致癌因素，乳头状瘤是最危险的癌前病变。

二、病理

按照膀胱癌的生长方式，分为原位癌（局限在黏膜内，无乳头亦无浸润）。②乳头状癌（癌组织形成乳头状、息肉状或菜花状突起和膀胱黏膜有蒂连接）、扁平或斑块状癌（癌肿在黏膜呈浸润性生长，形成黏膜的斑块状增厚，基底面宽无蒂）。

按组织学分类，可分为上皮性肿瘤（占 95% 以上，多数为移行细胞乳头状肿瘤，如鳞癌和腺癌）、非上皮性肿瘤（罕见，由间质组织发生，多为肉瘤，如横纹肌肉瘤）。

分化程度按肿瘤细胞大小、形状、染色体改变、分裂相等分为三级：Ⅰ级，分化良好，低度恶性；Ⅲ级，分化不良属高度恶性；Ⅱ级界于Ⅰ、Ⅲ级之间，属中度恶性。

膀胱癌好发部位为膀胱三角区域及其侧壁，多为单发。大部分为乳头状，少数为结节型或溃疡型。95%为上皮性肿瘤，皆属恶性。鳞癌少见，仅占2%~10%，腺癌更少见。

膀胱癌的转移途径包括直接扩散，经淋巴、经血行及肿瘤细胞的种植。膀胱癌常常直接延伸到膀胱周围脂肪，与盆壁粘连形成固定肿块，或蔓延至膀胱顶部的腹膜，也可直接扩散到前列腺和后尿道。种植可发生在膀胱黏膜。通过淋巴系统可转移到闭孔、髂外、髂内及髂总淋巴结，最后转移到腹主动脉旁淋巴结。晚期可发生远处转移侵及骨、肝、肺等，更晚期可扩散到腹膜。

三、临床分期

1. TNM 分期

1）原发肿瘤（T）。

T_x：原发肿瘤无法评价。

T_0：未见原发肿瘤。

T_a：非浸润性乳头状。

T_{is}：原位癌（扁平癌）。

T_1：肿瘤侵及上皮下结缔组织。

T_2：肿瘤侵及肌层。

T_{2a}：肿瘤侵犯浅肌层。

T_{2b}：肿瘤侵犯深肌层。

T_3：肿瘤侵及膀胱周围脂肪。

T_{3a}：显微镜下发现肿瘤侵及膀胱周围组织。

T_{3b}：肿瘤肉眼可见肿瘤侵及膀胱周围组织。

T_4：肿瘤侵犯附近器官，如前列腺、子宫、阴道、盆壁、腹壁。

2）区域淋巴结（N）

N_x：区域淋巴结无法评价。

N_0：无区域淋巴结转移。

N_1：真骨盆区单个淋巴结转移（髂内、闭孔、髂外、骶前）。

N_2：真骨盆区多个淋巴结转移（髂内、闭孔、髂外、骶前）。

N_3：髂总淋巴结转移。

3）远处转移（M）

M_0：无远处转移。

M_{1a}：区域淋巴结以外的淋巴结转移。

M_{1b}：其他远处转移。

2. TNM 与临床分期的关系

0 期：$T_{is}N_0M_0$，$T_0N_0M_0$。

Ⅰ期：$T_1N_0M_0$。

Ⅱ期：$T_2N_0M_0$。

Ⅲ期：$T_{3a}N_2M_0$，$T_{3b}N_0M_0$。

Ⅳ期：$T_4N_0M_0$；任何 T，$N_{1\sim3}$，M_0；任何 T，任何 N，M_1。

四、病情评估

（一）临床表现

1. 血尿

血尿是膀胱癌最常见和最早出现的症状，几乎每个患者都有血尿史。血尿作为第一个症状的占 78%，其中绝大多数为肉眼血尿。血尿起初是无痛性和间歇性的，血尿常停止很长时间不再出现，这也是患者延误就医的一个原因，血尿严重时膀胱内充满血块，甚至引起急性尿潴留。

2. 膀胱刺激症状

主要是尿频、尿急、尿痛。多因肿瘤浅层组织坏死脱落并发感染而引起。如肿瘤侵及膀胱颈部和后尿道，症状则更明显。

3. 转移症状

当癌肿浸润输尿管口时，可引起肾盂积水和上尿道感染，出现腰酸、腰痛、发热等；癌肿转移到盆腔或腹膜后，可出现腰酸、下腹痛；侵犯直肠则有直肠刺激症状；当肿瘤侵犯大部分盆腔淋巴结时，可出现同侧下肢回流受阻所致的水肿；转移到骨骼时，出现相应部位的骨骼疼痛，在极晚期膀胱癌也可在下腹部触及包块。

（二）实验室及其他检查

1. 细胞学检查

收集尿液中脱落细胞进行染色镜检，对诊断及复诊具有很高价值。

2. 膀胱镜检查

膀胱镜检查是诊断膀胱癌的最重要方法，不仅能确定肿瘤的位置、数目、大小，而且还可采取活体组织做病理检查。

3. B 超检查

大于 1 cm 肿瘤可被 B 超发现。用超声图像测定膀胱肿瘤的大小、位置、黏膜浸润程度，并与膀胱镜检查的病理切片结果相对照，这是近年膀胱癌诊断学上的一个新进展。

4. X 线膀胱造影或静脉尿路造影

X 线膀胱造影或静脉尿路造影可见膀胱充盈缺损。

5. CT 检查

CT 可准确观察膀胱壁的厚度、肿瘤的大小及侵犯范围、膀胱周围组织及淋巴结的转移情况。膀胱壁与膀胱腔内尿液与膀胱周围脂肪间存在密度差，这种密度差可以清楚地显示均一厚度的膀胱壁，膀胱癌时，平扫检查可发现自膀胱壁向腔内突入的肿块，常居膀胱侧壁或膀胱三角区，大小不定，肿块小者可为 1 cm，大者几乎占据膀胱腔的 1/2，常呈结节状、分叶状、菜花状或不规则形。另有部分仅表现为膀胱壁的局限性增厚。若肿瘤继续发展侵犯盆腔，可见自肿瘤向外延伸的软组织索条影，以及与之相连的软组织肿块，膀胱三角区消失。进一步可累及直肠、前列腺、子宫等。CT 显示淋巴结增大是诊断淋巴结转移的唯一标准。

6. MRI 检查

MRI 对软组织有良好的分辨力，具有三维空间成像的优点。对膀胱癌及其转移诊断有一定价值。

7. 实验室检查

如测定 ABO（H）抗原和 T 抗原、β – 人绒毛膜促性腺激素（β – HCG）、标志染色体、膀胱癌组织内癌胚抗原（CEA）等对诊断均有所帮助。

（三）诊断和鉴别诊断

1. 诊断

任何成年人，特别是 40 岁以上，出现无痛性血尿时都应想到泌尿系肿瘤的可能，而其中膀胱癌尤为多见。如果血尿伴有膀胱刺激症状，则易误诊为膀胱炎。膀胱炎的膀胱刺激症状常较重，且骤然发病，血尿在膀胱刺激症状以后出现。膀胱癌多见于老年男性，容易误诊为良性前列腺增生，有时良性前列腺增生可以合并膀胱癌。膀胱镜检查可以确诊。

2. 鉴别诊断

本病需与泌尿系统结核、急性膀胱炎、前列腺癌、泌尿系结石等相鉴别。

五、治疗措施

（一）手术治疗

1. 电灼法、电切除法

对单个或散在为数不多的非浸润性浅表的乳头状瘤，体积在 1 cm 以下者，可经尿道行电灼法或电切除法，但复发率高达 60%。

2. 部分膀胱切除术

对单个肿瘤且浸润较深时可做膀胱部分切除术。切除范围应包括肿瘤所在部位的膀胱壁全层及肿瘤基部周围至少 2 cm 的肉眼正常组织，优点在于能比较广泛切除病变部位，并能保存较完整的膀胱功能，目前，采用这种手术的比较多，术后半年可恢复较满意的膀胱容量。浅表的 T_{is}、T_1、T_2 期病变，5 年生存率约 60%。浸润较深的病变，5 年生存率也可达 20%。手术时，应尽量保护好腹壁切口或用噻替哌溶液（噻替哌 60 mg + 生理盐水 100 ml）浸泡冲洗膀胱腔及切口部位，以避免肿瘤在切口上的种植。

3. 全膀胱切除术

凡恶性程度较高，浸润较深，体积大或为数较多的肿瘤；恶性程度较低，浸润不深但瘤体太大或为数太多，充满膀胱内腔者；先用其他方法治疗，肿瘤不断复发者皆适于做全膀胱切除术。凡行全膀胱切除术者，必须做双侧输尿管移植术。目前，主张做输尿管皮肤移植术或改良的"回肠代膀胱"皮肤造瘘术。

4. 全膀胱根治性切除术

该手术仅保留直肠，需将盆腔、腹膜及髂总、髂内、髂外、闭孔动脉周围的淋巴结和脂肪清除，男性包括膀胱、前列腺、精囊，女性包括膀胱、全尿道、输卵管、卵巢、子宫、阴道前壁一部分。其5年生存率约17%，死亡率约13%，并发症亦多，故对全膀胱根治性切除术的指征与评价尚需继续观察。

5. 姑息性手术

对晚期膀胱癌患者，为减轻患者痛苦或延长生命，可采用一些姑息性手术，常用的有经尿道切除、尿流改道、姑息性栓塞疗法等。

膀胱癌行尿道电切或行部分切除，术后复发的机会较多，故术后每3个月一定要坚持做尿细胞学检查肿瘤细胞，并做膀胱镜检查，以早期发现复发肿瘤，有时可在膀胱镜检查的同时用高频电刀将复发的小肿瘤烧灼掉。一年后无复发则可改为半年查一次。为了防止复发，术后伤口愈合后即可开始行术后膀胱灌注，一般采用卡介苗、丝裂霉素、阿霉素等。这种预防性治疗效果肯定，必须坚持治疗不能间断。

（二）放射治疗

近年，随着高能射线和多种放射性同位素的临床应用，膀胱癌的放射治疗效果有所提高。膀胱癌术后用以消除或控制盆腔转移灶日益受到重视。膀胱癌放射治疗分为体外、组织间、腔内3种方法，以体外照射应用较多。对于中晚期不适宜手术或因其他情况不宜手术的患者，单纯放射治疗可获得一定疗效。术前放射治疗与全膀胱根治性切除术并用可明显提高5年生存率。局部放射治疗对缓解疼痛、控制出血有一定疗效。

（三）化学治疗

目前，膀胱癌的治疗多采用手术与放射治疗。晚期不能手术或有远处转移者，可应用全身性化学治疗。孤立、表浅且分化程度较好的肿瘤可经尿道切除，多发或复发者应采用抗癌药物膀胱腔内灌注治疗。

1. 膀胱灌注

膀胱灌注优点是大剂量的细胞毒制剂能与膀胱黏膜或肿瘤直接接触，药物的全身性毒性反应小，常用于浅表性膀胱癌和电灼或内切或部分膀胱切除术后。灌注以术后7~10天开始为宜；灌注前应查白细胞和血小板；灌注前8小时少饮水；药物注入膀胱后定时变换体位以使药物与膀胱各部位黏膜充分接触；灌注药物排出后尽可能多饮水及多排尿以减轻化学性膀胱炎，同时注意洗手和清洗阴茎或会阴部以防接触性皮炎。膀胱灌注药物有以下几种。

1）噻替哌：是膀胱癌首选药物。通常用药量为噻替哌30~60 mg，溶于60 ml生理盐水中注入膀胱，每周1次，10次为1个疗程。

2）丝裂霉素C：肿瘤组织对此药敏感。本品30 mg溶于60 ml生理盐水中，每周3次，20次为1个疗程。其毒性小，总有效率为84%。

3）阿霉素：用 40 mg 药量溶于 60 ml 生理盐水中，每周灌注 1 次，共 3 ~ 5 周。

4）卡介苗：卡介苗具有强烈激活网状内皮系统的作用，其抗肿瘤效应可能与此有关，卡介苗对治疗浅表性膀胱癌和预防复发的作用已得到公认。用法：卡介苗 60 ~ 120 mg 每周 1 次，保留 2 小时，共 6 次。以后每 2 周 1 次，共 6 次。再后每月 1 次，至 2 年，有一定疗效。

2. 全身化学治疗

全身化学治疗主要用于晚期膀胱癌患者。偶尔也可用于不愿做手术的浸润性膀胱癌患者。有效药物有：顺铂、阿霉素、平阳霉素、氨甲蝶呤、氟尿嘧啶、环磷酰胺。大多患者应用联合化学治疗方案。

3. 髂内动脉灌注

髂内动脉灌注可用作某些晚期膀胱癌患者术前、术后辅助治疗或姑息性治疗。

1）丝裂霉素 C：3 ~ 6 mg/d，连用 3 ~ 30 天。

2）阿霉素：ADM10 mg/d，每周用 3 天，总量 30 ~ 180 mg；或每次 20 ~ 40 mg，每周 3 次，总量 40 ~ 400 mg。临床认为总量 90 ~ 400 mg 为优。

任何保留膀胱的膀胱癌疗法均需严密随访，每 3 个月复查尿细胞学及膀胱镜检查，2 年后每半年检查一次，以后可根据情况延长间隔时间。

六、护理要点

1）确保输尿管支架管、代膀胱造瘘管引流通畅，每 1 ~ 2 小时挤压引流管 1 次，如有血块、黏液阻塞，立即用生理盐水或 4% 碳酸氢钠 10 ~ 15 ml 低压冲洗。

2）按医嘱使用抗生素，并观察其疗效。

3）保持各引流管固定、通畅，床旁引流袋或引流瓶低于导尿管出口水平。

4）出现感染先兆时，膀胱冲洗液每 500 ml 中加入庆大霉素 2 万 ~ 4 万 U 或用 0.2% 呋喃西林 250 ml 进行膀胱冲洗，每日 2 次。

5）观察体温变化，每日 3 次，正常后改为每日 1 次，体温 > 38.5℃ 时每日监测 4 次，体温 > 39℃ 时每日监测 6 次。

6）引流袋或引流瓶、连接管、冲洗用物等每日更换，在操作时严格执行无菌操作。

7）用 0.5% 氯己定液清洗造瘘口周围皮肤，每日 1 ~ 2 次，发现湿疹时，涂氧化锌软膏保护。

8）患者寒战时，加盖棉被或放置热水袋，注意防止烫伤。寒战过后，若患者继发高热，体温 > 39℃ 应测体温每 4 小时 1 次，同时嘱患者多饮水。

9）鼓励患者进食高蛋白、高碳水化合物、高维生素、低渣饮食，必要时，按医嘱静脉补充白蛋白或同型血浆、全血，增强机体抵抗力，促进切口愈合。

10）保持引流管足够的长度；协助患者翻身时，动作要轻柔，防止引流管滑脱。

（刘飞）

第五章　血液系统急重症

第一节　急性粒细胞缺乏症

当外周血中性粒细胞绝对计数低于 $0.5 \times 10^9/L$，甚至完全缺乏时，诊断为粒细胞缺乏症。本病起病急骤，伴全身感染，是一种严重的内科急症，预后严重。以往死亡率为 50%～90%。近年由于抗生素的应用及粒细胞的输注等，病死率已有降低，一般约 25%。

一、病因

急性粒细胞缺乏症主要为感染及药物所致，前者常见于伤寒、粟粒性结核、传染性单核细胞增多症等；后者常见于抗肿瘤药、解热镇痛药、抗甲状腺药、磺胺类药物等。上述因素可引起中性粒细胞增殖和成熟障碍，中性粒细胞破坏、消耗过多、分布异常等。

二、病情评估

（一）病史

急性粒细胞缺乏症大多由药物通过免疫反应引起，应注意详细询问病史。

（二）临床表现

急性粒细胞缺乏症起病多急骤，可突然出现畏寒、高热、周身不适。2～3 天可缓解，仅有极度疲乏感，易被忽视。6～7 天粒细胞已极度低下，出现严重感染，再度骤然发热。咽部疼痛、红肿、溃疡和坏死，颌下及颈部淋巴结肿大，可出现急性咽喉炎。此外，口腔、鼻腔、食管、肠道、肛门、阴道等处黏膜可出现坏死性溃疡。严重的肺部感染、败血症、脓毒血症等往往导致患者死亡。

（三）实验室及其他检查

1. 血常规检查

红细胞及血小板计数正常。

白细胞计数低于 $2.0 \times 10^9/L$，中性粒细胞绝对计数常在（0.5～1.0）$\times 10^9/L$，可低于 $0.2 \times 10^9/L$，甚至缺如。细胞质中可见中毒颗粒，细胞质、细胞核内可出现空泡。

2. 骨髓细胞学检查

粒细胞缺乏症可出现粒系受抑制现象，粒系幼稚细胞减少或成熟障碍。红细胞及巨核细胞系常无改变。

3. 氢化可的松试验

氢化可的松试验用以测定骨髓粒细胞储备能力。试验前，连做 2~3 次白细胞计数及分类，取平均值，然后静脉滴注氢化可的松 100 mg，注射后 1、3、5 小时各做 1 次白细胞计数及分类检查，3 小时后白细胞计数开始上升，5 小时达高峰，正常人上升 2 倍。

4. 肾上腺素试验

皮下注射 0.2 mg 肾上腺素后 20 分钟测白细胞计数，如血细胞计数升高 $2.0 \times 10^9/L$ 或较原水平高 1 倍以上，提示血管壁上有粒细胞过多聚集在边缘池。如无脾肿大，则可考虑为假性粒细胞减少症。

5. 白细胞凝集素

在个别免疫性粒细胞减少症患者血清中可出现白细胞凝集素，有辅助诊断意义。

（三）鉴别诊断

粒细胞缺乏症常有肯定病因，起病多急骤，结合临床表现、血常规和骨髓象改变，一般不难确诊。有时须与白细胞不增多性白血病、急性再生障碍性贫血鉴别，此两种疾病常伴有贫血及血小板减少，骨髓检查可以明确诊断。

三、治疗措施

治疗原则是治疗原发病；停止应用和接触有害的药品及放射线；适当使用提升白细胞计数的药物；积极预防细胞感染。

（一）一般治疗

急性粒细胞缺乏症必须积极抢救，停止使用可能引起急性粒细胞缺乏症的各种化学和物理因素，积极治疗引起粒细胞缺乏症的原发病。做咽拭子培养和血培养后，早期足量应用抗生素，可先用大剂量青霉素及庆大霉素，以后根据药敏试验改用敏感抗生素。如 2~3 天仍未能控制者，常联合使用头孢菌素类抗生素及氨基糖苷类抗生素（如丁胺卡那霉素、妥布霉素等），并须注意厌氧菌感染及霉菌感染的控制，应重复做血培养及输白细胞悬液，如能输人类白细胞抗原（HLA）配型白细胞，更有利于防止白细胞凝集素所致输注反应。

（二）防治感染

轻度减少者一般不需特殊的预防措施。中度减少者感染风险增加，应注意预防，减少出入公共场所，保持卫生，去除慢性感染灶。急性粒细胞缺乏症者极易发生严重感染，应采取无菌隔离措施。感染者应行病原学检查，以明确感染类型和部位。在病原菌尚未明确之前，可经验性应用覆盖革兰阴性菌和革兰阳性菌的广谱抗生素治疗，待病原菌和药敏试验结果出来后再调整用药。若 3~5 天无效，可加用抗真菌药物治疗。病毒感染可加用抗病毒药物。静脉用免疫球蛋白有助于重症感染的治疗。

（三）促进粒细胞生成

1. 重组人集落刺激因子

重组人集落刺激因子可促进中性粒细胞增生和释放，并增强其吞噬杀菌及趋化功能。目前临床上常用的是重组人粒细胞集落刺激因子（G－CSF）和重组人粒细胞－巨噬细胞集落刺激因子（GM－CSF）。G－CSF 较 GM－CSF 作用强而快，常用剂量为 2～10 $\mu g/(kg \cdot d)$，常见的不良反应有发热、肌肉骨骼酸痛、皮疹等。依据中性粒细胞减少的病因不同，G－CSF 应用的指征和剂量不尽相同。

2. 其他

可应用 B 族维生素（维生素 B_4、维生素 B_6）、鲨肝醇、利血生等药物。

（四）免疫抑制剂

自身免疫性粒细胞减少和免疫机制所致的急性粒细胞缺乏症可用糖皮质激素等免疫抑制剂治疗。

四、预后

预后与中性粒细胞减少的程度、持续时间、进展情况、病因及治疗措施有关。轻、中度者，若不进展则预后较好；重度者，病死率较高。

五、护理要点

（1）因患者机体抵抗力下降，故应避免接受过多的亲友探视，患者尽量不去或少去公共场所防止交叉感染。

（2）嘱患者卧床休息，避免大量出汗后发生低血压、虚脱或晕厥。

（3）嘱患者注意保暖防止感冒，必要时戴口罩。

（4）病室有适宜的温度和湿度并保持空气清新，房间每日至少开窗通风两次，每次 15～30 分钟。

（5）嘱患者养成良好的卫生习惯，勤剪指甲，注意手的清洁，进食新鲜食品，避免生冷及不洁的食物。

（6）嘱患者保持口腔清洁，选用软毛刷刷牙，也可用硼酸水漱口。

（7）嘱患者便后睡前用 1:5 000 高锰酸钾溶液坐浴，每次 20 分钟。

（8）嘱患者寒战时注意保暖，体温在 39℃ 以上时要给予物理降温。

（9）嘱患者大量出汗后要及时擦干身体，并更换衣物被单，保持床铺干燥整洁，避免压力性损伤发生。

（10）待患者临床症状消失，病灶分泌物细菌培养阴性，粒细胞恢复正常可以出院。

（刘媛媛）

第二节　弥散性血管内凝血

DIC 是由多种致病因素导致机体微细血管内广泛血栓形成，继而出现凝血因子及血小板大量消耗和继发性纤溶亢进为特征的一种全身性血栓－出血综合征。

一、病因

血管内血栓形成的主要病理过程是血管内凝血过程的启动和血小板激活。引起血管内凝血过程启动和血小板激活的原因是多样的，但归纳起来是血管内皮损伤和组织损伤。而引起血管内皮损伤和组织损伤的相关疾病主要见于以下几种情况：

1. 感染性疾病

感染性疾病是诱发 DIC 的主要病因之一。

1）细菌感染：革兰阴性菌（如脑膜炎双球菌、大肠杆菌、铜绿假单胞菌）感染，革兰阳性菌（如金黄色葡萄球菌）感染。

2）病毒感染：流行性出血热、重症肝炎等。

3）立克次体感染：斑疹伤寒等。

4）其他感染：脑型疟疾、钩端螺旋体病、组织胞浆菌病等。

2. 恶性肿瘤

恶性肿瘤是诱发 DIC 的主要病因之一，近年有上升趋势。常见者如急性早幼粒细胞白血病、淋巴瘤、前列腺癌、胰腺癌及其他实体瘤。

3. 病理产科

病理产科羊水栓塞、感染性流产、死胎滞留、重度妊娠高血压综合征、子宫破裂、胎盘早剥、前置胎盘等，易引发 DIC。

4. 手术及创伤

富含组织因子的器官如脑、前列腺、胰腺、子宫及胎盘等，可因手术及创伤等释放组织因子，诱发 DIC。大面积烧伤、严重挤压伤、骨折也易致 DIC。

5. 严重中毒或免疫反应

毒蛇咬伤、输血反应、移植排斥等易致 DIC。

6. 其他

恶性高血压、巨大血管瘤、急性胰腺炎、溶血性贫血、急进性肾炎、糖尿病酮症酸中毒、系统性红斑狼疮、中暑等易致 DIC。

二、发病机制

DIC 的发病机制很复杂，主要是凝血机制发生了障碍。正常人体内有完整的凝血、抗凝血和纤溶系统。凝血根据瀑布学说，是一系列的酶促反应，包括内源性凝血途径、外源性凝血途径和共同途径，分为凝血活酶的生成、凝血酶的生成和纤维蛋白形成三个阶段。内源性凝血途径与外源性凝血途径不同之处主要是激活因子区的途径不同，内源性凝血途径反应慢，作用持久，作用强；外源性凝血途径反应快，作用弱。因子 X 被激活后，凝血酶原转变为凝血酶，纤维蛋白原转变成纤维蛋白。抗凝主要是对抗抑制和灭活体内多余的凝血因子和激活的因子。纤溶是溶解已形成的纤维蛋白而达到抗凝作用。抗凝和纤溶是通过特殊物质和因子来完成的。凝血和抗凝（包括纤溶）既是对立的又统一的，保持着动态平衡。如果凝血被某种因素强烈激活，就会形成血管内凝血，造成微循环闭塞，组织缺氧，进一步造成止血功能受损，导致出血、休克及一系列脏器功能受损或衰竭。

（一）DIC 的发病机制

1. 内源性凝血途径被激活

因血管内皮广泛受损，其下的膜和胶原组织被暴露，而使因子XII变为因子XII$_a$，因子XII$_a$可激活因子XI成为因子XI$_a$，从而启动内源性凝血途径。

2. 外源性凝血途径被激活

组织因子（包括羊水、胎盘组织、死胎、大量损伤组织、某些发生转移的肿瘤、革兰阴性杆菌的内毒素等）进入血液循环可启动外源凝血途径而引起凝血。

3. 红细胞和血小板大量受破坏

红细胞大量破坏可以释放大量 ADP 和磷脂，激活凝血系统，发生凝血，产生 DIC。血小板破坏不仅能释放大量磷脂和 ADP，还可释放 TXA$_2$ 等前列腺素产物及血小板第 4 因子，可促进凝血。这种凝血是通过激活内外源性凝血途径发生的。

4. 继发性纤溶亢进

纤溶作用是机体的一种防御性抗凝性代偿功能。从凝血系统被激活时，纤溶作用也就开始了，随着血管内凝血的加速，纤溶作用也越来越强。

（二）各种病因所致 DIC 的发病机制

1. 感染与 DIC

1）感染中以内毒素引起 DIC 最多见，其机制为：①可直接激活因子XII变为因子XII$_a$，启动内源性凝血途径。②直接激活因子VII，触发外源性凝血途径。③与粒细胞形成复合物，产生强大的促凝作用。④造成红细胞和血小板大量破坏而促进凝血。⑤封闭单核 – 巨噬细胞系统，减弱抗凝血作用。

2）感染可损伤血管内皮：①血管内皮损伤后基底膜和胶原纤维暴露出来，后者可激动内源性凝血途径。②血管内皮损伤后，胶原纤维刺激血小板，使它分泌促激活性物质，该物质可激活因子XI变成因子XI$_a$而启动内源凝血系统。③胰蛋白酶逆流进入血液循环，亦可激活因子XI变成因子XI$_a$及使凝血酶原转变为凝血酶。

2. 妊娠与 DIC

妊娠期凝血因子增多，纤溶活性降低，妊娠子宫压迫盆腔，使之血流缓慢，分娩时常有组织因子进入血液而易发生 DIC。羊水是强烈促凝活性的物质，可使凝血时间缩短。如果分娩时子宫下端或胎盘撕裂，羊水则可进入血液循环而产生凝血，发生 DIC。死胎及不全流产时，死胎及遗留的胎盘物质均可导致凝血加速而诱发 DIC。

3. 组织烧伤、创伤与 DIC

大量的组织因外伤挤压或烧伤后，组织因子进入血液循环而激动外源性凝血途径而引起凝血，诱发 DIC。

4. 肿瘤与 DIC

肿瘤患者血中凝血因子浓度增高，呈高凝状态。白血病细胞、肿瘤组织、肿瘤坏死组织等均引起强烈的凝血，血液中肿瘤细胞可激活因子Ⅻ，促进血小板凝集，启动内源性凝血途径而产生 DIC。

5. 其他

1）肝功能受损时，不能灭活激活的凝血因子，而抗凝血酶Ⅲ及纤溶酶原等合成减少，易诱发出血，引起 DIC。

2）病毒性肝炎时，病毒或抗原抗体复合物可损伤血管内皮激活内源性凝血途径，诱发 DIC。

3）休克时，由于微循环缺氧、酸中毒而使血流淤滞、血管内皮损伤，诱发 DIC。

三、病理生理

（一）DIC 的早期

各种病因引起凝血因子相继大量被激活，在微血管（如肾、肺、肝、皮肤等）形成血小板和（或）纤维蛋白血栓。这些组织和脏器缺血、坏死或出血而使其功能受损。

（二）DIC 的中期

因血栓大量形成，消耗大量纤维蛋白原及因子Ⅶ、因子Ⅹ、因子Ⅴ、因子Ⅶ、因子Ⅻ等，使这些凝血因子浓度明显降低。由于凝血酶、纤溶酶和激活的蛋白 C 使因子Ⅶ和因子Ⅴ浓度进一步降低。凝血酶可激活血小板使之聚集、释放，形成血栓，进一步消耗血小板。在 DIC 时，在因子Ⅻ碎片的作用下，激肽释放酶原转变为激肽释放酶，后者使高分子量激肽原转变为激肽，因而消耗了激肽释放酶原和高分子量激肽原。抗凝血酶Ⅲ和 α_2-纤溶酶抑制物也被消耗。凝血因子和其他血浆因子，如高分子量激肽原和激肽释放酶原，使抗凝血酶Ⅲ和 α_2-纤溶酶抑制物均明显减少，血液凝血机制衰竭，血液不能凝固，临床表现为出血倾向，此期即消耗性低凝血期。

（三）DIC 的晚期

微血栓大量沉积在小血管。血管内皮细胞或单核细胞释放细胞激活物，通过组织激活物、因子Ⅻ$_a$ 和凝血酶的作用而激活纤溶系统。大量纤溶酶可降解纤维蛋白（原）或 FDP，水解因子Ⅴ、因子Ⅷ、凝血酶原，使之进一步减少。FDP 具有强大抗凝作用。因凝血因子进一步消耗，FDP 的强大抗凝作用致使出血症状进一步恶化，此期即为继发性纤溶亢进期。

四、临床分型、分期

（一）分型

根据起病急缓，DIC 可分为 3 型。

1. 急性型

数小时至 2 天发病，病程急剧，进展迅速，血栓形成、出血及休克等症状明显而严重，常见于急性感染、急性创伤和大手术后、急性溶血、羊水栓塞等。

2. 亚急性型

数天至数周发病，病情较急性型为轻，常见于急性白血病等。

3. 慢性型

起病缓慢，病程有时可达数月，常见于慢性肝病、妊娠中毒症、结缔组织病。临床症状出血轻，休克及血栓少见。往往需要实验室检查才能发现 DIC 的存在。此型少见。

（二）分期

DIC 大致可分 3 期。

1. 早期

早期即高凝血期。临床以微循环衰竭及血栓形成为主要表现，如休克、急性肾衰竭、指（趾）发绀等。出血不明显。实验室检查：凝血时间缩短，纤维蛋白原偏高、正常或轻度减少，凝血酶原时间正常或轻度缩短，血小板呈进行性减少，3P 试验阳性或弱阳性（血清 FDP 正常或轻度升高），优球蛋白溶解时间及纤溶酶原正常。

2. 中期

中期即消耗性低凝血期。以血栓形成及出血倾向并存为特点。实验室检查：凝血时间延长，纤维蛋白原降低，凝血酶原时间延长，血小板明显下降，3P 试验阳性或强阳性（血清 FDP 明显升高），优球蛋白溶解时间缩短，纤溶酶原显著降低。

3. 晚期

晚期即出血期。以广泛血管内溶血、栓塞，导致全身散在性出血和器官功能衰竭为特点，病理改变以纤维蛋白溶解为主。实验室检查：纤维蛋白原、血小板明显下降，出血时间延长，3P 试验强阳性。

五、病情评估

（一）临床表现

1. 出血

出血是常见早期症状之一。出血多突然发生，出血程度轻重不一，轻的仅见皮肤、黏膜瘀点、瘀斑，伤口及注射部位的渗血可呈片状瘀斑。严重出血可有内脏出血，如呕血、便血、咯血、血尿、阴道出血等，颅内出血可致死。病理产科为突发大量出血，流出的血液可凝结成小凝块；或凝固的时间明显延长，甚至不凝固。

2. 微循环障碍

微循环障碍多见于急性型。突然出现低血压或休克，皮肤黏膜出现发绀，并有少尿或尿闭、呼吸衰竭及循环衰竭等症状。低血压、休克往往加重 DIC 的发展，形成恶性循环导致不可逆性休克。

3. 栓塞

栓塞导致受累器官或组织坏死，器官功能衰竭，引起相应器官的有关症状和体征。内脏栓塞常见于肺、脑、肝、肾和胃肠道等。

4. 溶血

微血管病性溶血可引起红细胞大量破碎，引起黄疸。

（二）实验室检查

1）血小板计数 $< 100 \times 10^9/L$ 或呈进行性下降。

2）凝血酶原时间延长或缩短 3 秒以上，或呈动态性变化。

3）纤维蛋白原减少，常低于 2 g/L，但在感染、妊娠、创伤、休克等情况时，因机体处于应激状态，纤维蛋白原仍可维持在较高水平。因此在 DIC 早期，纤维蛋白原可能并不降低，在动态观察中，纤维蛋白原有持续下降趋势。含量低于 1.5 g/L 有诊断价值。用凝血酶原的方法测定时，因受 FDP 的影响而数值偏低，故常用纤维蛋白原滴定度的半定量方法。

4）3P 试验阳性或 FDP 超过 20 mg/L。

5）血涂片中破碎细胞比例超过 2%。

6）部分疑难病例在条件允许时可行下列检查：抗凝血酶Ⅲ（ATⅢ）含量测定、因子Ⅷ活性或Ⅷ：C/ⅧR：Ag 比例测定、血小板 β – 血栓球蛋白（β – TG）测定、纤维蛋白原转换率测定。

（三）诊断

1）存在易引起 DIC 的基础疾病。

2）有下列 2 项以上临床表现。

（1）多发性出血倾向。

（2）不易用原发病解释的微循环衰竭或休克。

（3）多发性微血管栓塞的症状、体征，如皮下、黏膜栓塞坏死及早期出现的肾、肺、脑等脏器功能不全。

（4）抗凝治疗有效。

3）实验室检查有下列 3 项以上异常。

（1）血小板计数低于 $100 \times 10^9/L$ 或呈进行性下降（肝病 DIC 低于 $50 \times 10^9/L$）。

（2）纤维蛋白原低于 1.5 g/L 或呈进行性下降，或高于 4 g/L（肝病 DIC 低于 1 g/L）。

（3）3P 试验阳性或 FDP 高于 0.2 g/L（肝病 DIC 高于 0.6 g/L）。

（4）凝血酶原时间缩短或延长 3 秒以上或呈动态性变化，活化部分凝血活酶时间

（APTT）缩短或延长 10 秒以上。

（5）优球蛋白溶解时间缩短，或纤溶酶原降低。

（6）疑难、特殊患者应有下列 1 项以上实验异常。因子Ⅷ：C 降低，VMF：Ag 升高，Ⅷ：C/VWF：Ag 降低；ATⅢ含量及活性降低；血浆 β - TG 升高；血浆纤维蛋白肽 A（FPA）升高或纤维蛋白原转换率增速；血栓试验阳性。

（四）鉴别诊断

1. 重症肝病

重症肝病因有出血、黄疸、意识障碍、肾衰竭、血小板和纤维蛋白原下降、凝血酶原时间延长而易与 DIC 混淆。但重症肝病无血栓表现，3P 试验阴性，FDP 正常。

2. 原发性纤溶亢进

本病罕见。链激酶、尿激酶治疗不当所致的纤维亢进是典型实例。与 DIC 临床鉴别较难，主要鉴别在于原发性纤溶亢进无血小板骤减和大量凝血因子消耗。

3. 血栓性血小板减少性紫癜

本病在毛细血管广泛形成微血栓，具有微血管病性溶血，易与 DIC 混淆。但本病具有特征性透明血栓，血栓中几乎无红细胞、白细胞，不涉及消耗性凝血，故凝血酶原时间及纤维蛋白原一般正常。

六、治疗措施

本病病情危重，发展迅速，故必须严密观察。DIC 的治疗原则有：①抢救及维持生命，如休克的抢救、呼吸衰竭的处理、肾衰竭的防治等；②治疗基础疾病及去除引起 DIC 的诱因；③终止 DIC 病理过程的发展；④重建人体凝血与抗凝的平衡。

（一）治疗基础疾病及消除诱因

控制感染，纠正缺氧、缺血及酸中毒等，是终止 DIC 病理过程的最为关键和根本的治疗措施。

（二）抗凝治疗

抗凝治疗是终止 DIC 病理过程，减轻器官损伤，重建凝血 - 抗凝平衡的重要措施。一般认为，DIC 的抗凝治疗应在处理基础疾病的前提下，与凝血因子补充同步进行。临床上常用的抗凝药物为肝素，主要包括普通肝素和低分子肝素。

1. 使用方法

1）普通肝素：急性 DIC 10 000 ~ 30 000 U/d，一般 12 500 U/d 左右，每 6 小时用量不超过 5 000 U，静脉滴注，根据病情可连续使用 3 ~ 5 天。

2）低分子肝素：与普通肝素相比，其抑制因子Ⅹa 作用较强，较少依赖抗凝血酶，较少引起血小板减少，出血并发症较少，半衰期较长，生物利用度较高。常用剂量为 75 ~ 150 U/(kg · d)，一次或分两次皮下注射，连用 3 ~ 5 天。

2. 适应证与禁忌证

1）适应证：①DIC 早期（高凝期）者；②血小板及凝血因子呈进行性下降，微血管栓塞表现（如器官功能衰竭）明显的患者；③消耗性低凝期但病因短期内不能去除者，在补充凝血因子情况下使用。

2）禁忌证：①手术后或损伤创面未经良好止血者；②近期有大量咯血或有大量出血的活动性消化性溃疡者；③蛇毒所致 DIC 者；④DIC 晚期，有多种凝血因子缺乏及明显纤溶亢进者。

3. 监测

普通肝素使用的血液学监测最常用者为 APTT，肝素治疗使其延长为正常值的 1.5 ~ 2.0 倍时即为合适剂量。普通肝素过量可用鱼精蛋白中和，鱼精蛋白 1 mg 可中和肝素 100 U。低分子肝素常规剂量下无须严格血液学监测。

（三）替代治疗

替代治疗适用于有明显血小板或凝血因子减少证据，已进行病因及抗凝治疗，但 DIC 未能得到良好控制，有明显出血表现者。

1. 血液制品

如新鲜冷冻血浆每次 10 ~ 15 ml/kg。

2. 血小板悬液

未出血的患者血小板计数低于 20×10^9/L，或者存在活动性出血且血小板计数低于 50×10^9/L 的患者，需紧急输入血小板悬液。

3. 纤维蛋白原

纤维蛋白原首次剂量 2.0 ~ 4.0 g，静脉滴注。24 小时内给予 8.0 ~ 12.0 g，可使血浆纤维蛋白原升至 1.0 g/L。由于纤维蛋白原半减期较长，一般每 3 天用药 1 次。

4. 因子Ⅷ及凝血酶原复合物

因子Ⅷ及凝血酶原复合物偶在严重肝病合并 DIC 时考虑应用。

（四）其他治疗

糖皮质激素不作为常规应用，但下列情况可予以考虑：①基础疾病需糖皮质激素治疗者；②感染性休克引起 DIC 已经经有效抗感染治疗者；③并发肾上腺皮质功能不全者。

（五）溶栓治疗

在顽固性休克或有危及生命的重要脏器衰竭（均由微血栓所致），包括肝素在内的各种治疗无效时，才考虑试用纤溶激活药物。目前多选用尿激酶，一般每日给予 3 万 ~ 6 万 U，同时应用凝血酶原时间及 FDP 的测定来监护及观察疗效。

（六）纤溶抑制药物

一般宜与抗凝药物同时应用，适用于：①DIC 的病因及诱因已经去除或控制；②有明显纤溶亢进的临床及实验室证据；③DIC 晚期，继发性纤溶亢进已成为迟发性出血的主要原因。

1. 6 - 氨基己酸

首剂 6 - 氨基己酸 4 ~ 6 g 加入生理盐水或 5% 葡萄糖液 100 ml 中，15 ~ 30 分钟滴入。因其排泄迅速，需用维持量 1g/h。

2. 氨甲苯酸

氨甲苯酸每次 200 ~ 500 mg，1 ~ 2 次/天，静脉注射。

3. 抑肽酶

抑肽酶具有抗纤溶和抗因子 X_a 的作用，适用于 DIC 中、晚期，8 万 ~ 10 万 U/d，3 ~ 4 次，静脉滴注。

（七）DIC 各期的治疗原则

1. 早期

早期首选肝素，也可用抗血小板聚集药物（包括小分子右旋糖酐）。禁用纤溶抑制药物。不需要补充血液及凝血因子。

2. 中期

中期以肝素为主，并可在肝素的基础上慎用小剂量的纤溶抑制药物；也可适当补充血液和凝血因子。

3. 晚期

晚期以纤溶抑制药物及补充血液或凝血因子为主。如尚不能确定血管内凝血过程是否终止，还可同时用小剂量肝素治疗。

七、护理要点

（一）一般护理

1）嘱患者绝对卧床休息，保持病室环境安静、清洁。

2）置患者于休克体位，分别抬高头、足 30°，以利回心血量增加及呼吸功能的改善。

3）给予患者高营养、高蛋白质、高维生素的易消化半流质或流质饮食。有消化道出血者应酌情进冷流质饮食或暂时禁食，避免粗硬食物刺激胃黏膜，昏迷者给予鼻饲。

4）正确采集血标本，完善实验室检查以判断病情变化和治疗效果。

5）加强危重患者的基础护理，特别是口腔及皮肤护理，防止并发症。

（二）病情观察

1）严密观察患者血压、脉搏、呼吸及意识变化，每小时 1 次。

2）密切观察患者皮肤及甲床色泽、温度，每 2 小时 1 次。

3）观察患者有无 DIC 的出血表现，特别是皮肤黏膜、口腔、鼻腔、消化道、呼吸道、泌尿道、阴道等部位的出血及出血不凝的现象。应详细记录出血量。

4）监测患者血小板计数、凝血酶原时间等，若有异常，及时报告医生。

5）准确记录患者 24 小时出入液量，尤其是记录每小时尿量的变化。

（三）对症护理

1. 肝素疗法的护理

1）滴注肝素的剂量应根据实验室结果和患者的临床情况而定。肝肾衰竭的患者应改变剂量。

2）严密监测凝血时间、凝血酶原时间，每小时 1 次。

2. 出血的预防和护理

1）保持皮肤清洁，避免搔抓、碰撞。

2）尽量减少创伤性检查和治疗。

3）静脉注射时，止血带不宜扎得过紧，力争一针见血，操作后用干棉球压迫穿刺部位 5 分钟。尽量避免肌内注射。

4）保持鼻腔湿润，防止鼻出血。

3. 微循环衰竭的护理

1）保持呼吸道通畅，持续吸氧，以改善缺氧症状。

2）密切注意皮肤、甲床等处的微循环变化，观察尿量、尿色变化，若有明显少尿或无尿和（或）意识障碍、抽搐，应警惕存在肾栓塞和（或）脑栓塞，及时通知医生。

3）按医嘱给药，纠正酸中毒，维持水电解质平衡，维持血压。

4）做好各项基础护理，预防并发症。

5）严密观察病情变化，若有重要脏器功能衰竭时应做好相关护理，详细记录。

（四）健康教育

有易诱发 DIC 的基础疾病存在，如感染性疾病、病理产科、恶性肿瘤的患者要及时积极治疗。急性预后较差，死亡原因多与原发病较重、诱因不能及时去除、诊断不及时及治疗不当有关。

（刘媛媛）

第三节　再生障碍性贫血

再生障碍性贫血（AA）简称再障，是由多种原因引起的造血组织减少，造血干细胞损伤，造血微环境障碍，导致外周全血细胞减少的贫血性疾病。临床特征为进行性贫血、出血和继发感染，青壮年居多，男性多于女性。

一、病因和发病机制

尽管有半数以上患者找不到明显病因，但大量临床观察与调查结果发现，再障的发生与下列因素有关。

（一）药物及化学物质

药物引起再障最多见为氯霉素，除此之外还有抗生素类药物（磺胺类药物、链霉素等）；解热镇痛药（保泰松、吲哚美辛等）；抗惊厥药（苯妥英钠等）；抗甲状腺药（甲巯咪唑等）；抗癌药（氮芥、环磷酰胺等）。引起再障的化学物质主要有含苯及其衍生物，如油漆、杀虫剂、皮革、染发水、某些居室装修用物等。药物和化学物质主要损害骨髓造血微环境及造血干细胞。

（二）物理因素

理因素主要是 X 线、γ 射线。

（三）病毒感染

如风疹病毒、肝炎病毒等。

本病的发病机制尚不确切，一般认为与骨髓干细胞受损、骨髓微环境缺陷及自身免疫机制有关。在有害的化学、物理、生物等因素的影响下，骨髓造血干细胞受到损伤，自身复制率低下。干细胞的减少，最终引起全血细胞减少。骨髓微环境（包括微循环和基质）是骨髓造血功能的基础（土壤），在微环境遭受破坏后，即影响到干细胞的生长发育，以致造血功能低下。同时在自身抗干细胞抗体和淋巴细胞的细胞毒性作用下，可引起干细胞的免疫损伤，而致造血功能低下。

二、病情评估

（一）临床表现

主要表现为进行性贫血、出血、反复感染而肝、脾、淋巴结多无肿大。临床上根据病情、病程、起病缓急将再障分为急性和慢性两型。

1. 急性型再障

急性型再障多见于儿童和青壮年。多起病急骤，贫血进行性加重，常伴有严重感染和内脏出血为主要特征，颅内出血为本病的主要死因之一。

2. 慢性型再障

慢性型再障多见于成年人。多起病缓慢，常以贫血发病，出血程度较轻。常见的出血部位有皮肤、黏膜，女性可有月经过多，很少有内脏出血，感染少见且较轻。

患者可见贫血面容，睑结膜及甲床苍白，皮肤可见出血点及紫癜。贫血重者，心率增快，心尖区常有收缩期吹风样杂音；一般无脾大。

（二）实验室及其他检查

1. 血液检查

全血细胞减少。贫血多属正常细胞，正色素性；白细胞减少以粒细胞和单核细胞减少为主；血小板减少，其中小型者约占 50%，且有形态异常；网织红细胞绝对值显著减少。

2. 骨髓细胞学检查

急性再障骨髓象呈多部位增生低下，粒细胞、幼红细胞及巨核细胞三系列均明显减少，淋巴细胞相对增多，骨髓小粒非造血细胞增多。慢性再障骨髓象至少一个部位增生不良，骨髓小粒脂肪细胞增加。若要明确诊断需多次、多部位穿刺，有条件时应做骨髓活检。

3. 骨髓活检

造血组织减少，脂肪组织增加，其比值常在 2:3 以下。巨核细胞减少，非造血细胞增加，间质水肿及出血。

（三）诊断和鉴别诊断

1. 再障诊断标准

（1）全血细胞减少，网织红细胞百分数 <0.01，淋巴细胞比例增高。

（2）一般无肝脾大。

（3）骨髓多部位增生减低或重度减低（小于正常 25%），造血细胞减少，非造血细胞比例增高，骨髓小粒空虚（骨髓活检可见造血组织均匀减少）。

（4）除外引起全血细胞减少的其他疾病，如阵发性睡眠性血红蛋白尿（PNH）、范科尼贫血（Fanconi 贫血）、伊文思综合征（Evans 综合征）、骨髓纤维化症、某些急性白血病、恶性组织细胞病、免疫相关性全血细胞减少、骨髓增生异常综合征、急性造血功能停止等。

2. 重型再障诊断标准

（1）起病急，贫血呈进行性加重，常伴严重感染、出血。

（2）血常规具备以下三项中的两项：网织红细胞绝对值 $<15 \times 10^9/L$，中性粒细胞绝对值 $<0.5 \times 10^9/L$ 和血小板计数 $<20 \times 10^9/L$。

（3）骨髓象显示多部位骨髓增生重度减低。

（4）中性粒细胞 $<0.2 \times 10^9/L$ 时可诊断为极重型再障。

3. 非重型再障诊断标准

（1）起病缓，贫血、感染、出血相对较轻。

（2）血常规：网织红细胞绝对值减少，中性粒细胞绝对值减少（常大于 $0.5 \times 10^9/L$）和血小板计数减少（常大于 $20 \times 10^9/L$）。

（3）骨髓象显示多部位骨髓增生减低，造血细胞减少，非造血细胞比例增高，多数骨髓小粒空虚。

非重型再障病情突然恶化时，临床表现、血常规、骨髓象同重型再障。

4. 鉴别诊断

需与引起全血细胞减少的疾病鉴别。

1）PNH：本病与再障关系密切，不仅有些患者表现与再障相似，而且部分患者日后可演变为再障或本病与再障合并存在，称再障-阵发性睡眠性血红蛋白尿（AA-PNH）综合征。每例患者在确诊时均需做酸化血清溶血试验，以排除 AA-PNH 综合征及 PNH。因 PNH 属慢性溶血性疾病，故多数有黄疸、脾大及网织红细胞绝对值升高等，可助鉴别。

2）白细胞不增多性白血病：临床表现主要为贫血、出血和发热，血常规示全血细胞减少，故易与再障混淆。鉴别主要靠骨髓细胞学检查，白细胞不增多性白血病骨髓中核细胞明显增多，原始细胞明显超过正常，而再障骨髓多增生减低。此外，本病血液中可出现幼稚白细胞，肝、脾及淋巴结肿大多见，也可与再障相区别。

3）白血病前期：常表现为长期难治性贫血及全血细胞减少，与再障表现相似。对可疑患者应密切追踪观察有无白血病临床及血液学发现。有条件者可做染色体及骨髓细胞培养，有助于早期鉴别。

4）特发性血小板减少性紫癜：出血明显，贫血程度与出血量相一致，白细胞数正常或轻度增高。骨髓巨核细胞正常或增多，红细胞系也常因失血而增生。

5）其他：本病还需与脾功能亢进、营养性巨幼细胞性贫血、恶性组织细胞病等全血细胞减少的疾病鉴别。

三、治疗措施

（一）去除病因

禁止使用影响造血功能的药物；除必须检查外，减少或避免与放射线接触；有病毒性肝炎者，积极治疗肝炎；妊娠引起的再障，可根据情况，终止妊娠。针对继发性再障，首要的是治疗原发病。

（二）一般治疗

卧床休息，增加营养。保持口腔、皮肤的清洁。饮食上给予易消化、高蛋白、高维生素、低脂肪饮食。

（三）对症治疗

1. 输血

当血红蛋白低于 60 g/L 而有明显的症状，患者代偿能力较差时，可考虑输血。输血量及间隔时间视病情而定。多次输血可导致输血反应及体内含铁血黄素沉着，故应严格掌握输血适应证。

2. 止血

可用一般止血剂，如安络血、酚磺乙胺等。出血严重者可输新鲜血或浓缩的血小板悬液。鼻出血较重者，需给予局部处理。月经过多者可注射丙酸睾酮，每日 25 ~

50 mg，或给予避孕药口服。

3. 抗感染

患者有感染时给予相应足量的抗生素积极控制，但不宜以抗生素作为预防药。

（四）急性和重型再障治疗

1. 骨髓移植

国外资料表明同基因骨髓移植成功率很高，异基因移植前未输过血者，移植后长期无病存活率达 83%；移植前输过血，移植后补充白细胞者为 73%，未补充白细胞者为43%。凡年龄在 40 岁以下，未经输血，在病程早期移植者疗效较好。凡移植成功则可望治愈。

2. 免疫抑制剂

免疫抑制剂适用于有抑制性 T 淋巴细胞的患者。常用抗胸腺细胞球蛋白（ATG）、抗淋巴细胞球蛋白（ALG），能够抑制患者 T 淋巴细胞或非特异性自身免疫反应；环孢素 A 可选择性地作用于 T 淋巴细胞。

（五）慢性再障治疗

1. 雄激素

雄激素为治疗慢性再障的首选药物，可促进骨髓造血功能。常用制剂有丙酸睾酮50～100 mg，肌内注射，每日或隔天 1 次；司坦唑每次 2～4 mg，3 次/天，口服；达那唑每次 2.5～5.0 mg，3 次/天，口服，疗程至少 3 个月。如治疗半年无网织红细胞及血红蛋白上升趋势，才可认为无效。药物不良反应有男性化，以丙酸睾酮最明显；肝脏毒性反应，以司坦唑较为明显，在用药过程中应定期检查肝功能。药物不良反应于停药后短期内可以消失。

2. 改善骨髓微环境药物

一叶萩碱与莨菪碱用于治疗慢性再障，通常与雄激素合用，可提高疗效。

3. 肾上腺皮质激素

肾上腺皮质激素能减轻和停止出血，抑制免疫机制，暂时改善症状；能改善造血微环境，有利于干细胞的生长和发育。常用泼尼松，每日 20～40 mg，分 3 次口服，可连续使用 5～6 个月；或用氢化可的松每日 100～200 mg 静脉滴注。

4. 士的宁

士的宁用于治疗慢性型再障，常用 5 天疗法，即第 1 天肌内注射士的宁 1 mg，第 2天肌内注射 2 mg，第 3 天、第 4 天各肌内注射 3 mg，第 5 天肌内注射 4 mg，疗程完后休息 2 天，以后按上述方法重复治疗，一般要 3～6 个月才显效，有效率约 77.8%，不良反应较少，仅少数人有痤疮及失眠。

5. 氯化钴

每日剂量 90～120 mg，分 3 次服，用药 4～6 月。不良反应较小，适用于儿童患者。

6. 碳酸锂

临床应用证明锂对骨髓有刺激作用，可促进红细胞、白细胞、血小板的增生，适用于慢性再障。用法：0.4~0.9 g，每日 2~3 次口服，4~6 周为 1 个疗程，休息 1 周，反复用 3 个月。有心肾疾病、电解质紊乱、糖尿病者禁用。

7. 普萘洛尔

普萘洛尔 10 mg，每日 3 次，可逐渐加量到 50 mg，每日 3 次，至缓解。本品可使造血干细胞表面的 β 受体的密度增加，易于受内源性肾上腺素能物质的作用而促进 G_0 期多能造血干细胞进入细胞周期而增加造血作用。

8. 植物血凝素

植物血凝素（PHA）40~50 mg 溶于 5% 葡萄糖液 500 ml 内静脉滴注，每日 1 次，10 次为 1 个疗程，休息 7~10 天，反复应用，直至缓解；也可取 20 mg 加生理盐水 1 ml 由髂骨前后脊和胸骨 5 个部位交替注入，每周 1 次，连续应用，直至缓解。

9. 脾切除

脾切除适用于红细胞破坏过多成为贫血主要因素的慢性或亚急性患者。脾切除并不能改善骨髓造血功能，但常可使贫血减轻。

四、护理要点

（一）一般护理

1）指导患者进食高热量、高蛋白、富含维生素、易消化的清淡软食或半流食，如动物肝肾、瘦肉、水果等。禁食过硬、粗糙的食物，必要时静脉补充营养。

2）应根据贫血的程度、发生发展的速度及基础疾病等指导患者合理安排休息活动，减少机体耗氧量。

（二）病情观察

密切观察患者体温，一旦发热，做好相关实验室标本采集送检工作。观察患者出血的发生部位、主要形式、发展或消退情况；及时发现新的出血、重症出血及其先兆，利于及时护理与配合抢救。

（三）对症护理

1）注意饮食及卫生环境，保护性隔离；保持空气清新、物品整洁，定期消毒；注意保暖；严格无菌操作；加强口腔护理，指导患者养成进餐前后、睡前、晨起漱口的好习惯；保持皮肤清洁、干燥，勤更衣，勤剪指甲；指导患者保持大便通畅，睡前、便后坐浴预防肛周感染。

2）保持床单平整，被褥、衣着轻软，避免肢体的碰撞或外伤，高热患者禁用乙醇或温水擦浴降温，尽可能减少注射次数；保持室内相对湿度在 50%~60%，勿用力抠鼻，鼻少量出血时可用 0.1% 肾上腺素棉球填塞，严重者可用凡士林油纱条行后鼻腔填塞，3 天后取出；指导患者用软毛刷刷牙，忌用牙签剔牙；保证充足睡眠，避免情绪激动、剧烈咳嗽等，监测血压，一旦发生颅内出血，及时联系医生，积极配合抢救。

（四）用药护理

1. ATG/ALG

ATG/ALG 均为异种蛋白，可出现超敏反应（寒战、发热、多型性皮疹、高血压或低血压）、血清病（如猩红热样皮疹、发热、关节痛、肌肉痛）、出血加重及继发感染等。用药前需做过敏试验，输注时速度不宜过快，在用药过程中用糖皮质激素防治过敏反应。

2. 环孢素

监测患者的血药浓度、骨髓象、血常规、T 淋巴细胞免疫学改变及药物不良反应（包括肝肾功能损害、毛发增多、牙龈增生、高血压、高血糖、恶心、呕吐）等，以调整用药剂量及疗程。

3. 雄激素

丙酸睾酮为油剂，不易吸收，局部可形成硬结，甚至发生无菌性坏死，故应采用深部、缓慢、分层肌内注射，注意注射部位的轮换。定期检测肝功能。

4. GM - CSF/G - CSF

不良反应有发热、肌肉骨骼酸痛、皮疹等，注意观察，出现异常及时通知医生，调整剂量或更换药物。

（五）心理护理

需要向患者及其家属仔细讲解疾病的本质、预后及讨论一些重要的事情，在疾病的早期就应该强调该疾病的特点是慢性、治疗起效时间长。治疗 6 个月甚至以上时间，病情仍无起色，患者及家属和朋友情绪都会相当低落，此时患者一定要抵制住放弃治疗或采用不恰当并具有风险的治疗方法和药物的想法，因为部分患者治疗 1 年或更久后才开始恢复。同时解释雄激素应用的目的，主要的不良反应如毛发增多、声音变粗等，说明待病情缓解后，随着药物剂量的减少，不良反应会逐渐消失。指导患者学会自我调节，护理人员及家属应善于倾听，理解、支持患者。

（六）健康教育

1. 住院康复期

加强营养，避免病从口入；保证充足睡眠与休息，指导患者学会自我调节，认清负面情绪的危害。

2. 出院指导

指导患者尽可能避免或减少接触与再障发病相关的药物和理化物质，尽量少用、不用可能损伤骨髓的药物。针对危险品的职业性接触者，必须严格遵守操作规程，做好个人防护，定期体检，加强锻炼，增强体质。告知患者及家属应遵医嘱按时、按量、按疗程用药，定期复查血常规，同时做好自我监测，出现不良症状如头晕、心悸、发热、咳嗽、肛周疼痛、便血等时及时就医。

（刘媛媛）

第六章　内分泌系统急重症

第一节 高血糖危象

高血糖危象指糖尿病昏迷。根据其发生机制不同，可分为两类，一类是糖尿病酮症酸中毒，在1型糖尿病患者中比较常见；另一类是糖尿病高渗性昏迷，在2型糖尿病患者中更为多见。

一、糖尿病酮症酸中毒

糖尿病酮症酸中毒是由于体内胰岛素缺乏，使胰岛素的反调节激素增加，引起糖和脂肪代谢紊乱，以高血糖、高血酮和代谢性酸中毒为主要特点的临床综合征。

（一）病因和发病机制

1. 病因

本症的病因主要是急性化脓性感染，胰岛素中断或不适当地减量，各种手术、创伤、麻醉、呕吐、腹泻、食欲减退或饮食不节及过量，妊娠及分娩，强烈精神刺激，以及对胰岛素产生抗药性等。临床上往往有几种病因同时存在。

2. 发病机制

本症的主要发病机制是胰岛素绝对或相对性分泌不足，导致糖、脂肪及蛋白质的代谢紊乱，并继发性引起水电解质紊乱及酸碱失衡。此外，拮抗胰岛素的激素，包括胰高血糖素、生长激素、儿茶酚胺、肾上腺皮质激素同时分泌过多，亦为产生酮症酸中毒的重要因素。

（二）病理生理

1. 酸中毒

糖尿病代谢紊乱加重时，脂肪动员和分解加速，大量脂肪酸在肝经 β 氧化产生大量乙酰乙酸、β - 羟丁酸和丙酮，三者统称为酮体。当酮体生成量剧增，超过肝外组织的氧化能力时，血酮体升高，称为酮血症，尿酮体排出增多，称为酮尿症，临床上统称为酮症。乙酰乙酸和 β - 羟丁酸均为较强的有机酸，大量消耗体内储备碱，若代谢紊乱进一步加剧，血酮体继续升高，超过机体的处理能力时，便发生代谢性酸中毒。

2. 酮血症

脂肪大量分解后的终末代谢产物乙酰辅酶A，在肝脏不能被氧化为丙酮酸，生成大量酮体（如乙酰乙酸、β - 羟丁酸、丙酮），当生成量超过肾脏排泄速度时，体内就会形成酮血症。

3. 水电解质紊乱

酮症酸中毒时，由于血糖增高，大量的葡萄糖带着水分从肾脏丢失，患者出现厌食、恶心、呕吐，水的摄入量减少，使脱水加重。大量蛋白质分解，产生酸根，排出时又带走不少水分。严重脱水使细胞外液容量减少，血压下降，可引起循环衰竭及急性肾衰竭。

血钠、血氯、血磷、血镁都有大量丢失。血钾初期体内已下降，但由于酸中毒，大量的氢离子进入细胞内，使钾离子交换到细胞外，此期血钾可正常或偏高。随着酸中毒的纠正，氢离子从细胞内到细胞外，大量钾离子进入细胞内，此时可引起严重的低血钾，如不及时纠正，可致心律失常，严重时可发生心搏、呼吸骤停。

4. 带氧系统异常

酸中毒时，体内不出现缺氧情况，但当酸中毒纠正后，糖化血红蛋白升高，2，3 - 二磷酸甘油酸降低，氧解离曲线左移，两者均使氧释放减少，可造成组织缺氧。

5. 周围循环衰竭和肾功能障碍

严重失水，血容量减少，加以酸中毒引起的微循环障碍，若未能及时纠正，最终可导致低血容量性休克，血压下降。肾灌注量减少，引起少尿或无尿，严重者发生肾功能衰竭。

6. 中枢神经功能障碍

在严重失水、循环障碍、渗透压升高、脑细胞缺氧等多种因素综合作用下，引起患者中枢神经功能障碍，出现不同程度的意识障碍、嗜睡、反应迟钝，以至昏迷，后期可发生脑水肿。

（三）病情评估

1. 病史

有糖尿病病史。可发生于任何年龄，以 30 ~ 40 岁人群多见，患者有明确糖尿病病史及使用胰岛素史、反复出现酮症的病史，大多为 1 型糖尿病患者。本症性别差异不显著。

2. 临床表现

早期患者仅表现为原有糖尿病的症状加重，如多饮、口渴、乏力、嗜睡等症状加重，随着病情发展患者出现食欲减退、恶心、呕吐，或有腹痛；呼吸深大，呼气有酮臭味（或烂苹果味）；脱水貌，皮肤黏膜干燥、弹性差，眼球下陷；心动过速，脉搏细数；血压下降，甚至出现休克或心肾功能不全；神志由烦躁不安、嗜睡逐渐发展为昏迷。

3. 实验室检查

1）尿：尿糖、尿酮体强阳性。当肾功能严重损害而阈值增高时，尿糖、尿酮体阳性程度与血糖、血酮体数值不相称。可有蛋白尿和管型尿。

2）血：血糖多数为 16.7 ~ 33.3 mmol/L，有时可在 55.5 mmol/L 以上。血酮体升高，多在 4.8 mmol/L 以上，二氧化碳结合力降低，轻者为 13.5 ~ 18.0 mmol/L，重者在 9.0 mmol/L 以下。$PaCO_2$ 降低，pH 值 < 7.35。碱剩余负值增大（< - 2.3 mmol/L）。阴离子间隙增大，与 HCO_3^- 降低水平大致相等。血钾正常或偏低，尿量减少后可偏高，治疗后可出现低钾血症。血钠、血氯降低，血尿素氮和肌酐常偏高。血清淀粉酶升高可

见于 40% ~75% 的患者，治疗后 2 ~6 天降至正常。血浆渗透压轻度上升，白细胞计数升高，即使无并发感染，也可达 $10 \times 10^9/L$，中性粒细胞比例升高。

4. 诊断要点

对昏迷、酸中毒、失水、休克的患者，均应考虑为本病的可能性，尤其对原因不明的意识障碍，呼气有酮味、血压低而尿量多者，应及时做有关检查以争取及早诊断，及时治疗。少数患者以本病作为糖尿病的首发表现，某些患者因其他疾病或诱因为主诉也容易让医务人员误诊。

要注意与急性胃炎、急腹症、糖尿病患者并发其他致昏迷疾病（如脑血管意外等）相鉴别，更要注意与低血糖昏迷、糖尿病高渗性昏迷及乳酸性酸中毒之间的鉴别（表 6 - 1）。

表 6 - 1 糖尿病并发昏迷的鉴别要点

鉴别点	糖尿病酮症酸中毒昏迷	低血糖昏迷	糖尿病高渗性昏迷	乳酸性酸中毒昏迷
病史	常有感染、胰岛素治疗中断等病史	有应用降糖药物、进食过少等病史	多见于老年人，常有感染、胃肠炎等病史	常有肾功能不全，服苯乙双胍等病史
起病时症状	糖尿病症状加重、伴有胃肠道症状等	多以交感神经兴奋症状为主	多以中枢神经症状为主	有胃肠道症状及伴发病症状
体征	脱水征，呼吸深快，可有酮味	皮肤潮湿多汗，呼吸平稳	脱水征，呼吸加快，无酮味	脱水征，呼吸深快，无酮味
血糖	显著增高（>16.7 mmol/L）	显著降低（<2.8 mmol/L）	极度增高（>33.3 mmol/L）	正常或增高
尿糖	+ + + ~ + + + +	-	+ + + +	+ 或 -
尿酮	+ + ~ + + + +	-	+ 或 -	- 或 +
血酮	显著升高	正常	偏高或正常	正常或偏高
HCO_3^-	降低	正常	正常或降低	降低
乳酸	稍升高	正常	正常	显著升高
血浆渗透压	偏高或正常	正常	显著升高（>350 mOsm/(kg·H₂O)	正常

（四）治疗措施

治疗原则是应用速效胰岛素迅速纠正代谢紊乱，纠正酸中毒和水电解质紊乱。

1. 病情监测

全部患者均应住院救治，并立即做血糖、血酮、尿糖、尿酮测定，此后每 2 小时复查 1 次，待血糖下降至 14 mmol/L 后，改每 6 小时复查 1 次。同时在治疗前做血气分析、二氧化碳结合力、尿素氮、心电图检查，以后每 4 ~6 小时复查 1 次。

2. 足量补液

补液是治疗糖尿病酮症酸中毒首要的、极其关键的措施。患者常有重度失水，失水量可在体重的 10% 以上。只有在有效组织灌注改善、恢复后，胰岛素的生物效应才能充分发挥。补液时通常宜用等渗氯化钠液。开始时补液速度应较快，在2小时内输入1 000~2 000 ml，第3~6小时再输入1 000~2 000 ml，第1天输液总量为4 000~5 000 ml，严重失水者可为6 000~8 000 ml。根据患者的血压、心率、每小时尿量及末梢循环情况，决定输液量和速度，有心力衰竭的患者应强调监测中心静脉压，以防止发生心力衰竭。血钠浓度过高（>160 mmol/L）时，可用5%葡萄糖液（必须加入一定量的胰岛素）代替等渗氯化钠液，此时宜保持血浆渗透压平稳下降，血糖水平可保持相对稳定。如治疗前已有低血压或休克，快速输入晶体液不能有效升高血压者，应输入胶体溶液并采用其他抗休克措施。

3. 小剂量胰岛素治疗

大量基础研究和临床实践证明，小剂量胰岛素治疗方案（即每小时每千克体重0.1 U，加入生理盐水中持续静脉滴注），能使血糖平稳下降，每小时降低3.9~6.1 mmol/L，还有较少引起脑水肿、低血糖、低血钾等优点。治疗过程中应强调监测患者血糖，更应注意观察一般状况、生命体征及综合生化指标，如2小时后病情无改善，综合生化指标无好转，血糖无明显下降，应酌情增加胰岛素剂量。当血糖下降速度较快或降至较低水平（<13.9 mmol/L）时，宜将胰岛素加入5%葡萄糖氯化钠注射液中继续静脉滴注，至患者食欲恢复后可改为肌内或皮下注射，每4~6小时1次，直至酮症消失后再改为常规治疗。

4. 电解质紊乱的纠正

患者糖尿病酮症酸中毒时，低钠低氯已通过补充生理盐水得到补充。体内钾缺失常较严重，治疗前因酸中毒影响，血钾可正常甚至增高，血钾不能反映体内钾缺失的真实程度，治疗4~6小时血钾常明显降低，尤其在胰岛素与碱剂同时应用时，细胞摄钾功能异常增高，有时可达危险程度。如治疗前血钾低于正常，开始治疗时即需补钾，一般在治疗开始1~4小时补钾。每小时补钾1.0~1.5 g，或1 000 ml液体中加入3~4 g氯化钾于4~6小时输完。此外，低钾常伴有低镁血症，当补钾后临床症状不见好转时，应用镁剂治疗。监测血镁用药。一般可用25%~50%硫酸镁10 ml，深部肌内注射，或重症给10%硫酸镁20 ml加入10%葡萄糖液200 ml中缓慢静脉滴注。低磷时可补磷酸钾。

5. 谨慎补碱

轻症患者经输液和注射胰岛素后，酸中毒可渐纠正，不必补碱。一般认为，血pH值高于7.1或HCO_3^-高于10 mmol/L，无明显酸中毒大呼吸时，可暂不予补碱；如血pH值不超过7.1或HCO_3^-不超过5 mmol/L时，宜小剂量补碱（避免使用乳酸钠）。静脉滴注5%碳酸氢钠50~100 ml，2小时后，如酸中毒无明显改善，可重复补碱，至HCO_3^-浓度达到15 mmol/L时，即应停止补碱。

6. 处理诱发病和防治并发症

1）休克：如休克严重且经快速输液后仍不能纠正，应详细检查分析其原因，如有无并发感染或急性心肌梗死，并给予相应措施。

2）严重感染：严重感染是本症的常见诱因，也可继发于本症。因糖尿病酮症酸中毒可引起低体温和血白细胞升高，故此时不能以有无发热或血常规改变来判断，应积极处理。

3）心力衰竭、心律失常：老年或并发冠状动脉病变，尤其是急性心肌梗死患者，补液过多可导致心力衰竭和肺水肿，应注意预防。可根据血压、心率、中心静脉压、尿量等情况调整输液量和速度，并视病情应用利尿剂和正性肌力药。血钾过低、过高均可引起严重心律失常，宜用心电监护，及时治疗。

4）肾功能衰竭：应强调早期发现，脱水症状已改善，尿量不见增加，血尿素氮趋于增高时，即应按急性肾衰竭处理。

5）脑水肿：死亡率较高，抢救过程中要注意避免诱发本病的因素。若患者血糖已降低，酸中毒已改善时，昏迷反而加重，并出现颅内压增高的征象，应及早给予甘露醇、呋塞米、地塞米松等药物治疗。

（五）护理要点

1. 一般护理

1）患者绝对卧床休息，注意保暖，吸氧。有休克者使患者的头和腿均抬高30°的卧位和平卧位交替使用。保持呼吸道通畅，防止舌后坠堵塞喉头，适当吸痰。

2）严格和长期执行饮食管理，禁止食用含糖较高的食物，按一定比例分配糖、蛋白质、脂肪，对患者饮食进行检查，督促、教育患者遵守饮食规定。

3）因糖尿病患者易生疖、痈，故应保持皮肤清洁，勤换内衣裤，勤洗澡，保持床单清洁；如发生疖、痈，应及时处理，必要时抗生素治疗。

4）糖尿病患者抵抗力降低，进食量减少，细菌易在口腔内迅速繁殖，并分解为糖类，使发酵和产酸作用增强，导致口腔局部炎症、溃疡等并发症。可用2%～3%硼酸溶液（可改变细菌的酸碱平衡起抑菌作用）。真菌感染时，可用1%～4%碳酸氢钠漱口。通过口腔护理保持口腔清洁、湿润，使患者感觉舒适。

5）记录24小时出入量，定时留尿测定尿糖量。

6）胰岛素治疗的护理。定时注射胰岛素30分钟后保证患者进食。收集小便，检查尿糖，防止发生低血糖。

2. 病情观察

1）严密观察患者体温、脉搏、呼吸、血压及神志变化，通过观察生命体征能及时反映出病情好转及恶化。低血钾患者应做心电监护，为病情判断和判断治疗反应提供客观依据。

2）遵医嘱及时采血、留尿，送检尿糖、尿酮、血糖、血酮、电解质及血气分析等。

3）认真按医嘱查对胰岛素类型及用量，注意观察，避免出现低血糖昏迷。

4）应保持昏迷患者呼吸道通畅。应密切观察和详细记录患者意识状态、瞳孔、血压、脉搏、呼吸等变化，还应注意呼吸道、口腔、泌尿道、皮肤、眼睛、大便、肢体等的护理，防止并发症的发生。

5）快速建立两条静脉通道，纠正水电解质紊乱，维护酸碱平衡，纠正酮症，抗感染等。一条为扩容治疗，按医嘱给予适宜、适量的液体及足量的抗生素，以疏通微循环增加心肌收缩力，恢复正常的血流；另一条作为维持稳定血压，输入血管活性药物等。

6）因患者血液中酮体堆积，呼吸中枢兴奋出现深呼吸，造成换气过度，二氧化碳排出增多；由于酸性代谢产物大量堆积，使血中碳酸氢钠浓度降低，二氧化碳结合力降低、脱水，使血容量减少，组织灌注不良，组织缺氧。因此，应快速纠正缺氧，在短时间内用鼻导管或面罩给予高浓度的氧气吸入，但不宜超过 24 小时，待二氧化碳结合力恢复正常，呼吸转为平稳后，可给低浓度、低流量持续吸氧，每分钟氧流量为 1~2 L，浓度为 24%~28%。

（六）健康指导

1）指导患者积极治疗糖尿病，避免诱因。

2）指导患者根据病情坚持饮食疗法、运动疗法和药物疗法。当出现酮症酸中毒时，要卧床休息。

3）指导患者正确的用药方法，口服降糖药物应严格掌握服用剂量、时间、不良反应等基本用药知识。

4）为患者设计有姓名、年龄、住址、疾病名称的卡片，嘱患者随身携带，病情危重时便于送往医院治疗。

5）糖尿病患者应戒烟、戒酒及其他不良嗜好，注意生活的规律性。

6）指导患者定期复查有关项目，有变化及不适时随时就诊。

二、糖尿病高渗性昏迷

糖尿病高渗性昏迷是糖尿病急性重症并发症的另一特殊类型。本症起病隐匿，病情凶险，死亡率高（50% 以上）。发病率占糖尿病的 1.5%~2.0%。血糖异常增高（多超过 33 mmol/L，常见 56.0 mmol/L 以上）造成的血液高渗、利尿失水是本症的基本病理生理。血酮体一般不高，或仅轻度增高。起病多有诱因。

（一）病因和发病机制

多种临床情况可成为本症的病因。

1. 感染

感染见于肺炎、泌尿道感染、胰腺炎、急性胃肠炎、亚急性细菌性心内膜炎等。

2. 应激因素

严重烧伤、中暑、脑外伤、心脏直视手术、脑血管意外、心肌梗死、淋巴瘤、某些急症伴发病等。

3. 摄水不足

摄水不足是诱发本症的重要因素，可见于口渴中枢敏感性下降的老年患者、不能主动进水的幼儿或卧床患者、精神失常或昏迷患者，以及胃肠道疾病患者等。

4. 失水过多

失水过多见于严重的呕吐、腹泻及大面积烧伤患者。

5. 高糖的摄入

高糖的摄入见于大量服用含糖饮料、静脉注射高浓度葡萄糖、完全性静脉高营养，以及含糖溶液的血液透析或腹膜透析等。值得注意的是，本症被误认为脑血管意外而大量注射高渗葡萄糖液的情况在急诊室内并不少见，结果造成病情加剧，危及生命。

6. 治疗用药

使用肾上腺皮质激素、呋塞米及噻嗪类利尿剂、苯妥英钠、普萘洛尔、氯丙嗪、左旋多巴、免疫抑制剂等。

7. 中枢神经损害

中枢神经损害见于儿童中枢神经系统发育不良、脑外科疾病及手术等所致的渗透压调节中枢功能障碍。

以上诸因素均可使机体对胰岛素产生抵抗而升高血糖、加重脱水，最终导致本症的发生。

本症发病机制复杂，未完全阐明。患者年老、脑血管功能差，极度高血糖、失水严重、血液浓缩、继发性醛固酮分泌增多加重高血钠，使血浆渗透压增高，脑细胞脱水，从而导致本症突出的神经精神症状。缺乏酮症的原因尚无满意解释，推测患者体内尚有一定量的胰岛素抑制脂肪分解。此外，高血糖和高渗透压本身也可能抑制酮体生成。

（二）病情评估

1. 病史

患者有糖尿病病史，发病前数天或数周，常有糖尿病逐渐加重的临床表现，如烦渴、多饮、多尿、乏力、头晕、食欲下降或呕吐等。

2. 临床表现

起病比较缓慢，通常需数天甚至数周。常先有多尿、烦渴、多饮，但多食不明显，或反而食欲减退、厌食，以致常被忽视。失水程度逐渐加重，出现神经精神症状，表现为嗜睡、幻觉、定向障碍、偏盲、上肢拍击样震颤、癫痫样抽搐（多为局限性发作）等。本症容易并发脑血管意外、心肌梗死或肾衰竭等。

3. 实验室检查

尿糖强阳性，但无酮症或较轻，血尿素氮及肌酐升高。血糖常高至 33.3 mmol/L 以上，血钠升高可达 155 mmol/L，但也有正常，甚或偏低者。血浆渗透压显著增高为 $330 \sim 460$ mOsm/（kg·H_2O），一般在 350 mOsm/（kg·H_2O）以上。

根据高血糖、高血浆渗透压状态、无明显酮症酸中毒、重度脱水和突出的精神神经系统表现，结合病史不难诊断，但患者多为老年人，多无糖尿病史，可继发于各种严重疾病，临床表现复杂多变，误诊漏诊率较高。因此，临床上应提高对本病的警惕性。并注意与酮症酸中毒、乳酸性酸中毒、低血糖昏迷、脑炎、脑瘤、脑血管意外鉴别。

（三）治疗措施

高渗性昏迷的治疗原则与酮症酸中毒相似。

1. 尽快输液纠正失水及血容量不足

失水、血容量不足是本症一系列临床表现的病理生理基础。故纠正失水宜较酮症酸中毒更积极一些。可按患者体重 10%～15% 估计给液量。除非有心力衰竭，否则应快速输注。前 4 小时输入液量的 1/3，12 小时内输入补液量的一半加尿量，余下一半在以后的 12 小时内输完。如血压正常，血钠大于 155 mmol/L，可先用 0.45% 低渗盐水，但不宜太多，先输 1 000 ml 后视血钠含量酌情决定，血浆渗透压低于 320 mOsm/（kg·H₂O）时改为等渗溶液。低渗溶液输入太快应注意脑水肿并发症。血压低者宜采用生理盐水。

2. 胰岛素的应用

本症对胰岛素较酮症酸中毒敏感，所需胰岛素用量较少。仍主张以小剂量持续滴注。每小时 5～6 U。如血压偏低首剂可给 14～20 U 静脉推注。血糖下降至 14.0～16.8 mmol/L 时改用 5% 葡萄糖液加胰岛素 6～8 U 维持，方法与酮症酸中毒相同。

3. 碱性药物的应用与电解质补充

本症一般无须使用碱性药物。如二氧化碳结合力小于 11.23 mmol/L 可酌情给 5% 碳酸氢钠 200～400 ml 滴注。虽然血钾可能正常，但体内总体钾含量减少。经充分补液和使用胰岛素后，血钾将下降。治疗开始后 2 小时即应予补钾。原则也与酮症酸中毒相同。应密切注意治疗过程中由于输液太快、太多及血糖下降太快，造成脑细胞从脱水转为脑水肿的可能。其发生机制可能为长时间组织缺氧，细胞内外渗透压持续不平衡，血浆高渗状态的骤然下降，水分向细胞内转移而造成。此时患者意识障碍加深或一度好转后又昏迷。应及时采用脑细胞脱水剂如甘露醇、地塞米松静脉滴注或静脉注射。

4. 积极治疗诱发病，去除诱因

选用恰当的抗生素预防和治疗感染。防止心力衰竭、肾衰竭。二氧化碳结合力小于 11.23 mmol/L 时应注意乳酸性酸中毒的可能。

（四）护理要点

1. 一般护理

同糖尿病酮症酸中毒。

2. 病情观察

同糖尿病酮症酸中毒，在病情观察方面尚需注意以下情况，如迅速大量输液不当时，可发生肺水肿等并发症。补充大量低渗溶液，有发生溶血、脑水肿及低血容量休克的危险，故应随时观察患者的呼吸、脉搏，如发现呼吸困难、咳嗽、咳粉红色泡沫样痰，烦躁不安，脉搏加快，特别是在昏迷好转过程中出现上述表现，应及时处理，并调整输液速度或停止输液。

为防止输液过量，应及时测定中心静脉压。此外，应注意患者血压、脉搏、尿液情况及意识状态。在治疗过程中如患者意识逐渐恢复而再次出现意识不清应立即停用低渗溶液；如发现尿色变为粉红，应及时报告医生。

（五）健康指导

同糖尿病酮症酸中毒。

（刘媛媛）

第二节　低血糖危象

正常情况下，通过神经内分泌等调节，糖的分解代谢与合成代谢保持动态平衡，血糖浓度亦相对稳定。正常人血糖虽受进食、饥饿、劳动、运动、精神因素、生长发育等多种因素影响，但波动范围狭窄，一般血糖浓度饱餐后很少超过 8.89 mmol/L，饥饿时很少低于 3.33 mmol/L，此为血糖内环境稳定性。当某些病理和生理原因使血糖降低，引起交感神经兴奋和中枢神经异常的症状及体征时，称为低血糖危象。

一、病因和发病机制

低血糖危象常见的病因有：①胰岛素过多（如胰岛素瘤、胰岛细胞增生、降糖药物治疗）。②摄食不足或耗糖过度。③肝脏疾病（如硬化、急性黄色肝萎缩、肝癌等）。④垂体前叶、甲状腺或肾上腺皮质功能低下等。⑤中胚层源性肿瘤（如纤维肉瘤、平滑肌肉瘤等）。⑥反应性低血糖（如早期糖尿病、功能性低血糖、胃大部切除术后）。⑦药物中毒（如乙醇、阿司匹林等）、荔枝中毒。⑧食管肿瘤、吞咽困难、孕妇、剧烈运动等。

上述诸多因素均可导致血糖过低以致脑部和（或）交感神经受到影响，产生一系列综合征。因为脑部的主要能源是葡萄糖，但脑细胞储糖量很有限，主要靠血糖随时供给。脑部变化初期反映为大脑皮质受抑制，晚期神经细胞坏死、中脑及延脑活动受影响。同时高胰岛素血症可以促进钠、钾离子进入细胞内，导致脑水肿和颅内压增高。若低血糖昏迷时间持续超过 6 小时，脑细胞可因缺乏能量而发生不可逆的变性、坏死，严重损害中枢神经功能，因此本症最突出的表现是意识障碍。若血糖急剧下降但历时短暂，则以肾上腺素分泌过多导致的并发症为主。由于肾上腺素释放增加，引起交感神经兴奋。一般而言，血糖值越低，持续时间越长，发病越快，其症状越明显，预后也越差，即使治疗恢复也成为痴呆或去大脑僵直状态。

二、病情评估

（一）病史

低血糖危象常呈发作性，发作时间及频度随病因不同而异，常在饥饿或运动后出现，多在清晨空腹或下半夜发生。少数患者亦可在餐后发作。

（二）临床表现

典型临床表现主要包括以下两种。

1. 交感神经过度兴奋

表现为心悸、软弱、饥饿感、脉搏过快、出冷汗、皮肤苍白、手足颤抖。如继续发展，可伴有一系列不同程度的脑功能障碍表现。

2. 脑功能障碍

表现为精神不集中，思维和言语迟钝、头晕、不安、视物不清、步态不稳，有时可出现易怒、幻觉、行为怪异，常被误诊为精神病。病情严重者可出现癫痫样抽搐甚至昏迷。

（三）诊断要点

1）有低血糖危象发作的临床表现。

2）即刻测血糖低于 2.8 mmol/L。

3）立即给予葡萄糖后可以消除症状。

鉴别诊断：患者出现昏迷时应注意与糖尿病酮症酸中毒、糖尿病高渗性昏迷、癫痫、癔症、脑血管病、药物中毒等所致的昏迷相鉴别。主要靠发作时血糖检查及注射葡萄糖后的反应鉴别。

三、治疗措施

要充分认识反复、严重的低血糖危象发作，低血糖持续时间过长或可引起不可逆性脑损害。因此，对低血糖症应尽早识别，及时处理。

（一）低血糖危象发作时的紧急处理

轻症者，一般经喂食糖果、糖水等食物即可缓解；疑似低血糖昏迷的患者，应立即抽血做有关检查，并马上供糖而不必等待检查结果，可予以下治疗。

1）立即静脉注射 50% 葡萄糖液 60～100 ml，多数患者能立即清醒，继而进食；未恢复者可反复注射直至清醒。处理后即使意识完全恢复，仍需继续观察，因为口服降糖药物引起的低血糖危象，血液中较高的药物浓度仍继续起作用，因此患者再度陷入昏迷的可能性仍很大，宜继续静脉滴注 5%～10% 葡萄糖液，根据病情需要观察数小时至数天，直至病情完全稳定为止。

2）血糖不能达到上述目标，或仍神志不清者，必要时可选用氢化可的松 100 mg 静脉推注，并视病情需要再以氢化可的松 100 mg 加入 5%～10% 葡萄糖液 500 ml 中缓慢滴注，一般一天总量在 200～400 mg；或给予高血糖素 0.5～1.0 mg 皮下、肌内或静脉注射，一般 20 分钟内起效，但维持时间仅 1.0～1.5 小时。

（二）病因治疗

如手术切除胰岛 β 细胞瘤、腺癌及中胚层源性肿瘤等。如未找到肿瘤，可从胰尾起行逐段胰腺部分盲目切除，直至血糖回升，并需注意切除异位腺瘤。

四、护理要点

（一）一般护理

1）患者出现低血糖危象表现应绝对卧床休息，立即口服葡萄糖或静脉推注葡萄糖液。注意保暖，避免受凉。对于有抽搐患者，除补糖外可酌情用适量镇静药，并注意保护患者，防止外伤。昏迷患者应按昏迷进行常规护理。

2）间歇期患者应合理饮食，注意休息，生活规律，防止刺激，减少发作。胰岛细胞瘤的患者，因常年患病又有脑部症状，多有情绪低沉、神志模糊和悲观失望，医护人员态度要和蔼，耐心鼓励患者调整情绪，建立战胜疾病的信心。嘱患者随身携带糖块，遇有心悸、出汗、烦躁等先兆症状时随时口含糖块，防止发作。

（二）病情观察

1）密切观察患者的生命体征及神志变化，如有无心悸、出汗、头昏等低血糖危象先兆，定时监测血糖，注意血压、脉搏、呼吸等生命体征的变化。要注意观察尿、便情况，记录出入量。观察治疗前后的病情变化，评估治疗效果。

2）临床上可见到低血糖危象抢救成功后再度发生昏迷的患者，因此患者清醒后，仍需要观察12～48小时，以便及时处理。

3）在糖尿病的治疗过程中注射胰岛素或口服降糖药物过多时，要注意低血糖的发生。除要严格掌握剂量外，还要密切观察，熟悉低血糖危象的诊断、临床症状、不同患者存在个体敏感性的差异。

五、健康指导

指导患者避免精神刺激，饮食有节，起居有常，不妄劳作，坚持进行力所能及的体育锻炼，以增强体质。对各种病因进行针对性预防，如肝功能受损者应积极保肝治疗；半乳糖血症患者应停服乳类食品；延迟型倾倒综合征患者应少食多餐等。

（王洪梅）

第三节 甲状腺危象

甲状腺危象是甲亢患者在急性感染、精神创伤、妊娠或甲状腺手术等各种诱因的刺激下，大量甲状腺激素释放入血，病情突然加重而出现的一系列临床症状。病情危重，死亡率高，必须及时抢救，否则患者往往死于高热、心力衰竭、肺水肿及水电解质紊乱。

一、病因和发病机制

（一）手术性因素

甲亢患者在术中或术后 4～16 小时发生危象常与手术直接有关。凡在术后 16 小时出现者，应寻找感染病灶或其他诱因，如输液、输血反应等。甲状腺本身的手术或其他急诊手术如急腹症、剖宫产，甚至拔牙等均可引起危象。手术引起甲状腺危象的原因如下。

1. 甲亢病情未控制

术前未用抗甲状腺药物做准备或准备不充分，甲亢病情未完全控制；或甲状腺手术延误致抗甲状腺药物停用过久，碘剂作用脱逸，甲状腺又可以合成并释放甲状腺激素。

2. 甲状腺激素释放

手术应激或手术时挤压甲状腺，导致大量甲状腺激素释放入血液循环。全身麻醉亦可使组织中的甲状腺激素进入血液循环。术中或术后并发喉头水肿、行气管切开等，造成再次手术的刺激。

（二）非手术性因素

非手术性因素指手术以外的诱因，常见有如下几种。

1. 感染

细菌感染是目前诱发甲状腺危象的主要原因，多见于急性扁桃体炎、肾盂肾炎、支气管肺炎、阑尾炎、败血症、术后伤口感染等急性及严重感染患者。

2. 停用抗甲状腺药物

甲亢病情未控制，突然停用抗甲状腺药物而激发危象。

3. 精神神经因素

严重精神创伤、精神紧张、恐惧等亦为激发甲状腺危象的常见原因。有因精神创伤及惧怕甲状腺手术而激发甲状腺危象的报道。

4. 代谢性疾病

糖尿病酮症酸中毒、严重脱水、电解质紊乱、酸碱失衡等。

5. 应激

过度紧张、高温环境、过度疲劳、情绪激动等应激可导致甲状腺激素突然释放。

6. 其他

过度挤压甲状腺、放射性 ^{131}I（碘）治疗引起放射性甲状腺炎等均可导致大量的甲状腺激素释放入血。

甲状腺危象的发病机制和病理生理尚未完全阐明。由于甲状腺危象都发生于甲亢未能有效控制者，而且甲状腺危象发作时血中甲状腺素明显增高，因此许多学者认为甲状腺危象的病因是单位时间内甲状腺素分泌过剩，导致机体代谢紊乱。但甲亢患者服甲状腺激素后，一般不引起甲状腺危象，因此不能简单地认为甲状腺危象是血甲状腺激素过多所致。重症甲亢长期不能控制者常伴有潜在性肾上腺皮质衰竭，有些患者死后尸检发现肾上腺皮质有萎缩、变性及出血。甲状腺危象的诱因与肾上腺危象的诱因相同，甲状腺危象的许多表现与肾上腺危象相似，用大剂量肾上腺皮质激素治疗危象亦能收到较好疗效。这些均支持甲状腺危象的发生与肾上腺皮质衰竭有密切的因果关系。但完全凭此解释甲状腺危象发生的全部过程尚存不足，可能为多种因素相互作用的结果。

二、病情评估

（一）病史

患者有甲亢病史，或患者体检发现甲状腺肿大伴血管杂音、甲亢眼征等支持有甲亢病史，应努力询问或寻找感染等诱因。

（二）症状和体征

几乎所有患者均呈急性起病，外科手术所致甲状腺危象多在术后 12～24 小时。放射性[131]I治疗引起甲状腺危象一般在服药后两周内发生，但多数发生于 1 周内。甲状腺危象发生前甲亢症状往往加剧，可有数天至数周的前驱期，表现为心悸加剧、多汗明显、烦躁、失眠、食欲减退、恶心、大便次数增加、体重显著减轻等，亦可有中等程度发热即所谓危象前期。若不及时治疗则迅速发展至危象期。其主要临床表现如下。

1. 发热

常有发热，多超过 39℃，有时可在 40℃ 以上。一般为持续性高热，常规退热措施及药物往往不易奏效。

2. 皮肤症状

皮肤湿润、发红、潮热多汗，重者大汗淋漓，常与发热同时出现，与感染性发热在退热时伴多汗有所不同。至晚期出现循环衰竭及休克时则皮肤转为苍白，四肢末梢发绀、湿冷等。

3. 心血管系统症状

心动过速，常在每分钟 160 次以上，与体温升高程度不成比例，多呈窦性。可有心房颤动及其他心律失常，有甲亢性心脏病的患者易出现心力衰竭或肺水肿，血压升高，以收缩压升高明显，脉压增大，病情发展可出现血压下降及休克。

4. 胃肠道症状

食欲极差，恶心呕吐，腹泻十分突出，每日在 10 次以上，严重者可有黄疸。

5. 神经及精神症状

表现为烦躁不安、激动、谵妄、嗜睡、木僵、四肢震颤、抽搐，严重时呈昏迷状态。部分患者出现幻觉、定向力丧失、精神失常等。

6. 水电解质紊乱

由于代谢亢进，高热、呕吐、腹泻、摄入减少等因素，多数患者均有不同程度的失水及电解质紊乱，轻至中度代谢性酸中毒。电解质紊乱以低血钠为常见，其他包括低血钾、低血钙、低血镁及低血磷等。

7. 其他

体重明显减轻，少数患者有胸痛、呼吸急促等。

（三）实验室及其他检查

1）血白细胞计数常可升高。

2）甲状腺功能检测示 3，5，3'－三碘甲状腺原氨酸（T_3）、甲状腺素（T_4）升高。

3）肝功能示血清转氨酶可升高；黄疸指数可超过正常。

（四）诊断要点

本症诊断主要根据临床表现，实验室检查帮助较小。如果原已有甲亢史、突眼或甲状腺肿，则足以依靠临床表现确诊，而不必等化验结果。但对原来未确诊或误诊者，特别是淡漠型甲亢，患者来诊时已进入危象期，则应努力寻找甲亢证据。如突眼、甲状腺肿大等，并详细询问家属，以明确甲亢既往史。努力寻求诱因，如甲状腺或其他部位手术、感染等的证据。

临床表现中以下几点最有诊断价值：①高热、大汗，体温 39℃ 以上，退热药无效。②心动过速，心率超过每分钟 160 次。③谵妄、激动、极度不安或精神错乱。④腹泻，但大便检查无明显异常。

具备上述条件多可诊断，若查得游离 T_4 升高、促甲状腺激素（TSH）降低更有助确诊。

（五）鉴别诊断

本症需与败血症、肺和肠道感染、其他原因引起的心力衰竭、糖尿病酮症或低血糖、中暑及震颤性谵妄等。

三、治疗措施

（一）降低血液循环中甲状腺激素水平

阻断甲状腺激素的合成、抑制其继续释放是抢救甲状腺危象的重要措施之一。应用碘剂可抑制已合成的甲状腺激素释放，抗甲状腺药物能阻断甲状腺激素的合成，两者共同使用可迅速降低血液循环中甲状腺激素的水平。一般立即给予丙硫氧嘧啶 600 mg，服药后 1 小时发挥作用，之后 20 mg，4～6 小时 1 次，不能口服者鼻饲，也可给予甲硫咪唑，但丙硫氧嘧啶能抑制外周 T_4 转变为 T_3，故为首选。抗甲状腺药物应用 1 小时后使用碘剂，如复方碘溶液口服，首剂 30～60 滴，以后 20～40 滴每 6 小时 1 次。

（二）降低周围组织对甲状腺激素的反应

常用药物有两类。

1. β 受体阻滞剂

常用普萘洛尔 20 ~ 80 mg 口服，4 ~ 6 小时 1 次，或静脉注射 1 mg，5 分钟 1 次，心率下降后再改口服。

2. 利血平与胍乙啶

有严重心力衰竭及哮喘者不宜用普萘洛尔，可用利血平 1 mg 肌内注射，6 小时 1 次，可改善精神、兴奋症状；胍乙啶能使组织中的儿茶酚胺消耗，并阻断节后肾上腺素能神经释放儿茶酚胺，每日 100 ~ 200 mg 分次口服，24 小时后起效。

上述两药低血压者禁用。

（三）碘剂

服抗甲状腺药物后 1 ~ 2 小时再加服复方碘溶液，首剂 30 ~ 60 滴，6 小时后每 6 ~ 8 小时给 5 ~ 10 滴；或用碘化钠 0.5 ~ 1.0 g 缓慢静脉滴注，于 8 小时内滴完，24 小时内可用 2 ~ 3 g，以后视病情好转逐渐减量，一般使用 3 ~ 7 天停药。

（四）肾上腺皮质激素

能改善机体的反应性，提高应激能力，降低血中甲状腺激素的分泌，抑制 T_4 脱碘转变为 T_3，对可能存在的肾上腺皮质功能衰竭进行替代治疗，并具有非特异性退热、抗毒、抗休克作用。故在甲状腺危象尤其是高热、虚脱及休克时宜用肾上腺皮质激素。可用氢化可的松琥珀酸钠 200 ~ 400 mg（或相当于此剂量的地塞米松 15 ~ 30 mg）静脉滴注。亦可口服地塞米松，每次 2 mg，每 6 小时 1 次。

（五）抗感染与支持疗法

有针对性地给予足量的抗生素，积极预防和控制感染。在此基础上，可由静脉滴入大量的葡萄糖、维生素 C、B 族维生素以及适量的辅酶 A、ATP 等，以补充由于代谢亢进所致的机体消耗和促进代谢的恢复，而且对肝脏亦有保护作用。

（六）换血疗法

上述方案治疗无效时或反而加重，提示血液循环中的甲状腺激素下降缓慢。放血 300 ~ 500 ml，去除血浆，将红细胞混悬于复方氯化钠中重新输回，隔 6 ~ 12 小时 1 次。必要时可补充正常人的血浆或清蛋白。也可选用透析疗法。

（七）对症治疗

1. 人工冬眠

冬眠药物能使大脑皮质及脑干网状结构处于抑制状态，从而使机体对外界反应降低，并具有降温及降低代谢的作用，缓解各器官组织的危象状态。以冬眠 Ⅱ 号为宜，因其有降低心率作用。肌内注射或加入葡萄糖液中静脉滴注，每 6 ~ 12 小时 1 次，以达亚冬眠为度。

2. 吸氧

有缺氧表现给予吸氧。

3. 降温

轻度发热可用退热药，但水杨酸类退热药能与血液中甲状腺激素载体蛋白结合，使游离的 T_4、T_3 增加，加重甲亢症状，故不能使用。高热可用物理降温，包括冰袋、冰水洗胃、灌肠等，必要时使用冬眠疗法。

四、护理要点

（一）一般护理

1）患者意识清醒时应鼓励患者多饮水、增加排尿量，以促进体内血钙的排出。

2）应给予患者易消化、低钙的流食或半流食，限制牛奶等摄入。

3）加强生活护理，本症患者因有骨骼系统的综合征，护理上应注意协助患者料理生活，保持舒适卧位，限制患者运动，防止发生骨折。

4）因患者有不同程度的精神症状，必要时加床栏，适当应用约束带，保护患者，防止发生意外。

5）按时采集动、静脉血及尿标本，不可在输液侧肢体采集血标本，以保证化验数据的准确可靠。

（二）病情观察

1）严密观察患者的病情变化，注意血压、脉搏、呼吸、心率、心律的变化，每 15~30 分钟测量 1 次，做好重症记录。如有异常应及时通知医生处理。记录液体出入量。

2）输液时应注意滴速，保持输液通畅。输入碘化钠溶液时，需用黑纸将输液管、输液器罩上，以避免光照。碘溶液对血管刺激较大，注意不要漏到血管外，应避免浓度过高或滴注速度过快，以防引起静脉炎和组织损伤。

3）患者体温过高时要及时降温，以免加重脑耗氧量。可选用氯丙嗪降温，此药既有降温作用，又可阻滞中枢神经冲动。也可采用物理降温，方法为头部戴冰帽，四肢大血管处放置冰袋等。降温时需密切观察患者体温下降情况及一般状态，防止因体温骤降而发生虚脱。

4）甲状腺危象患者可出现烦躁、谵妄、抽搐甚至昏迷。故在治疗过程中应严密观察神志的变化，给予专人护理，加床栏，防止坠床。治疗开始后应密切观察患者昏迷程度的改变，并记录时间，及时报告医生，以便及时调整治疗方案。神志恢复后亦不可大意，以防因其他原因再度昏迷。

5）由于患者恶心、呕吐、腹泻极其严重，使体液大量丢失，造成血容量不足、电解质紊乱等，所以迅速补液是治疗甲状腺危象的一个重要措施，也是某些药物的重要给药途径；同时还要注意液体的滴速，因甲状腺危象患者大多伴有心力衰竭，所以滴速不宜太快，以免加重心脏负荷。根据医嘱所进液体的种类、先后顺序仔细认真核对，严格执行。

6）患者出现恶心、呕吐时，可针刺人中、合谷、曲池等穴位，必要时给予维生素 B_6、甲氧氯普胺等。腹泻严重时，应注意肛周护理，便后清洗肛门，预防肛周感染，同时应保持被褥的清洁干燥。

7）当患者出现四肢无力、精神萎靡、腹胀、肠鸣音减弱或消失、心音低钝时，应尽早补钾，调整饮食，鼓励患者进含钾较高的食物。出现全身无力等其他严重缺钾表现时，应尽快抢救。及时吸氧，保持呼吸道畅通，协助患者咳嗽时头偏向一侧，以免痰液无力咳出，阻塞呼吸道，必要时可拍背协助排痰。补钾可根据缺钾的轻重给予口服或静脉滴注。滴注时速度不宜过快，浓度不宜太大。一般每日总量 3～5 g，加入 5% 葡萄糖液 1 000～1 500 ml，每日 100 ml 溶液中含钾 0.3 g 为宜，每小时输入氯化钾不超过 1 g，滴速每分钟 40 滴为宜。补钾时应注意记录患者的尿量，严格掌握见尿补钾的原则。

8）密切观察患者血压、脉搏的变化是确定休克及监测病情进展的重要措施。当患者出现脉搏细速、血压下降、脉压进一步缩小、尿量减少时，表示病情危重，应立即报告医生及时处理。

9）观察患者神志、皮肤的变化。当患者出现烦躁、皮肤苍白，继而表现为神情淡漠、反应迟钝、口唇肢端发绀、四肢湿冷等症状时，为病情严重表现，须报告医生立即采取抢救措施。

五、健康指导

1）对患者加强心理指导，说明不良情绪对疾病的影响，应保持精神愉快，勿受凉及过劳，防止感染，预防甲状腺危象的发生。

2）指导患者定时服药及复查，服用抗甲状腺药物时，严格掌握剂量及疗程，讲解药物的作用、不良反应。坚持服药，完成疗程。

3）指导患者定期复查血 T_3、T_4 及相关的项目以决定治疗方案。

4）出院时指导患者合理安排工作和休息，避免过劳、紧张，保持情绪稳定。

5）出院带药时为患者提供药物知识，指导正确用药。

6）指导患者门诊随访。

（王洪梅）

第七章　神经和精神科急重症

第一节 脑血栓形成

脑血栓形成主要是指动脉粥样硬化性血栓性脑梗死。这是因为90%的脑血栓形成患者是在动脉粥样硬化基础上发生的。脑血栓形成是急性脑血管病中最常见的一种，其发病率占急性脑血管病的60%。随着生活水平的提高，脑血栓形成的发病率仍在不断升高。在脑血栓形成的患者中，男性占60%，女性占40%。平均发病年龄为60岁，男性为58岁，女性为65岁。脑血栓形成的死亡率占急性脑血管病的10%。脑血栓形成患者的病死率为30%，致残率为40%，存活者的复发率为50%。一般认为，至第三次发病时，将近有100%的患者存在不同程度的后遗症。

一、病因与发病机制

（一）病因

引起脑动脉管腔内血栓形成的原因有以下5种。

1）动脉粥样硬化：系脑血栓形成最常见的病因。导致动脉粥样硬化常见的疾病是长期慢性高血压、糖尿病和高脂血症。随着年龄的增大，脑动脉也可发生粥样硬化。

2）动脉炎：多见于各种大动脉炎、血栓闭塞性脉管炎、钩端螺旋体感染、系统性红斑狼疮、白塞病、结节性多动脉周围炎、巨细胞动脉炎、梅毒性动脉炎等，它们均可导致脑血栓形成。

3）动脉畸形：先天性脑动脉发育障碍或外伤等原因引起的动脉畸形，到了一定的时间，可出现脑血栓形成。

4）血液成分变化：如真性红细胞增多症、血小板增多症、产后、长期口服避孕药、恶病质、严重脱水等易导致脑血栓形成。

5）血流动力学异常：在动脉粥样硬化的基础上，由于血压过度下降致血流速度过缓或血流量过低，易导致脑血栓形成。

（二）发病机制

在上述病因的基础条件下，通过以下机制促使脑血栓形成。

1）动脉壁病变：动脉壁发生病变是血栓形成的关键因素，因此，保持动脉壁的完整性是避免血栓形成的关键。以动脉粥样硬化为例，在致病因素的作用下，最先出现动脉的内皮细胞吞噬大量脂质并增生，形成大量的泡沫细胞，而后有的内皮细胞发生坏死，并在此基础上产生斑块。由于内皮细胞的坏死，内膜下胶原组织在动脉管腔内被暴露，并接触到血小板后迅速使之黏附。继之，血小板释放出ADP、5-HT、儿茶酚胺、PG_2、TXA_2、内皮素及钙离子等物质。它们一方面使动脉收缩，管腔更加狭窄；另一方面促使血小板聚集、黏附，同时网络纤维蛋白和红细胞，逐渐形成血栓。

2）血液成分变化：如红细胞、血小板、血脂、纤维蛋白原等增加，或血液抗凝血物质减少，使血液黏度增高或血液凝固性加强，促进动脉血栓形成。

3）血流动力学异常：主要是指血压下降。在动脉管壁病变的基础上，由于血压急剧下降，血流缓慢，容易导致动脉病变处形成局部血栓。

脑动脉血栓形成并导致脑梗死时，可出现以下病理过程。

1）血栓完全阻塞动脉管腔，除非机化再通，否则呈永久性阻塞，不容易脱落。

2）动脉被完全阻塞后，病灶区域出现侧支循环开放，甚至脑底动脉环和颅内外动脉吻合支开放，以最大可能增加缺血区脑组织的供血量。

3）如果侧支循环开放不足以发挥代偿供血，则出现该动脉供应区域的神经细胞、胶质细胞和血管发生变质坏死。缺血中心区域发生坏死性软化，而后呈液化状态，最后完全被吸收呈空洞状态；病灶较小者，则由胶质细胞填充成瘢痕。梗死灶周围出现一种血流低灌注区，该区内细胞虽无坏死，但处于功能受抑制状态，该区称为半暗带。这一区域是在脑血栓形成治疗中有可能被挽救的部位。

4）脑组织缺血后半小时即可出现细胞毒性水肿，在3～5天出现血管性水肿，7～10天水肿开始消退，2～3周水肿消失。较大的脑动脉如颈内动脉、大脑中动脉、基底动脉等发生脑血栓形成，在3～5天时，开始出现大面积的脑组织水肿，引起占位效应如脑室受压、中线移位，严重者形成脑疝，导致延髓的呼吸和循环中枢受压而致死。

二、病情评估

（一）临床表现

本病好发于中老年人，男性多于女性，多在静态下发病。50%的患者有短暂性脑缺血发作史，近90%的患者有高血压、糖尿病或高血脂史。脑血栓形成的症状和体征取决于血栓形成的动脉。

1. 颈内动脉血栓形成

其典型表现为同侧眼睛失明、对侧面舌瘫痪、对侧肢体严重瘫痪和感觉障碍，且上下肢的程度相同；对侧偏盲；发生在优势半球者可出现失语、失读、失算、失写等言语障碍的表现；少数患者伴有病变侧头痛。在发病后3～5天，因大面积脑梗死而出现高颅内压，可出现头痛、呕吐及视盘水肿；重者出现脑疝而致死。

2. 大脑中动脉及其分支血栓形成

大脑中动脉及其分支是血栓形成的好发动脉。症状和体征取决于血栓形成发生在该动脉的哪段。一般有以下3种情况。

1）大脑中动脉主干血栓形成：表现为对侧面舌瘫痪；对侧肢体瘫痪与感觉障碍，但上肢重于下肢，对侧偏盲。发生在优势半球者，可出现失语、失读、失算、失写等言语障碍。由于该动脉主干所供应的范围较大，脑梗死面积较大，在发病后3～5天，由于水肿致颅内压增高而出现头痛、呕吐和视盘水肿，甚至发生脑疝而致死。

2）大脑中动脉深支血栓形成：表现为对侧面舌瘫痪；对侧肢体瘫痪，上下肢程度相同。可无感觉障碍、偏盲及言语障碍。

3）大脑中动脉皮质支血栓形成：表现为对侧以面、舌及上肢为主的瘫痪；对侧半身感觉障碍，以上肢为重，且深感觉及皮质感觉重于浅感觉。发生在优势半球者，还可伴有运动性失语、感觉性失语、失算、失读、失用等。发生在非优势半球者，可出现体象障碍及感觉性忽视症。

3. 大脑前动脉血栓形成

除有肢体偏瘫和感觉障碍外，还可出现精神症状及大小便障碍。

1）大脑前动脉主干血栓形成：有两种情况。一种是血栓发生在前交通支之前的主干者，因患侧大脑前动脉远端可通过前交通动脉代偿性供血，可没有任何症状和体征，除非前交通动脉发育不良。另一种是血栓发生在前交通支之后的主干者，出现以下肢为重的对侧肢体瘫痪；对侧肢体半身感觉障碍，且深感觉障碍及皮质觉障碍较明显；可因旁中央小叶受损而伴有尿潴留；因额叶及胼胝体受损而出现精神障碍，如反应迟钝、表情淡漠、情绪不易控制、欣快等；还可出现强握反射及摸索动作等；发生在优势半球者还可伴有运动性失语。

2）大脑前动脉深支血栓形成：可出现短时间的、轻度的对侧肢体瘫痪，以面、舌和上肢为重。

3）大脑前动脉皮质支血栓形成：出现以下肢为主的对侧肢体瘫痪及感觉障碍，并伴有尿潴留、精神障碍、运动性失语等。

4. 脉络膜前动脉血栓形成

脉络膜前动脉血栓形成出现一过性、较轻的对侧肢体瘫痪，下肢重于面、舌肌，但对侧半身可有较持久的深浅感觉障碍和对侧偏盲。

5. 大脑后动脉血栓形成

在各种动脉的脑血栓形成中，大脑后动脉血栓形成的病情较轻且表现简单，可出现偏盲。因此，在发病时往往被患者所忽视。

1）皮质支血栓形成：出现对侧偏盲，有黄斑回避现象。发生在优势半球者，可出现失读及感觉性失语。一般无肢体运动和深浅感觉障碍。

2）深支血栓形成：主要发生在两条动脉。丘脑膝状体动脉血栓形成者表现为典型的丘脑综合征，即对侧半身感觉减退或消失，伴有或单独出现对侧半身的自发性疼痛，可出现短暂较轻的对侧偏瘫。丘脑穿通动脉血栓形成者表现为对侧肢体舞蹈样运动，不伴偏瘫及感觉障碍，这是因为仅累及丘脑后部和侧部。

6. 椎基底动脉血栓形成

椎基底动脉血栓形成是较为严重的脑血栓形成，其表现较复杂，病死率高。

1）基底动脉主干血栓形成：发病虽然不如脑桥出血那么急，但病情常迅速恶化，表现为四肢瘫痪、脑神经麻痹、小脑症状、瞳孔缩小、昏迷、高热，伴急性肺水肿、心肌缺血、胃应激性溃疡及出血等，大多数在短期内死亡。

2）基底动脉尖血栓形成：又称基底动脉尖综合征。由于基底动脉的顶端部分出两条大脑后动脉、小脑上动脉及直接穿入间脑的深穿支，以供应小脑上部、中脑、下丘脑、丘脑、颞叶内下面及枕叶。因此，基底动脉顶端发生血栓时，出现以中脑为主的以上多个部位受累，严重者可出现死亡。其临床特点如下。

（1）意识障碍：由于中脑网状结构的上行激活系统受损之故。可出现短暂的或持续性意识障碍，严重者昏迷；也可呈反复性意识障碍。

（2）记忆障碍：由于颞叶内下面受损，出现比较严重的记忆力减退。

（3）瞳孔异常：可出现双侧瞳孔不对称、不等圆、光反应迟钝，甚至瞳孔扩大，无光反应；也可表现为阿－罗瞳孔，提示顶盖前区受损。

（4）眼球与眼睑活动障碍：即双眼球不同轴，双眼球内收不能或呈外展位，双眼球上、下视不能，复视，眼睑下垂等。

（5）视野缺损：表现为对侧偏盲或皮质盲。

（6）共济失调：以上肢为主的小脑性共济失调。

（7）特殊影像学改变：脑CT或MRI提示中脑、双侧下丘脑、双侧丘脑、双侧基底节、双侧枕叶及双侧颞叶内下面均出现梗死灶。

3）中脑动脉血栓形成：可出现两个常见的综合征，即

（1）大脑脚综合征：表现为同侧动眼神经麻痹，对侧肢体偏瘫，如损害到网状结构，还可伴有意识障碍。

（2）红核综合征：表现为同侧动眼神经麻痹，对侧肢体不自主运动，如震颤、舞蹈症或手足徐动症。

4）双侧脑桥正中动脉血栓形成：可出现典型的闭锁综合征，表现为四肢瘫痪、双侧完全性假性延髓性麻痹、双侧周围性面瘫、双眼外展麻痹、双侧视中枢麻痹，但视力、听力、意识、感觉及眼球垂直运动尚存在，患者通过听觉、视觉及痛觉感受后，用眼球上下活动来表示意识和交流。基底动脉的脑桥侧管壁内发生不完全闭塞性血栓时也可有同样的临床表现。

5）单侧脑桥正中动脉血栓形成：出现脑桥旁正中综合征，表现为双眼球向病变侧的侧视运动障碍及对侧偏瘫。有的仅表现为对侧偏瘫，类似于一侧颈内动脉血栓形成产生的症状。

6）单侧脑桥旁中央动脉血栓形成：出现脑桥外侧综合征，表现为同侧眼球外展麻痹和周围性面肌麻痹，对侧肢体偏瘫。

7）小脑后下动脉血栓形成：出现延髓背外侧综合征，典型表现为眩晕和眼球震颤；交叉性痛温觉减退，即同侧面部和对侧半身的中枢性感觉减退；同侧肢体小脑性共济失调；同侧真性延髓性麻痹，即吞咽困难、声音嘶哑、咽反射消失；同侧霍纳征（Horner征）。一般没有锥体束受损的表现。大多数患者的发病形式主要有两种，一种为突然眩晕、恶心、呕吐及有眼球震颤，类似于梅尼埃综合征，另一种为突然声音嘶哑、吞咽困难、饮水呛咳。

（二）实验室及其他检查

脑血栓形成的主要检查是脑CT检查，其目的是排除脑出血后，结合病史即可确诊脑血栓形成。其他的检查可协助病因及病变血管的诊断。

1. CT

脑血栓形成后的 24 小时内，脑 CT 大多数仍显示为正常。在 24 小时以后，可逐渐显示梗死区低密度影，边界不清。在 72 小时后，绝大多数能显示大脑半球的梗死灶，其表现为低密度影，边界不清；大面积脑梗死者可伴有明显的占位效应，如同侧脑室受压和中线移位，此种改变可持续 1~2 周。在发病第 2~3 周，由于梗死的脑组织出现渗血现象而显示病灶为等密度影。发病 3 天至 5 周，在注射造影剂后，可出现局部增强现象。发病 5 周以后，大梗死灶呈长久性低密度影，边界清楚，无占位效应及增强现象。如为出血性脑梗死，CT 显示高密度影。CT 不仅可发现梗死灶，还可明确病灶部位及其水肿情况。CT 对脑梗死的检出率达 70%。30% 的阴性率可能是因为病灶过小，病灶位于小脑或脑干及在发病 24 小时以内病灶未显示出来。因此，脑 CT 既可协助诊断脑血栓形成，又可以排除颅内出血的可能。

2. MRI

脑血栓形成在 12 小时左右即可显示出梗死区呈长 T_1 和 T_2 高信号；在 24 小时后，可清楚地显示病灶及其周围水肿呈长 T_1 和 T_2 信号，大面积脑梗死者可表现为明显的占位效应。如果伴有出血，MRI 显示的长 T_1 和 T_2 信号中混杂有短 T_1 和 T_2 信号。不伴出血的梗死灶在急性期及后遗症期均表现为长 T_1 和长 T_2 信号。MRI 对脑梗死的检出率高达 90%，优于 CT。MRI 的优点是能检查出大脑半球更小的病灶、小脑和脑干的病灶及较早期的病灶。用弥散加权 MRI 能检测出发病后半小时的缺血灶，其表现为长 T_1 和 T_2 信号。

3. 数字减影血管造影

数字减影血管造影（DSA）可发现被血栓所阻塞的动脉部位、动脉狭窄及脑动脉硬化情况，有时还可发现非动脉硬化性血管病变，如血管畸形等。

4. 腰椎穿刺

腰椎穿刺（简称腰穿）示颅内压和脑脊液的常规与生化检查大多数为正常。大面积脑梗死者，或伴有出血性梗死时，颅内压增高，脑脊液呈血性或黄变。

5. 多普勒超声

多普勒超声可协助发现颈动脉粥样硬化斑块的大小和厚度，以及有无管腔狭窄及其程度。经颅多普勒超声可了解颅内动脉情况，但结果不可靠。

6. 脑电图

大面积脑梗死者提示病灶区为慢波，无特异性。小灶梗死或深部病灶者可为正常脑电图。

7. 心电图

伴有心脏病变的部分患者，心电图可显示出心肌供血不足或心律失常。

8. 血液检查

血液可有血糖、血脂和白细胞计数升高。

（三）诊断与鉴别诊断

脑血栓形成的诊断要点是：①多发于中老年人；②静态下发病；③症状多在发病后

几小时或几天达高峰；④有高血压、糖尿病、高血脂、心脏病及脑卒中史；⑤病前有过短暂性脑缺血发作；⑥有明确的定位症状和体征，如失语、复视、面瘫、舌瘫、肢体瘫痪、共济失调、感觉障碍等定位症状和体征；⑦脑 CT 提示症状相应的部位有低密度影或脑 MRI 显示长 T_1 和 T_2 异常信号；⑧腰穿检查提示颅内压、脑脊液常规和生化正常。

大多数脑血栓形成诊断并不困难，但在不典型或某些特殊情况下，应注意与脑出血、脑肿瘤、慢性硬脑膜下血肿、炎性占位性病变、癫症发作、偏侧帕金森病、颅脑外伤、高血压脑病鉴别。

三、治疗措施

脑血栓形成的治疗原则是尽量解除血栓，增加侧支循环，积极消除脑水肿，减轻脑组织损伤；尽早进行神经功能锻炼，促进康复，防止复发。

脑血栓形成的治疗药物和方法有上百种，各个医院用法大同小异，至今为止仍无特殊有效的治疗方法。脑血栓形成的恢复程度主要取决于梗死的部位及大小、侧支循环代偿能力和神经功能障碍的康复效果。

1. 抗凝治疗

高凝状态是缺血性脑血管病发生发展的重要环节，主要与凝血因子，尤其是因子Ⅷ和纤维蛋白原增多及其活性增高有关。因此，抗凝治疗主要通过抗凝来阻止血栓发展和防止血栓形成，以达到治疗或防治脑血栓形成目的。这类药物作用较强，过量使用可引起出血致死，必须严格掌握适应证和在使用时严密观察病情变化，并做好对抗出血的准备。一般来讲，进展性脑血栓形成，尤其是发生在椎基底动脉系统者，在脑 CT 扫描还未发现低密度灶之前，应使用抗凝治疗。

1）肝素：100 mg 溶于生理盐水 1 000 ml 中，按 30 滴/分静脉滴注，每半小时采静脉血监测凝血时间，并按凝血时间的结果调整滴速，直至凝血时间延长至 18～20 分钟。按 8～15 滴/分维持至 24 小时。对一些进展比较迅速的脑血栓形成者，也可用将 50 mg 的肝素加入生理盐水 50 ml 中，直接静脉推注以快速使凝血时间延长，而后再缓慢静脉滴注。现已很少用此药，常用低分子肝素。

2）藻酸双酯钠：系从海洋生长的褐藻中提取的一种类肝素药物。作用强度是肝素的 1/3，抗凝时间与肝素相同。主要作用是抗凝血、降低血脂及改善脑微循环。藻酸双酯钠 2～4 mg/kg 加入 10% 葡萄糖液 500 ml 中，静脉滴注，30 滴/分，1 天 1 次，10 天为 1 个疗程；或每日口服 0.1 g，每日 3 次，可长期使用。静脉注射速度快者可出现头晕、头痛、恶心、呕吐，应注意限速输入。

3）硝苄香豆素：作用快，口服后 24～48 小时起高效，停药后仍维持作用达 48 小时。主要用于能口服者，可与肝素联合使用。首次口服 16 mg，次日为 8 mg；以后每日根据当天所查的凝血酶原时间和活动度调整用量。大多数患者在 5～7 天，用药量调至 1～2 mg。凝血酶原时间和活动度分别保持在 25～30 秒和 30%～60% 为佳，维持用药时间在 3～6 个月，也可长达数年。

4）华法林：作用慢而持久。首次口服 10 mg，次日按凝血酶原时间和活动度调整用量。一般次日口服 5 mg，而后维持量一般为每日口服 1.0～2.5 mg，可长期使用。

5）双香豆素：口服 12 ~ 24 小时起作用，48 小时达高峰。首日服 200 mg，分 2 次服用；而后每次 50 mg，口服，每日 1 次。

上述抗凝药物在使用过程中，如发现有出血情况，或影像学上已出现脑梗死者，应立即停药，进行相应的处理并改换其他药物治疗。

2. 溶栓治疗

溶栓治疗脑梗死从理论上讲是有效的，因为脑血栓形成使缺血区的神经细胞在几分钟内发生不可逆性坏死，而梗死区周围的脑组织区域即半暗带，虽然细胞生物电活动已终止，但在一定时间内仍保持正常的细胞内外离子平衡和结构上的完整性，若及时恢复血供，这些组织细胞功能有可能完全恢复。因此，主张及时应用溶栓治疗以挽救半暗带的神经细胞。

1）溶栓原理：溶解血栓主要是指溶解血栓内的纤维蛋白，通过纤溶酶降解纤维蛋白和纤维蛋白原以溶解血栓；同时，还能降解多种血浆蛋白，如因子 V、因子 VII、因子 VIII 等。血浆中存在一定量的纤溶酶抑制剂，如 α_2 - 抗纤溶酶及 α_2 - 巨球蛋白，其能在 1 秒钟内抑制血浆中的游离纤溶酶，但对附着于血栓的纤维蛋白表面上的纤溶酶作用缓慢。因此，在血栓形成后，血栓上的纤溶酶能有效地将血栓分解为可溶性纤维蛋白裂解产物。

纤溶酶由纤溶酶原激活而成，而促进这一过程的纤溶酶激活剂可作为溶栓药，其包括 SK、UK、rtPA、SCUPA 等。SK 和 UK 为第一代溶栓药物，tPA 和 SCUPA 为第二代溶栓药物。

在血栓形成导致动脉闭塞后产生脑梗死的过程中，机体内的纤溶系统发挥作用，有 44% ~ 75% 的闭塞动脉可自然再通。再通的时间在发病后数小时至数天不等，一般在发病后 3 ~ 4 天。由于这种再通大多在发病后较长时间才出现，此时半暗带的神经细胞早已出现不可逆性坏死。因而，促进血栓的早期溶解，使动脉再通，挽救尚未形成永久性损害的脑组织成为治疗急性缺血性脑血管病的关键。

2）溶栓药药理学：SK 是在乙型溶血性链球菌培养过程中产生的，它不直接激活纤溶酶原，而是通过形成 1:1 的链激酶纤维蛋白溶酶原复合物，使纤溶酶原转化为活性纤溶酶。UK 是从人尿中提取或人工合成的活性蛋白酶。SK 和 UK 的共同特点是属于非选择性纤维蛋白溶解剂，能激活血浆内的纤溶酶原，引起短暂的高纤溶酶血症，耗竭血液中的 α_2 - 抗纤溶酶，降解血浆的因子 V、因子 VII、因子 VIII 等。最终产生全身性溶栓作用及抗凝状态。

rtPA 是一种主要存在于血管内皮细胞和其他组织的丝氨酸蛋白酶，属天然的选择性纤溶酶原激活剂，在 1981 年开始进行体外合成，至 1985 年通过 DNA 重组技术才大量生产并应用于临床治疗血栓性疾病。rtPA 能选择性地与血栓表面的纤维蛋白结合。结合后的复合物对纤溶酶原有很高的亲和力，在局部有效地使纤溶酶原转化为纤溶酶。而在血浆中过多的纤溶酶则被血浆中的 α_2 抗纤溶酶等抑制剂所抑制。rtPA 的这种专一性地对血凝块有特异性溶栓而很少产生全身纤溶状态和抗凝状态，是其与 UK 和 SK 的根本区别所在。但因其价格昂贵而限制了临床广泛应用。

SCUPA 可从尿液、血液及细胞培养液中提取，亦可通过基因重组方法生产。血浆中的 SCUPA 与一种保护性抑制剂呈结合状态，而血栓中的纤维蛋白能中和这种抑制剂，从而使 SCUPA 活化，激活纤溶酶原。因而，SCUPA 具有血栓选择性溶栓的特性。

3）溶栓治疗的时机：由于缺血性半暗带区仅存在几个小时，因此开始溶栓治疗的时间越早越好。最佳时间为发病后 6 小时以内，但在 12 小时以内也可以进行。开始治疗的时间越久，效果越差，且易并发出血。一般在脑 CT 检查未显示出低密度灶之前进行溶栓治疗为最佳时机，否则不能进行溶栓治疗，因为出现梗死灶后的患者经溶栓治疗后，其脑出血发生率和死亡率高。另外，患者需没有出血性疾病及出血倾向，年龄在 70 岁以下。

4）溶栓给药方法。

（1）静脉滴注：UK 和 SK 对早期或超早期的缺血性脑血管病有一定的效果。rtPA 对缺血性脑血管病具有较好的临床效果。

（2）选择性动脉注射：选择性动脉注射有两种途径。①超选择性脑动脉注射法：经股动脉或肘动脉穿刺后，先进行脑血管造影，明确血栓所在的部位，后将导管插至颈动脉或椎基底动脉的分支，直接将溶栓药注入血栓所在的动脉或直接注入血栓处，达到较准确的选择性溶栓作用。在注入溶栓药后，还可立即再进行血管造影了解血栓是否已被溶解和血管是否再通。②颈动脉注射法：主要适用于颈动脉系统的血栓形成，即用常规注射器穿刺后，将溶栓药注入血栓侧的颈动脉，达到溶栓作用。因为动脉内溶栓有一定的出血并发症，因此，可采用动脉内溶栓的条件是明显为较大的动脉堵塞；脑 CT 检查呈阴性，无出血的证据；允许有一定范围的轻度脑沟回改变，但无明显的低密度梗死灶；血管造影证实有与症状和体征相一致的动脉堵塞改变；收缩压在 180 mmHg 以下，舒张压在 110 mmHg 以下。值得注意的是，在进行动脉溶栓之前一定明确是椎基底动脉系统还是颈动脉系统的血栓形成，以便准确地选择溶栓的动脉进行溶栓治疗，否则易错判溶栓部位，延误治疗。

5）溶栓药剂量：不同的溶栓药和不同的给药途径，用药的剂量不同。

（1）尿激酶：静脉注射的剂量分为两种，一种是大剂量注射，100 万 U 溶于生理盐水 500 ~ 1 000 ml 中，静脉滴注，仅用 1 次。另一种是小剂量，20 万 ~ 50 万 U 溶于生理盐水 500 ml 液中，静脉滴注，每日 1 次，可连用 3 ~ 5 次。动脉内注射的剂量为 10 万 ~ 30 万 U。

（2）链激酶：静脉注射的剂量为 50 万 U，溶于 100 ml 生理盐水或 5% 葡萄糖液中，静脉滴注，30 分钟内完毕。之后再用 50 万 U 溶于 500 ml 的 5% 葡萄糖液中，静脉滴注 6 小时，可连用 3 天。为防止过敏反应可加地塞米松 5 mg，单独注入。动脉内注射的剂量为 10 万 ~ 20 万 U。

（3）rtPA：静脉注射为 50 mg。动脉内注射为 25 mg。

（4）巴曲酶：巴曲酶具有三大药理作用，系统性调节凝血、纤溶两大系统的失衡，改善血液流变学诸因素及抑制缺血再灌注导致的一系列细胞损伤。多中心、随机双盲、安慰剂平行对照试验结果显示：试验组起效明显早于对照组，停药后十天疗效仍优于对照组。安全剂量：首次 10 BU 加入生理盐水 100 ml，静脉缓慢滴注，1 小时以上滴完，以后隔天 1 次，共 3 次；第二、第三次的剂量为 5 BU。

（5）降纤酶：静脉注射首次为 10 U，之后隔天用 5 ~ 10 U，共用 3 次。降纤酶为可降解血浆纤维蛋白原的药物。降纤酶的临床用量应根据不同蛇种制剂进行适当的调整。

6）溶栓后的并发症：所有溶栓药在临床应用中均有可能产生出血性并发症，包括颅内出血和颅外出血。影响溶栓药疗效与安全性的主要并发症是颅内出血。

颅内出血分单纯性出血及出血性梗死。前者指 CT 显示在非梗死区出现高密度血肿，多数伴有相应的临床症状和体征，少数可能没有任何临床表现；后者指阻塞血管再通后坏死脑组织的渗血，在 CT 上呈单独或融合的斑片状，一般不形成血肿，常见于梗死灶的周围，尤其是灰质，有的伴有严重的临床表现，有的可能没有任何加重的表现。颅内出血在尸检中的发现率达 70%，在临床上表现出恶化的情况要低得多。颅内出血的原因可能是缺血后血管壁受损，易破裂；继发性纤溶及凝血障碍；动脉再通后灌注压增高；软化脑组织对血管的支持作用减弱。

颅外出血主要见于胃肠道及泌尿系统。

溶栓后的出血性并发症发生率较高。因此，在溶栓治疗后应严密观察病情变化，如出现病情加重应立即进行脑 CT 检查，如发现有脑或其他部位的出血，应立即停药，并进行相应的处理。

3. 扩容治疗

主要是通过增加血容量，降低血液黏度，以改善脑微循环。

1）低分子右旋糖酐：主要作用为阻止红细胞和血小板聚集，降低血液黏度，以改善循环，是脑梗死最常用、较安全和有一定效果的药物。用法为 10% 低分子右旋糖酐 500 ml，静脉滴注，每日 1 次，10 天为 1 个疗程。可在间隔 10 ~ 20 天再重复使用 1 个疗程。过敏体质者，应做过敏试验，阴性后方可使用。心功能不全者应使用半量，并缓慢滴注。有糖尿病者，慎用或在使用相应胰岛素条件下应用本药。

2）6% 羟乙基淀粉：作用和用法与低分子右旋糖酐相同。

4. 扩血管治疗

1）罂粟碱：60 mg 加入 5% 葡萄糖液 500 ml 液中，静脉滴注，每日 1 次，可连用 3 ~ 5 天；或 20 ~ 30 mg，肌内注射，每日 1 次，可连用 5 ~ 7 天；或每次 30 ~ 60 mg，口服，每日 3 次，连用 7 ~ 10 天。注意本药每日用量不应超过 300 mg，不宜长期使用，以免成瘾。在用药时可能因血管明显扩张导致头痛。

2）己酮可可碱：直接抑制血管平滑肌的磷酸二酯酶，使 cAMP 含量增多，达到扩张血管的作用；还能抑制血小板和红细胞的聚集。100 ~ 400 mg 加入 5% 葡萄糖液 500 ml 中，静脉缓慢滴注，每日 1 次，连用 7 ~ 10 天；或每次 100 ~ 300 mg，口服，每日 3 次，连用 7 ~ 10 天。本药禁用于新患的心肌梗死者、严重的冠状动脉粥样硬化者、高血压者及孕妇。静脉输液过快有 20% 左右的患者出现明显的呕吐及腹泻。

3）氢化麦角碱：系麦角毒的衍生物，直接激活多巴胺和 5 - HT 受体，也阻断去甲肾上腺素对血管受体的作用，使脑血管扩张，改善脑微循环，增加脑血流量。每次 1 ~ 2 mg，口服，每日 3 次，13 个月为 1 个疗程，或长期使用。本药易引起体位性低血压，故低血压患者禁用。

5. 钙通道阻滞剂

这类药物通过阻断钙离子的跨膜内流，从而缓解平滑肌的收缩、保护脑细胞、抗动脉粥样硬化、维持红细胞变形能力及抑制血小板聚集。

1）尼莫地平：具有溶脂溶性，能通过血脑屏障，为选择性地作用于脑血管平滑肌的钙通道阻滞剂，对脑以外血管作用较小，因此，不起降血压作用。主要缓解缺血引起的血管痉挛，抑制肾上腺素能介导的血管收缩，增加脑组织葡萄糖利用率，重新分布缺血区血流量。每次 20 ~ 40 mg，口服，每日 3 次，可经常使用。此药宜早期使用，发病12 小时内用药，若 48 小时后用药，则无明显效果。

2）尼卡地平：系作用较强的钙通道阻滞剂，选择性作用于脑动脉、冠状动脉及外周血管，增加心脑流量和改善循环，同时有明显的降血压作用。每次 20 ~ 40 mg，口服，每日 3 次，可经常使用。对伴有高血压者更为合适。

3）脑益嗪：为哌嗪类钙通道阻滞剂，能扩张血管平滑肌，改善心脑循环。每次25 ~ 50 mg，每日 3 次，可经常使用。

4）盐酸氟桂利嗪：与脑益嗪为同一类药物。每次 5 ~ 10 mg，口服，每日 1 次，连用 10 ~ 15 天。因本药可增加脑脊液，故颅内压增高者不用。

6. 抗血小板剂

抗血小板剂主要通过失活脂肪酸环化酶阻止血小板合成 TXA_2，并抑制血小板释放ADP、5 – HT、肾上腺素、组胺等活性物质，最后抑制血小板聚集，达到改善微循环及抗凝作用。

1）双嘧达莫：通过抑制血小板中磷酸二酯酶的活性和增强内源性 PGI_2，从而抑制血小板的第一相和第二相聚集，高浓度时还可抑制血小板的释放反应。每次 50 ~100 mg，口服，每日 3 次，可长期服用。其作用比阿司匹林弱，现临床已很少使用。

2）阿司匹林：主要通过使血小板的环氧合酶乙酰化，从而抑制环内过氧化物的形成，TXA_2 的生成减少。它还使血小板膜蛋白乙酰化，并抑制血小板膜酶，以达到抑制血小板的释放反应和抑制内源性 ADP、5 – HT 等的释放。它抑制血小板的第二相聚集而不抑制其第一相聚集。急性发病者可首次口服 300 mg，而后每次 100 mg，每日 1 次；1 周后，改为每次 50 mg，每晚 1 次，可以达到长期预防脑血栓的复发效果。至今认为本药是较好的预防性药物，因其较经济、安全、方便。本药对消化系统有刺激作用，严重者可引起胃出血，因此有消化性溃疡者慎用。

3）噻氯匹定：噻氯匹定对 ADP 诱导的血小板聚集有较强的抑制作用；对胶原、凝血酶、花生四烯酸、肾上腺素及血小板活化因子等诱导的血小板聚集亦有不同程度的抑制作用。与阿司匹林不同的是噻氯匹定对 ADP 诱导的第一相和第二相的聚集均有抑制作用，而且还有一定的解聚作用和抑制血小板释放的作用。因此，噻氯匹定的作用较阿司匹林稍优，可作为预防性用药。服药后 24 ~ 28 小时才开始起抗血小板作用；3 ~ 5 天后作用达高峰；停药后作用仍可维持 3 天。每次 250 mg，每日 2 ~ 3 次，口服；1 周后，125 ~ 250 mg，每日 1 ~ 2 次，口服。可长期使用。然而，噻氯匹定价格昂贵，且不良反应较阿司匹林稍多，故临床上阿司匹林仍为首选。

4）氯吡格雷：系第三代抗血小板制剂。其作用比噻氯匹定强，且副作用较少。每次 75 mg，口服，每日 2 ~ 3 次；1 周后，每日 1 次，可长期服用，有较好的预防复发作用。

7. 中药治疗

有些中药主要通过活血化瘀，达到治疗缺血性脑血管病的目的。

1）丹参：主要成分为丹参酮，具有扩张脑血管，改善微循环，促进纤维蛋白原降解，降低血液黏度，提高脑组织抗缺氧能力并有保护神经细胞作用。丹参注射液 10 ~ 20 ml 加入 5% 葡萄糖液 500 ml 或低分子右旋糖酐 500 ml 中，静脉滴注，每日 1 次，10 ~ 15 天为 1 个疗程或 2 ~ 4 ml，肌内注射，每日 1 次，10 天为 1 个疗程。丹参片或复方丹参片，每次 3 片，口服，每日 3 次，可长期口服。

2）维脑路通：其可抑制血小板凝集，对抗 5 - HT 和缓激肽引起的血管损伤，增加毛细血管抵抗力，降低毛细血管通透性。维脑路通注射液 10 ~ 20 ml 加入 5% 葡萄糖液 500 ml 中或低分子右旋糖酐 500 ml 中，静脉滴注，每日 1 次，10 ~ 15 天为 1 个疗程。维脑路通注射液 4 ml，肌内注射，每日 1 次，10 天为 1 个疗程。维脑路通片，每次 0.2 g，口服，每日 3 次，可长期使用。

3）川芎嗪：保护缺血脑组织细胞的 $Na^+ - K^+ - ATP$ 酶，解除白细胞的聚集，恢复正常血液状态，保护血管内皮细胞，减少纤维蛋白在血管内沉积以防微血栓形成，保护神经细胞，改善脑血管的弹性。川芎嗪注射液 80 ~ 160 mg 加入 5% 葡萄糖液 500 ml 中，静脉滴注，每日 1 次，10 ~ 15 天为 1 个疗程。川芎嗪片，每次 0.1 ~ 0.2 g，口服，每日 3 次，可长期服用。

8. 防治脑水肿

一旦发生脑血栓形成，则很快出现缺血性脑水肿，进一步增大脑梗死的范围，还可引起颅内压增高，发生脑疝。因此，脑血栓形成后，应积极治疗脑水肿。防治脑水肿的方法包括使用高渗脱水剂、利尿剂、肾上腺皮质激素和白蛋白及控制入水量等。

1）高渗性脱水治疗：通过提高血浆渗透压，造成血液与脑之间的渗透压梯度加大，脑组织水分向血液移动，达到脑组织脱水作用；高渗性血液通过反射机制抑制脉络丛分泌脑脊液，使脑脊液生成减少。通过脱水治疗，可清除梗死的代谢产物及自由基，达到减轻脑水肿和挽救神经细胞的作用，尤其防止脑疝。

（1）甘露醇：至今仍为最好、最强的脱水剂。其主要有以下作用：快速注入静脉后，因它不易从毛细血管外渗入组织，从而迅速提高血浆渗透压，使组织间液向血管内转移而产生脱水作用；同时增加尿量及尿 Na^+、K^+ 的排出；可以清除各种自由基，减轻组织的损害。静脉应用后在 10 分钟开始发生作用，2 ~ 3 小时达高峰。根据脑梗死的大小和心肾功能状态决定用量和次数。一般认为急性颅内高压者，其最佳有效量是每次 0.5 ~ 2 g/kg，大多数为每次 1 g/kg，即每次 20% 甘露醇 250 ml 静脉滴注，每日 2 ~ 4 次，直至脑水肿减轻。小灶梗死者，可每日 1 次；心功能不全者，每次 125 ml，每日 2 ~ 3 次。肾功能不全者尽量减少用量，并配合其他利尿剂治疗。

（2）甘油盐水：主要通过提高血浆渗透压，使组织间液转移至血液中，且由于甘油与水有高度的亲和力，因此，当甘油排出体外时，可同时将水分带出，达到脱水效果。口服后半小时起作用，并维持 3 ~ 4 小时。每次口服 50% 甘油盐水 25 ~ 50 ml，每日 3 ~ 4 次。本药优点在于可以通过口服达到脱水效果，不影响心肾功能。

2）利尿剂：主要通过增加肾小球滤过，减少肾小管再吸收和抑制肾小管的分泌，达到增加尿量，造成机体脱水，最后使脑组织脱水。同时还可控制 Na^+ 进入脑组织减轻脑水肿，和控制 Na^+ 进入脑脊液，以降低脑脊液生成率的 50% 左右。上述作用必须以肾功能正常为前提。

（1）呋塞米：是作用快、时间短和作用强的利尿剂，主要通过抑制髓袢升支 Cl^- 的主动再吸收而作用。注射后 5 分钟起效，1 小时达高峰，并维持达 3 小时。对合并有高血压、心功能不全者更佳。有肾功能障碍或用较大剂量甘露醇后效果仍不佳者，可单独或与甘露醇交替应用本药。每次 20 ~ 80 mg，肌内注射或静脉滴注，每日 2 ~ 4 次；每次 20 ~ 80 mg，口服，每日 2 ~ 3 次。其副作用为电解质紊乱、过度脱水、血压下降、血小板减少、粒细胞减少、贫血、皮疹等。

（2）依他尼酸钠：作用类似于呋塞米。应用指征同呋塞米。每次 25 ~ 50 mg 加入 5% 葡萄糖或生理盐水 50 ml 中，缓慢静脉滴注。3 ~ 5 天为 1 个疗程。所配溶液在 24 小时内用完。可出现血栓性静脉炎、电解质紊乱、过度脱水、神经性耳聋、高尿酸血症、高血糖、出血倾向、肝肾功能损害等。

3）肾上腺皮质激素：主要通过以下作用防治脑水肿。①稳定细胞膜，达到保护血脑屏障的内皮细胞，防止毛细血管通透性增高的作用；稳定细胞器，如溶酶体，达到防止神经细胞和胶质细胞受破坏和水肿发生。②调节细胞内、外水电解质平衡。③可减少脑脊液的生成。④具有非特异性抗氧化作用，防止细胞膜磷脂被自由基损害而避免细胞因受损发生水肿。⑤可主动调节和恢复受损脑组织血液循环，以减轻脑水肿。地塞米松 10 ~ 20 mg 加入 5% 葡萄糖液 500 ml 中，静脉滴注，每日 1 次，连用 3 ~ 5 天。肾上腺皮质激素有免疫抑制作用，可能诱发或加重感染，因此，易发生感染者，应加用抗生素。有糖尿病者慎用。

4）白蛋白：严重的大面积脑梗死引起的脑水肿者，加用白蛋白，可有明显的脱水效果。每次 10 g，静脉滴注，每日 1 次，连用 5 ~ 7 天。本药价格较贵，个别患者有过敏反应，或造成医源性乙肝。

9. 神经细胞营养剂

1）脑活素：主要成分为精制的必需和非必需氨基酸、单胺类神经递质、肽类激素和酶前体。该药能通过血脑屏障，直接进入神经细胞，影响细胞呼吸链，调节细胞神经递质，激活腺苷酸环化酶，参与细胞内蛋白质合成，20 ~ 50 ml 加入生理盐水 500 ml 中，静脉滴注，每日 1 次，10 ~ 15 天为 1 个疗程。

2）胞二磷胆碱：在生物学上，胞二磷胆碱是合成磷脂胆碱的前体，胆碱在卵磷脂生物合成中具有重要作用，而卵磷脂是神经细胞膜的重要组成部分。胞二磷胆碱参与核酸、蛋白质和糖的代谢，促使葡萄糖合成乙酰胆碱，防止脑水肿。400 ~ 800 mg 加入 5% 葡萄糖液 500 ml 中，静脉滴注，每日 1 次，10 ~ 15 天为 1 个疗程。200 ~ 400 mg，肌内注射，每日 1 次，每个疗程为 24 周。少数患者用后出现兴奋症状，诱发癫痫或精神症状。

10. 并发症治疗

脑血栓形成的主要原因系高血压、高血脂、糖尿病、心脏病等疾病，在脑血栓形成时，这些疾病有可能加重；在脑血栓形成之后，常并发严重的心肌梗死、心力衰竭、肺水肿及感染、肾衰竭合并症。在脑血栓形成致死者中，有 25% 系并发症所致。因此，应积极治疗并发症。

1）稳定血压：个别患者发病时血压升高，尤其是脑干梗死和大面积脑梗死者。应适当地进行降血压治疗。注意血压不要降得过低，尤其是发病后第一天，因为血压降得过低可使脑血流灌注进一步下降，加重病情。

2）心脏疾病防治：并发心肌缺血或心律失常者应积极治疗。出现心力衰竭者，除了针对性治疗外，应限制补液量和速度，尤其是应用甘露醇脱水时，按半量使用，并加利尿剂。

3）保证营养：病情较重且伴有延髓性麻痹或意识障碍者，由于进食困难，应在发病 48 小时后留置胃管，以便鼻饲保证补充足够的营养，同时也能了解胃出血情况。

4）防治水电解质及酸碱平衡紊乱：每日大量脱水和利尿易出现水电解质及酸碱平衡紊乱，应保证每日需要量，并定时检测血生化，及时调整水电解质及酸碱平衡。如果血糖升高，则在用葡萄糖时加相应剂量的胰岛素。

5）防治感染：严重瘫痪、延髓性麻痹、意识障碍者，容易并发肺部感染，可常规使用青霉素 320 万 U 加生理盐水 100 ml，静脉滴注，每日 2 次。如果效果不理想者，应及时改换更好的抗菌药物，必要时进行痰细菌培养和药敏试验。对于严重的延髓性麻痹和意识障碍者，由于其不能咳嗽排痰，应尽早做气管切开，以利于吸痰，这是防治肺部感染加重的最好办法。

11. 外科治疗

外科对脑血栓形成者的治疗方式有两种，一是急诊手术，较大的脑动脉如颈总动脉、颈内动脉、大脑中动脉主干发生血栓形成导致大片脑梗死，引起大面积的水肿，有可能发生或已经发生脑疝者，则应进行颞下减压和清除梗死组织，以挽救生命。二是择期手术，部分脑血栓形成者康复后，可进行颅内外动脉搭桥术、动脉内膜剥离术、颈动脉内膜旋磨术、颈动脉扩张术等以达到改善梗死区脑组织血液循环的作用和防止复发。

12. 康复治疗

主张早期进行康复治疗。发病后 1~2 周，如无严重的并发症，病情比较稳定者，应开始早期康复治疗，如肢体功能锻炼和语言训练，可明显降低脑血栓形成者的致残率，也可减少其并发症和后遗症，如肩周炎、肢体挛缩、废用性肌肉萎缩、痴呆等。

四、护理要点

1）严密观察患者神志及生命体征的变化。发现意识障碍，肢体瘫痪加重，呼吸循环障碍等体征应立即通知医生进行处理。

2）急性期患者卧床休息，去枕平卧。

3）保证营养及水分供给，维持水电解质平衡。给予低盐、低脂、高蛋白、清淡饮食，昏迷者暂禁食，48 小时后给予鼻饲流质饮食。

4）脑梗死的患者常联合应用溶栓、抗凝血药、血管扩张剂及脑代谢活化药等治疗。使用血管扩张剂时应注意血压的变化，当血压偏低时应及时告知医生；使用溶栓药及抗凝血药时应注意观察有无出血征象；使用低分子右旋糖酐治疗时，应注意观察有无过敏反应。

5）预防护理。

（1）保持床单元整洁、干燥，定时翻身、叩背，预防压力性损伤及坠积性肺炎；保持口腔清洁，预防感染发生。

（2）嘱患者早期进行瘫痪肢体的功能锻炼，与患者及家属共同制订康复训练计划。可进行按摩及被动运动，逐渐增加活动量，鼓励患者主动运动，保持肢体处于功能位，以防肢体挛缩畸形。失语症患者应加强语言训练。

6）健康教育。

（1）向患者及家属讲解疾病的康复治疗知识及自我护理方法，增强患者生活自理的信心。

（2）嘱患者生活起居有规律，避免精神刺激及过度劳累，保持情绪稳定。

（3）嘱患者合理饮食，克服不良嗜好，保持排便通畅。

（4）嘱患者继续坚持语言训练和瘫痪肢体的功能锻炼，促进早日康复。

（5）嘱患者积极防治高血压病、糖尿病、高脂血症、冠心病、肥胖症。

（李晓坤）

第二节　脑栓塞

脑栓塞是指脑动脉被进入血流的异常栓子堵塞，使其远端发生缺血、坏死，出现相应的神经功能障碍的临床综合征。栓子以血栓栓子为主，约占所有栓子的90%，其中又以心源性栓子为最多，其次还有脂肪、空气、癌栓、医源性物体等。脑栓塞占脑卒中的15%~20%，占全身动脉栓塞的50%。

一、病因

脑栓塞的栓子来源可分心源性、非心源性和来源不明性3种。心源性主要见于风湿性心脏病二尖瓣狭窄合并心房颤动、亚急性细菌性心内膜炎瓣膜上的质脆易脱落炎性赘生物、心肌梗死或心肌病时心内膜病变形成的附壁血栓脱落形成的栓子。非心源性主要是主动脉弓及由其发出的大血管动脉粥样硬化斑块和附着物脱落。少见的原因有心脏黏液瘤、二尖瓣脱垂、败血症、长骨骨折的脂肪栓塞、癌栓栓塞等。

脑栓塞多见于颈内动脉系统，特别是大脑中动脉。椎基底动脉栓塞少见，占脑栓塞的10%左右。当栓子突然堵塞动脉时，不但可引起供血区的急性缺血，而且常引起血管痉挛，使缺血范围更大。脑栓塞引起的病理改变与脑血栓基本相同，但可多发，出血性梗死更为常见，占 30%~50%，这是由于栓子阻塞较大血管引起血管壁坏变，当血管痉挛减轻和栓子分解破裂，栓子移向动脉远端，原栓塞处因血管壁已受损，血流恢复后易发生渗漏性出血。此外，某些固体栓子常为不规则形凝块，不易将血管完全堵塞，血液可通过缺血损伤的血管漏出。

二、病情评估

（一）病史

询问患者起病情况，如起病的时间、方式，有无明显的前驱症状和伴发症状，如小脑后下动脉梗死的患者可能出现眩晕、恶心、呕吐。了解患者有无脑动脉硬化、高血压、高脂血症及短暂性脑缺血发作病史；是否有过复视、步态不稳、记忆障碍、失语或一侧肢体麻木、无力、突然跌倒病史；是否进行过治疗及目前用药情况，是否按医嘱服用降压、降糖、降脂及抗凝药物。了解患者的生活方式、饮食习惯，注意是否长期摄入高盐、高动物脂肪，有无烟酒嗜好，有无家族史。

（二）临床表现

脑栓塞的发病年龄不一，风湿性心脏病引起者以中青年为多。冠心病及大动脉病变引起者以中老年居多。通常发病无明显诱因，在安静与活动时均可发病。起病急骤是脑栓塞的主要特征，在数秒钟或很短的时间内症状发展至高峰多属完全性脑卒中。个别患者可在数天内呈阶梯式进行性恶化，为反复栓塞所致。常见的临床症状为局限性抽搐、偏盲、偏瘫、偏身感觉障碍、失语等，意识障碍常较轻且很快恢复。严重者可突发昏迷、全身抽搐，可因脑水肿或颅内出血发生脑疝而死亡。

（三）实验室及其他检查

1. 脑脊液检查
压力不高，多无红细胞，常规化验正常。
2. CT
发病 24~48 小时 CT 可发现阻塞动脉供血区低密度影。
3. MRI
起病后数小时 MRI 可见病灶区异常信号影，T_1WI 呈低信号，T_2WI 呈高信号。
4. SPECT 检查
发病后 SPECT 可见病灶部位出现灌注减退区或缺损区。
5. 经颅多普勒超声
经颅多普勒超声可见梗死区出现相应血管多普勒信号减弱或者消失。
6. 颈动脉超声
颈动脉超声可见颈动脉及颈内、外动脉分叉处的血管情况，有无管壁粥样硬化斑及管腔狭窄等。

7. 超声心动图

超声心动图能证实心源性栓子，但阴性者不能排除心源性栓塞。超声心动图对左心室大型血栓比较敏感，对诊断心房血栓不可靠。

8. 动态心电图

动态心电图可查出间歇性心房颤动，而心房颤动是诱发心源性脑栓塞的最常见原因。

（四）诊断和鉴别诊断

诊断脑栓塞时应注意：①与其他类型脑卒中鉴别；②查明栓子来源和病因；③因心源性栓子多见，应首先详查心脏有无病损。

1. 诊断

1）为急骤发作的完全性脑卒中。

2）有颈动脉系统和（或）椎基底动脉系统缺血症状。

3）脑脊液常规呈阴性，或有少量红细胞，脑压不高。

4）可见其他器官的栓塞。

5）有明确的病因，如风湿性心脏病、冠心病、亚急性细菌性心内膜炎、癌肿、胶原病、心脏手术、骨折、气胸等。

6）CT 可证实脑栓塞。

2. 鉴别诊断

1）脑出血：动态下急性起病，多见于中老年人，既往有高血压史，有头痛、呕吐及不同程度的意识障碍及定位体征，头颅 CT 发现高密度影等，可资鉴别。

2）脑血栓形成：多在静态下急性起病。发病年龄较大，多有动脉硬化及高血压，发病前有短暂性脑缺血发作史，症状多在几小时或更长时间内逐渐加重，多数意识清楚而定位体征明显，24～48 小时 CT 出现低密度灶等，可资鉴别。

三、治疗措施

治疗目的有两方面：①治疗脑栓塞；②治疗引起栓塞的原发病，预防复发。

（一）脑栓塞的治疗

脑栓塞的治疗与脑血栓形成的治疗相同，在急性期使用脱水剂治疗脑水肿时，要特别注意心脏功能。

（二）治疗原发病

防止栓塞复发非常重要，如彻底治疗亚急性感染性心内膜炎及心房颤动等，根除栓子的来源。对感染的栓子应给予抗生素治疗，控制炎症扩散；若为有手术治疗指征的心血管病，应积极进行手术治疗等。

四、护理要点

（一）一般护理

1. 休息

急性期患者应绝对卧床休息，空气栓塞的患者取头低位，并保持左侧卧位，预防更多的空气栓子到脑部与左心室。恢复期视病情逐渐适当活动。

2. 饮食

给予患者富有营养易于消化的食物，若合并心脏疾病应给予低盐饮食，如有吞咽障碍可给予鼻饲。

（二）病情观察与护理

1）严密观察患者有无新的栓塞，如有无突然失语、瘫痪肢体加重、意识逐渐不清、肢体皮肤变色、疼痛及所属动脉是否搏动等，如有异常及时报告医生。

2）注意患者心率、心律、血压变化，对合并心力衰竭的患者，按医嘱给予强心药和利尿剂。

3）药物反应观察

（1）在抗凝治疗时应准确给药，注意药物剂量，根据各种不同药物的作用，观察其不良反应。注意观察出血先兆，如皮肤、黏膜下有无出血点，定期检查凝血酶原时间及小便常规，如有异常及时通知医生。

（2）在使用血管扩张剂及改善微循环药物时，因此类药物有扩张血管的作用，故常见的不良反应有皮肤潮红、发痒、恶心，一般短时即过，可减量用之。盐酸罂粟碱直接作用于血管平滑肌，可使脑血管扩张，脑血管阻力降低，脑血流增加，从而改善氧供量，注射前应先稀释，静脉滴注需缓慢，过速可致心室颤动，甚至心搏停止。

（三）症状护理

1. 头痛

头痛，烦躁不安者应注意安全，床边加床挡防止坠床，按医嘱给予镇痛药。

2. 抽搐

脑栓塞伴有抽搐的患者，大多意识不清，反应不能自主控制，需加床挡，备缠有纱布的压舌板，插入上下臼齿之间，防止舌咬伤。一切治疗操作应集中，避免光刺激及触动诱发抽搐，应由专人护理，严密观察抽搐的部位、持续的时间和次数，并立即采取有效的措施终止抽搐。

（薛红芹）

第三节 脑出血

脑出血是指脑动脉、静脉或毛细血管破裂导致非外伤性脑实质内的出血。非外伤性脑出血又分为继发性脑出血和原发性脑出血。继发性脑出血系某种原发性血管病变所致的脑出血，如血液病、结缔组织病、脑肿瘤、脑血管畸形、脑血管淀粉样变性等。原发性脑出血系指在动脉硬化的基础上，脑动脉的破裂导致脑实质内的出血。高血压导致的脑动脉硬化引起的脑出血又称为高血压动脉硬化性脑出血或高血压脑出血，占原发性脑出血的 80% 以上。脑出血的发病率为每年 50/10 万 ~80/10 万人口。脑出血占急性脑血管病的 20% ~30%，占出血性脑血管病的 40%。脑出血的死亡率为 40%，是急性脑血管病中最高的。在脑出血中，大脑半球出血占 80%，脑干和小脑出血为 20%，但后者的死亡率占脑出血的 2/3。

一、病因与发病机制

在脑出血患者中，90% 的患者有高血压。一般来讲，高血压患者如果长期不进行正规降压治疗，10 年以后，有半数以上的患者会发生脑出血。脑出血发生机制有如下学说。

1. 微动脉瘤学说

多数 50 岁以上的高血压患者和少数正常血压患者脑小动脉发生囊性或不规则扩张的粟粒状动脉瘤。约 86% 高血压脑出血患者有粟粒状动脉瘤。粟粒状动脉瘤多发生在壳核、苍白球、丘脑、脑桥和小脑齿状核，少数发生在尾状核、内囊、皮质下白质等，这种分布与高血压性脑出血的部位相仿。粟粒状动脉瘤大多数发生在 250 μm 以下的小动脉，粟粒动脉瘤的直径为 200 ~900 μm。长期高血压使小动脉张力增大，动脉平滑肌纤维变性，导致动脉壁强度和弹性降低，局部管壁变薄弱并向外隆起而形成微动脉瘤。

2. 梗死后出血学说

高血压引起动脉痉挛或闭塞，导致该动脉远端的脑组织缺血性梗死，降低了该动脉周围组织的支持力，当血压突然升高时，该动脉易发生破裂出血。

3. 动脉壁病损学说

能使动脉壁发生病变而使脑动脉破裂出血的原因有以下几点。

1）长期高血压可使小动脉壁上的滋养小血管发生病变而破裂，从而使该动脉壁内形成夹层动脉瘤，如果在某个时间血压突然升高可使血液穿破管壁外层进入脑实质而发生脑出血。

2）小动脉经常发生痉挛，造成小动脉本身缺氧和坏死，以致该动脉破裂出血。

3）长期高血压可使小动脉内膜损害，血液脂质通过受损的内膜进入内膜下，导致小动脉发生玻璃样变或纤维样坏死，在血压骤然升高时，小动脉容易破裂出血。

4）脑动脉外膜和中层较薄弱，血压过高导致管壁受损，以致脑动脉破裂出血。

4. 小静脉出血学说

小静脉的管壁薄，结构脆弱，没有发达的内弹力层及肌层，因而不能代偿和控制增高的压力，以致高血压过高时小静脉破裂出血。

二、病理

高血压脑出血好发的动脉为豆纹动脉，其次为丘脑穿通动脉、基底动脉旁中央支等。高血压脑出血好发于基底核区，占 70%，发生于脑干占 10%，发生于小脑占 10%，发生于脑叶占 10%。基底核区出血，壳核占 44%，丘脑占 13%。脑出血产生的症状是由于血肿导致脑组织受压、水肿、移位、软化及坏死等。基底核区内侧出血常累及内囊和丘脑，也可破入侧脑室使血液充满脑室系统和蛛网膜下腔；外侧出血直接破入外侧裂和脑表面，致蛛网膜下腔出血。脑干或小脑出血可直接破入蛛网膜下腔或第四脑室。脑出血后形成的血肿使脑组织呈现不规则的腔，腔内充满紫褐色的胶冻液，腔的周围为坏死水肿的软化带，病灶周围组织因静脉回流受阻而致软化带发生点状出血。血肿及水肿造成该侧大脑脑回变薄、脑沟变浅、脑室受压变形，严重者出现同侧脑组织向对侧或向下移位形成脑疝。之后，血肿块收缩和破碎，周围组织水肿逐渐消失，血肿液化并被吸化，囊腔缩小，囊腔内变成含微黄色的含铁血黄素的水样液体，囊腔壁沉积一层含有铁黄素的橙黄色物质。少量出血者，被增生的胶质细胞所填充。

脑出血发生后，将出现一系列的病理过程。脑出血形成的血肿，其大小取决于出血的动脉和周围脑组织的情况。个别在短期内还可再继续出血，使血肿增大；大多数因破裂的动脉迅速被阻塞而停止出血。出血量少，血液渗透在神经纤维之间，不破坏脑组织，可不产生任何症状和体征；出血量多形成较大血肿时，可在数小时内导致脑水肿，产生急性颅内高压，使脑组织受压、移位，甚至出现脑疝。同时因局部脑循环障碍，引起脑组织缺氧。血肿向下压迫丘脑、下丘脑，引起严重的自主神经功能失调。脑出血破入脑室或蛛网膜下腔，形成继发性脑室出血或蛛网膜下腔出血。脑出血破入腔室，尤其进入第四脑室时产生急性阻塞性脑积水，颅内压急剧升高，甚至出现脑疝。

脑出血发生后，除了脑本身受损的病理改变外，还可以伴随出现脑以外的脏器的病理改变，如多脏器功能障碍或衰竭、感染、发热等。

三、病情评估

（一）临床表现

好发于中老年人，也可发生在长期高血压的青年人，多在动态下发病，少数在静态下发病。一般无先兆，极少数患者在出血前数小时或数天有短暂的症状，如头晕、头痛、肢体活动障碍或感觉障碍等。

高血压脑出血发生后，病情在数分钟内达到高峰，部分在数小时或者 1～3 天达高峰。临床表现取决于出血的量和部位。中等量以上出血患者的典型表现为突然出现头晕、头痛，随即出现呕吐咖啡样物质，继而出现意识障碍，甚至浅昏迷，伴面色潮红或苍白、大汗淋漓、血压升高、脉搏缓慢有力、大小便失禁、瞳孔缩小、光反应迟缓、去大脑强直、呼吸不规则等。刺激健肢时出现无意识的反应性动作，刺激患肢时无动作，少数患者出现全身性抽搐。最后进入深昏迷状态，伴体温升高、脉搏快而弱、血压下降、瞳孔散大、光反应消失、四肢呈弛缓状态等。刺激双侧肢体时没有反应性动作，此时可能病情严重危及生命。少量出血者，可表现为单纯性某一症状或体征，甚至无症状及体征。

1. 基底核区出血

基底核区是本病的好发部位，尤其又以壳核最好发。由于出血经常波及内囊，因此又常被称为内囊出血。

该部位出血的主要表现为以下几点。

1）对侧肢体偏瘫：该侧肢体肌力减退或消失，肌张力低下，腱反射减退或消失。数天或数周后，瘫痪肢体转为张力增高或痉挛，上肢屈曲内收，下肢伸直，腱反射亢进，可引出病理反射。

2）对侧肢体感觉障碍：主要为痛觉、温觉减退。

3）对侧偏盲：意识清醒者可有对侧视野缺损。

4）凝视麻痹：多数患者出现双眼持续性向出血侧注视。这是由于大脑半球的侧视中枢受损之故。发病3~4周此种现象消失。

此外，患者还可出现失语、失用、体象障碍、记忆力障碍、计算力障碍等。症状的轻重取决于出血量的大小及是否损害下丘脑和脑干。出血量大时，迅速进入昏迷，甚至死亡，而且检查不出肢体瘫痪和感觉障碍。基底核区出血可分为内侧型出血和外侧型出血。内侧型出血的特点是意识障碍出现早而重，往往患者在发病初期就存在意识障碍，而偏瘫显示不重。当病灶向下发展累及下丘脑时，体温调节中枢障碍而出现高热；糖代谢中枢紊乱而使血糖升高，甚至出现尿糖；自主中枢受累而出现胃出血、心律失常、大汗；累及中脑出现眼球位置不对称等。外侧型出血的特点为意识障碍不重，但症状明显，除非出血量大或继续出血。

2. 丘脑出血

丘脑出血主要为丘脑膝状体动脉或丘脑穿通动脉破裂出血，前者出血位于丘脑外侧核，后者出血位于丘脑内侧核。

该部位出血的表现为以下几点。

1）丘脑性感觉障碍：对侧半身深浅感觉减退、感觉过敏或自发性疼痛。

2）丘脑性失语：言语缓慢而不清、重复言语、发音困难、复述差，朗读和认读正常。此种失语的特征也为皮质下失语的特征。

3）丘脑性痴呆：一侧或两侧丘脑出血可出现记忆力下降、计算力下降、情感障碍、人格障碍等。

4）体象障碍：右侧丘脑出血可出现偏瘫无知症、偏身失认症和偏侧忽视症等。

5）眼球活动障碍：出血发生在丘脑内侧部、后连合和下丘脑时，可出现双眼垂直性活动不能，或凝视麻痹等。

若出血量大时，除上述症状外，还因血肿压迫周围脑组织，出现类似于壳核出血的临床表现。丘脑出血量少者，除了感觉障碍外无其他表现，甚至有的患者可无任何症状与体征。出血量大者为内侧型脑出血，病情重，预后不佳。

3. 脑叶出血

脑叶出血是指大脑皮质动脉破裂而导致的出血，也称皮质下出血。发生率占脑出血的 15% ~20%。脑叶出血仍以高血压脑出血为主，其他病因还有脑血管淀粉样变性、脑血管畸形、血液病、抗凝治疗后、脑底异常血管网病等。脑叶出血的表现除了一般常见的表现外，还易发生局灶或全身性癫痫，经常表现为某个单纯的症状或体征。

脑叶出现的症状和体征取决于出血的部位。额叶出血可出现对侧偏瘫、运动性失语或及精神障碍。顶叶出血偏瘫较轻，而偏身感觉障碍显著，可伴对侧下象限盲，优势半球出血可出现感觉性失语或混合性失语。颞叶出血表现为对侧面舌及上肢为主的瘫痪和对侧上象限盲，优势半球可出现混合性失语。枕叶出血只表现为对侧偏盲并有黄斑回避现象。

4. 脑干出血

脑干出血系旁正中动脉和短旋动脉破裂所致，占脑出血的 10%。绝大多数为脑桥出血，少部分为中脑出血，延髓出血极为少见。其临床表现及严重程度取决于出血量与部位。

1）中脑出血：突然出现复视、眼睑下垂、一或两侧瞳孔扩大、眼球不同轴、水平性或垂直性眼球震颤、同侧肢体共济失调、意识障碍等，也可表现为韦伯（Weber）综合征或贝内迪克特（Benedikt）综合征，严重者可出现去大脑强直状态。

2）脑桥出血：临床表现为突然出现头痛、呕吐、眩晕、复视、眼震、眼球不同轴、交叉性感觉障碍、交叉性瘫痪、偏瘫或四肢瘫等，继而很快出现意识障碍、针尖样瞳孔、高热、大汗、去大脑强直、呼吸困难等，可伴有胃出血、急性肺水肿、急性心肌缺血甚至心肌梗死。严重者在发病时直接进入昏迷状态，出现针尖样瞳孔、去大脑强直、呼吸困难，可伴有多脏器急性损害。部分脑桥出血可表现为一些典型的综合征，如闭锁综合征等。本病有时表现为单个症状如眩晕、复视、一个半综合征、面部或肢体麻木、一侧或两侧肢体轻瘫等。本病预后良好，有的仅遗留较轻的偏瘫或共济失调，有的甚至完全恢复正常状态。

3）延髓出血：表现为突然猝倒及昏迷，并很快死亡。部分轻者可出现双下肢瘫痪、呃逆、面部感觉障碍或瓦伦贝格（Wallenberg）综合征。

5. 小脑出血

小脑出血占脑出血的 10%。主要系小脑上动脉、小脑下动脉或小脑后小动脉破裂所致。由于出血量及部位不同，小脑出血分为 3 种类型。

1）暴发型：约占小脑出血的 20%。为一侧小脑半球或蚓部较大量出血，血肿迅速压向脑干的腹侧，引起颅内高压，最后导致枕骨大孔疝。患者表现为突然出现头痛、呕吐，迅速出现昏迷，常在发病后 1~2 天死于脑疝。由于发病后很快进入昏迷，患者小脑及脑干受损的症状和体征无法发现，故在急诊时很难诊断。

2）普通型：约占小脑出血的 70%。小脑出血量中等以下，病情发展缓慢，不少患者可存活。患者突然发病，表现为头痛、呕吐、眩晕、眼球震颤、口吃及患侧肢体共济失调，意识仍清楚。如病情加重，出现患侧周围性面瘫、展神经麻痹、眼球向对侧同向偏斜、角膜反射消失等，部分患者逐渐出现意识障碍、瞳孔缩小及生命体征变化。

3）良性型：占小脑出血的10%，为小脑少量出血或老年人中等量出血，但因老年人脑有不同程度的萎缩，因此，血肿占位性损害不严重，症状不明显，预后良好。患者大多数表现为突然眩晕、恶心及呕吐，有或没有眼球震颤，不伴有其他体征。主要靠脑CT确诊。

（二）实验室及其他检查

1. CT

CT可准确、清楚地显示脑出血的部位、出血量、占位效应情况、是否破入脑室和周围脑组织受损情况。脑出血在CT上显示血肿灶为高密度影，边界清楚，在血肿被吸收后显示为低密度影。

脑CT是脑出血最有效最迅速的确诊方法，其他检查有助于了解病因和病情及鉴别诊断。

2. MRI

MRI可以发现脑CT不能发现的病灶，如脑干和小脑的少量出血，或亚急性期的脑出血，协助鉴别诊断。MRI对脑出血的诊断可达100%的阳性率，优于脑CT。脑出血在MRI上的表现为混合信号，即出血灶为短T_1、T_2信号，周围水肿区和被损害的脑组织为长T_1、T_2信号，这些异常的信号随着时间的推移而发生变化。脑MRI还可以更清楚地观察到血肿及其周围脑组织的毗邻关系，可以发现非高血压脑出血的原因如血管畸形、肿瘤等。

3. 脑血管造影

中青年非高血压脑出血，或CT和MRI检查怀疑有血管异常时，应进行脑血管造影。脑血管造影可以清楚地显示异常血管和显示出造影剂外漏的破裂血管及部位。如发现血管畸形者，还可进行栓塞治疗。

4. 腰穿

没有条件或不能进行脑CT者，应进行腰穿协助诊断脑出血，阳性率为60%左右，且有一定的假阳性率，即腰穿刺损伤所致。脑出血破入脑室或蛛网膜下腔时，腰穿可见血性脑脊液。同时，还可以检测颅内压情况，利于指导降颅内压治疗。对于大量出血或脑疝早期，应慎做腰穿，以免促使脑疝的发生。

5. 脑电图

脑电图可以提示脑出血部位有慢波，但无特异性。

6. 心电图

心电图可及时发现脑出血合并心律不齐或心肌缺血，甚至心肌梗死。

7. 血液检查

血液检查可有血白细胞增高、血糖升高、血尿素氮和非蛋白氮升高、血清肌酶升高等。

8. 尿液检查

尿液检查可出现尿糖和蛋白尿。

（三）诊断与鉴别诊断

中老年人在动态下突然出现头痛、呕吐、局限性神经功能障碍及血压升高，结合既往有高血压史，应考虑脑出血可能。脑 CT 可以确诊，并很容易做出鉴别诊断及发现非高血压性脑出血的原因。如果患者在 45 岁以下，又无高血压史者，应进行脑血管造影或脑 MRI 检查，以了解有无导致脑出血的其他原因，如脑血管畸形、脑底异常血管网病、动脉瘤、血管性肿瘤等。脑出血应注意与脑梗死、脑室出血、蛛网膜下腔出血、瘤卒中、高血压危象和高血压脑病鉴别。

四、治疗措施

脑出血的治疗主要是积极降低颅内压，以降低死亡率和致残率。早期进行功能锻炼以利于康复。

（一）降低颅内压

由于脑出血产生的血肿增加颅内容量、血肿液化及周围水肿增加颅内液体、血肿压迫或直接阻塞脑脊液回流系统而造成阻塞性脑积水，最后导致颅内压增加，引起脑疝而致死。因此，积极脱水降低颅内压是挽救患者生命的关键。可通过应用脱水剂、细胞膜稳定剂或手术去除血肿达到降低颅内压的目的。

1. 甘露醇

甘露醇至今仍为降低颅内压最有效的药物，还可以促进大量代谢产物排出，如自由基等的排出。用法：20% 甘露醇，每次 250 ml，静脉快速滴注，30 分钟内滴完，每 6 小时 1 次，可连续用 5～15 天。如果出血量不多、老年患者、心功能不全者，每次 125 ml，每日 1～3 次。同时注意补充电解质及水分，并注意观察患者尿量、心脏功能及电解质情况。

2. 呋塞米

当患者心功能不全或肾衰竭，不宜用甘露醇或甘露醇应用后仍不足以降低颅内压，则应用或加用呋塞米。呋塞米，每次 40～100 mg，肌内注射或静脉滴注，每 4～8 小时 1 次，应用时间长短依据病情而定。

3. 甘油盐水

甘油盐水作用较上述两种药物弱，如脑水肿不严重者或需长期应用又无脑疝者，可用甘油盐水。用法：50% 甘油盐水，每次 50 ml，口服，每日 4 次。甘油盐水脱水比甘露醇慢；最大的缺点是滴速快，浓度大（＞10%）时可出现溶血、血红蛋白尿，引起肾衰竭。

4. 白蛋白

白蛋白是一种理想的、较强的脱水剂，主要是通过提高血液胶体渗透压达到脱水效果。上述脱水效果不佳时，可加用白蛋白。用法：白蛋白，每次 10 g，溶于生理盐水

250 ml 液体中，静脉滴注，每日 1~2 次，连用 5~10 天。

5. 糖皮质激素

在脑出血的急性期应用糖皮质激素不仅可以减轻缺血性脑水肿，还可以增强患者的应激能力。用法：地塞米松，每次 10~20 mg，加入液体中滴注，每日 1 次，可连用 5~7 天。血压过高或消化道出血者慎用。

6. 手术治疗

严重的脑出血致颅内压过高，内科脱水治疗效果不佳，可能危及生命时，应及时进行手术治疗，有效地降低颅内压过高，解除或避免脑疝形成，以挽救患者生命。

（二）降血压治疗

脑出血患者绝大多数伴有不同程度的高血压，且对脑出血的病情有加重作用，因此，应及时适当地进行降血压治疗。但是，降血压程度也不宜过低，一般认为，使血压降至病前水平即可。急性期高血压常用的降压药物及方法：①25% 硫酸镁每次 10 ml，肌内注射，每 6~12 小时 1 次；②利血平每次 1 mg，肌内注射，每 6~10 小时 1 次；③甲基多巴每次 0.25~0.5 g，静脉滴注，每 6~10 小时 1 次。急性期过后，改用口服降压药物。

（三）止血剂

脑出血患者是否能应用止血剂至今仍有争议。大多数认为应用止血剂一般是没有意义的，原因是：①大部分患者来院时出血已经停止，出血灶没有继续扩大；②高血压动脉硬化性脑出血患者的凝血机制是正常的；③常用的止血剂对正常凝血机制并不起加强作用；④由于脑组织实质性的限制作用及正常的凝血机制，因此出血后在短期内血液很快发生凝固，阻塞破裂的血管。如果是由于凝血机制障碍引起的脑出血或伴有消化道出血者，可应用 1~2 种止血剂，如 6-氨基己酸、氨甲苯酸、氨甲环酸、安络血、酚磺乙胺、巴曲酶等。

（四）抗感染

严重瘫痪、意识障碍和延髓性麻痹者，应积极使用抗生素以防治继发性感染。原则上应用普通抗生素，可用青霉素 320 万 U，加入生理盐水 100 ml 中静脉滴注，每日 2 次。如果发生感染，则针对患者感染的病原体和严重程度，应用更有针对性的抗生素。对于感染时间较长，抗感染治疗效果不佳者，应进行分泌物和血液细菌培养并做药敏试验，以确定所应用的抗生素。对于不严重的脑出血者，在发病初期，一般不应用抗生素。

（五）降温治疗

体温超过 38℃者，应积极降温。常用的方法：①物理降温，如头部、腋下及腹股沟区放置冰袋，戴冰帽或睡冰毯等；②药物降温，可应用新癀片、吲哚美辛等。

（六）保持呼吸道通畅

严重脑出血患者多数伴有意识障碍和延髓性麻痹，应该注意翻身、叩背、雾化吸入，以协助排痰。咳痰困难者应给予人工吸痰，严重者应尽早插管，甚至行气管切开，同时给予吸氧，以防止因痰阻塞造成的窒息及坠积性肺部感染的发生。

（七）一般处理

脑出血患者急性期应保持安静，绝对卧床，保持大便通畅。不能进食者，应留置胃管给予鼻饲，保证日常营养的需要量，同时也可通过胃管了解患者有无胃出血及胃出血的量。

（八）保持水电解质及酸碱平衡

脑出血患者处于高代谢状态，又大量应用脱水剂及进食不够，应及时补充和纠正水电解质及酸碱失衡。

（九）神经细胞营养剂

病情稳定后，可同时给予患者神经细胞营养剂，参考脑血栓形成的治疗。

（十）康复治疗

脑出血病情稳定者，应尽早开展康复治疗，有利于神经功能障碍的恢复。康复治疗必须视病情而行，避免过度活动，加重或促进再次出血。

五、护理要点

（一）紧急处理原则

降低颅内压及过高的血压、终止出血、维持生命功能，防治并发症。

1）平卧，头偏向一侧，保持安静，减少搬动，躁动不安者可用镇静药。

2）保持呼吸道通畅，给氧、吸痰，必要时行气管插管。

3）降低颅内压，控制脑水肿。20%甘露醇注射液125～250 ml静脉注射，每日3～4次。呋塞米20～40 mg静脉注射，每6～8小时1次，应注意防止电解质紊乱。病情稳定后可用10%复方甘油500 ml静脉滴注，每日1～2次。起病初期可加用地塞米松。

4）降低血压。脑出血患者一般不应用降压药物。当收缩压超过200 mmHg时，可使用缓和降压药物，如硝苯地平10 mg舌下含服，或利血平1 mg肌内注射，或呋塞米20～40 mg静脉注射等。使血压缓降并稳定在略高于发病前的水平。

5）止血剂的应用。一般不主张用止血剂，在消化道出血时可选用氨甲苯酸600 mg或氨基己酸10～20g加入10%的葡萄糖液500 ml中静脉滴注。

6）改善脑代谢。醒脑静20～40 ml或胞二磷胆碱0.25～0.5 g加入10%葡萄糖液500 ml中缓慢静脉滴注，每日1次。头部物理降温，必要时行人工冬眠治疗，以降低脑细胞的代谢。

（二）病情观察

1）严密观察患者神志、瞳孔和生命体征的变化，每0.5～1小时1次，如病情稳定可延长至每2～4小时1次，及时处理异常变化。

2）准确记录24小时出入液量，保持水电解质及酸碱平衡。

3）注意观察分泌物性质、量、颜色，警惕应激性溃疡的发生。

（三）对症护理

1. 高热

如患者迅速出现持续高热，常由于脑出血累及下丘脑体温调节中枢所致，应给予乙醇、温水擦浴，头部置冰袋或冰帽，并予氧气吸入，提高脑组织对缺氧的耐受性。

2. 头痛

头痛者给予镇痛药，注意慎用阿司匹林等可能影响凝血功能的非甾体抗炎药或吗啡、哌替啶等可能影响呼吸功能的药物；过度烦躁不安的患者可遵医嘱适量使用镇静药。

3. 便秘

便秘可选用缓泻剂，但禁止大量不保留灌肠，以免引起颅内压增高。

4. 尿失禁或尿潴留

尿失禁或尿潴留者应及时留置导尿，注意预防尿路感染。

5. 癫痫样发作

癫痫样发作者短期可采用抗癫痫药物，如地西泮、卡马西平或丙戊酸钠。

（四）用药护理

使用脱水剂时，应注意防止药液外渗，监测尿量、心脏功能及电解质情况；部分重症患者需要监测中心静脉压。

（五）康复护理

脑出血后，若患者的生命体征平稳、病情不再进展，宜尽量进行康复治疗。

（六）饮食护理

1）急性脑出血患者因脑血液循环障碍，致使消化功能减弱，因此24小时内暂禁食，24小时后生命体征平稳、无颅内压增高及严重上消化道出血者，可开始进食流质饮食。

2）昏迷或有吞咽障碍者，发病第2～3天应遵医嘱胃管鼻饲，保证足够的蛋白质、维生素、纤维素的摄入，根据患者情况调整饮食中的水和电解质的量，一般每日为1 500～2 000 ml。

3）清醒患者摄食时一般以坐位或头高侧卧位为宜，进食要慢。

（七）健康教育

1. 预防疾病

向患者和家属介绍有关疾病的基本知识，告知积极治疗原发病对防止再次发生出血性脑血管疾病的重要性；避免精神紧张、情绪激动、用力排便及过度劳累等诱发因素；生活有规律，保证充足睡眠，适当锻炼。

2. 管理疾病

指导患者每日定时监测血压，发现血压异常波动及时就诊；指导患者重视脑卒中危险因素的干预，出院后定期门诊随访，监测血糖、血脂等。

（李晓坤）

第四节　蛛网膜下腔出血

由于脑底部或表面的血管发生病变破裂，血液直接流入或主要流入蛛网膜下腔，称为蛛网膜下腔出血。蛛网膜下腔出血有创伤性和非创伤性之分，前者指颅脑外伤引起，后者又称自发性蛛网膜下腔出血。蛛网膜下腔出血约占所有出血性脑卒中的10%，死亡率占全部脑血管病的25%，其发病率国外约为16/10万人，国内约为10/10万人。

一、病因和发病机制

引起蛛网膜下腔出血的原因主要为先天性颅内动脉瘤及动静脉畸形破裂，两者合计占全部患者的57%左右。其他原因为高血压脑动脉粥样硬化引起的动脉破裂、血液疾病（如白血病、血友病、恶性贫血、再障、血小板减少性紫癜、红细胞增多症等）、脑基底异常血管网病、各种感染引起的脑动脉炎、肿瘤破坏血管、结缔组织疾病等。

先天性动脉瘤是因血管壁中层发育不良引起，常形成囊状黄豆或胡桃大。多发部位是大脑基底动脉环的大动脉分支处，大脑基底动脉环的前半部较多发。高血压及动脉硬化可引起梭形及粟粒状动脉瘤，常见于脑底部较大动脉的主干。脑血管畸形多位于大脑半球穹隆面的大脑中动脉分布区，当血管破裂或血液流入蛛网膜下腔后，大量积血或凝血块积聚于大脑基底部，影响脑脊液循环，引起脑水肿及颅内压增高，从而压迫脑神经，尤其是动眼神经；亦可刺激和压迫脑皮质，引起癫痫样发作或肢体瘫痪，亦可伴发脑血管痉挛。脑血管痉挛是蛛网膜下腔出血的严重并发症，多发生在出血后4～12天，可产生脑水肿、局限神经功能障碍，甚至并发脑梗死和脑疝。

颅内动脉瘤多为单发，多发者仅占15‰。大小不一，大多位于大脑基底动脉环交叉处，也可位于椎基底动脉系的分叉处。动静脉畸形多位于大脑凸面浅表部；颅内动脉硬化性动脉瘤多位于大脑底部。动脉瘤破裂处脑实质破坏并继发脑水肿、脑血肿或脑梗死。镜下可见动脉变性，纤维增生和坏死。死亡者多并发枕骨大孔疝和天幕裂孔疝。

二、病情评估

（一）病史

询问患者起病缓急及起病时的情况，了解有无明显诱因和前驱症状。了解起病时的症状特征，是否突然剧烈头痛、呕吐；有无面色苍白、全身冷汗；有无眩晕、抽搐、项背或下肢疼痛；有无意识或精神障碍。了解有无颅内动脉瘤、脑血管畸形和高血压、动脉硬化病史；有无血液病、糖尿病、冠心病、颅内肿瘤、脑炎及抗凝治疗史。评估患者的心理状态，了解有无恐惧、紧张、焦虑及绝望的心理。

（二）临床表现

脑膜刺激征、剧烈的头痛及血性脑脊液是蛛网膜下腔出血的三大症状，绝大多数患者都会出现。多数患者发病前完全正常，部分患者有偏头痛和眩晕史。发病常较急骤，突然出现剧烈头痛、呕吐，很快发展至昏迷。意识障碍时间一般较短，清醒后有头痛、呕吐。脑膜刺激征，以颈强直为最突出，凯尔尼格征（Kernig 征）、布鲁津斯基征（Brudzinski 征）均呈阳性。

蛛网膜下腔出血的临床症状包括以下几种。

1. 脑膜刺激征

血液进入蛛网膜下腔后，红细胞及细胞破坏产物刺激脑膜及神经根引起脑膜刺激征，即头痛、呕吐、颈强直及 Kernig 征阳性。

2. 脑局灶体征

所在部位的动脉瘤或血管畸形破裂产生脑局灶体征，大脑半球的血管畸形破裂则发生偏瘫、失语及癫痫样发作；脑桥部位的动脉瘤破裂，导致多数脑神经损害和呼吸、循环功能异常。

3. 脑血管痉挛

由于血小板破裂后释放 5 - HT 等，引起广泛的脑血管痉挛、脑水肿和颅内压增高，而致继发性脑缺血，出现意识障碍、精神症状与锥体束征等。

4. 多脏器衰竭

严重蛛网膜下腔出血时，因丘脑下部受出血或脑血管痉挛引起的缺血损害，发生一系列自主神经 - 内脏功能障碍，表现为多脏器衰竭。

（三）实验室及其他检查

1. 血及尿检查

约 1/3 患者周围血常规示白细胞增高，约 1/4 有高血糖反应。不少患者出现蛋白尿、血尿，少数有尿糖阳性，有些患者可发生尿毒症反应，尿素氮升高。

2. 脑脊液检查

血性脑脊液为本病最可靠的诊断依据。出血后数小时进行腰穿，可见脑脊液压力增高，外观呈均匀血性，镜检可见大量红细胞；开始时红细胞与白细胞的比例与血中相似，2~3 天白细胞可增加，为无菌性炎症反应所致。出血数小时后红细胞即开始溶血，离心后其上清液呈黄色或褐色。如无继续出血，1~2 周红细胞消失，3 周后脑脊液黄变亦消除，可找到较多的含铁血黄素吞噬细胞。脑脊液蛋白量常增加，糖及氯化物量正常。

3. 眼底检查

眼底检查可见有玻璃体后片状出血，此症有特殊诊断意义。

4. CT

CT 可见蛛网膜下腔及脑池内因混有血液而密度增高，分布不均匀，增强检查可能发现呈高密度影的动脉瘤。

5. MRI

出血早期检查缺乏特异性，如有血管瘤或血管畸形可显示出流空影像。

6. 脑血管造影

现多主张选择股动脉插管法做全脑连续血管造影，借此既可明确动脉瘤的部位、大小、单发或多发，脑血管畸形及其供血动脉及引流静脉的情况，又可了解侧支循环情况，对诊断及手术治疗均有很大价值，对继发性脑血管痉挛的诊断亦有帮助。约 10% 患者造影未能发现异常，这可能是由于病变较小，血块填塞了动脉瘤等原因，此种情况的出血复发率较低。DSA 可清晰地显示动静脉畸形和动脉瘤，是最好的检查方法。

7. 脑电图

脑电图多显示广泛慢波，若有血肿或较大的血管畸形，可表现为局限性慢波。部分患者显示病侧低波幅慢波，此常与脑血流图显示的脑缺血相一致。

8. 心电图

急性期部分患者可有一种特征性心电图改变，表现为 T 波平坦或倒置，QT 间期延长或出现 U 波。这种改变尚未证实有相应的心肌疾病，常随病情好转而改善。

（四）诊断和鉴别诊断

依据急性或亚急性起病、突然剧烈头痛、呕吐、脑膜刺激征阳性、均匀血性脑脊液可诊断本病。

应与下列疾病相鉴别。

1. 脑出血

脑出血时，常伴有继发性蛛网膜下腔出血。脑出血多有高血压史，起病不如蛛网膜下腔出血那样突然，且意识障碍重，偏瘫明显，CT 检查显示颅内出血灶等。

2. 脑膜炎

虽然脑膜炎与蛛网膜下腔出血体征相似，但是蛛网膜下腔出血发病突然，有严重头痛与意识障碍，且脑膜炎时有发热及感染中毒症状，脑脊液白细胞增多等。

三、治疗措施

（一）一般治疗

对急性蛛网膜下腔出血的一般处理与高血压脑出血相同。如维持生命体征稳定。降低颅内压、纠正水电解质紊乱、预防感染等。

（二）防治再出血

1. 安静休息

应强调绝对卧床休息 4～6 周，一切可能使患者的血压和颅内压增高的因素均应尽量避免。对头痛和躁动不安者应用足量有效的镇痛、镇静药，以保持患者能安静休息。

2. 抗纤溶药物

为制止继续出血和预防再出血，一般主张在急性期使用大剂量止血剂。常用止血剂如下：

1）6-氨基己酸：能抑制纤溶酶原的形成。对因纤溶酶活性增加所致的出血有良好的效果。第 1 天先用 4～6g 6-氨基己酸溶于 5% 葡萄糖液 100 ml 中静脉滴注，15～30 分钟滴完，此后每小时持续静脉滴注 1 g，维持 12～24 小时。以后每日静脉滴注 20～24 g，持续 7～10 天，逐渐减量至每日 8 g，共用 2～3 周。

2）氨甲苯酸：每日 400～800 mg 加入 5% 葡萄糖液 500～1 000 ml 中静脉滴注。

3）氨甲环酸：比 6-氨基己酸作用强 8～10 倍，且有消炎作用。用量 6 g 加入 5% 葡萄糖液 400 ml 中静脉滴注，每日 2 次，与抑肽酶 30～40 U 联合应用，疗效优于单独应用。

以上药物用药疗程 3 周左右，对动脉瘤破裂所致出血疗程则应更长些，停药采用逐渐减量法。

临床上亦选用其他止血剂如凝血质、酚磺乙胺、云南白药、三七粉等，常 2～3 种止血剂联合使用。

（三）降低颅内压

蛛网膜下腔出血比脑出血使用脱水剂要慎重，因本病是脑表面血管破裂，随着大量强脱水剂的快速应用，脑组织向心性收缩，周围缺乏支持破裂血管可能被牵拉而加重出血的危险。选用药物有 20% 甘露醇 250 ml 快速静脉滴注或在 50% 葡萄糖液 60 ml 中加入呋塞米 40 mg 静脉推注，每 6 小时交替使用。严重失水和颅内高压时，可行颈动脉内注射 20% 甘露醇 40～60 ml，从而使脑组织脱水对全身影响较小。深昏迷或出现脑疝早期征象时可每 2 小时使用 1 次脱水剂，或 2～3 种脱水剂联合交替使用。如肾衰竭亦选用呋塞米或依他尼酸钠。颅内压增高不明显、神志清者可口服 50% 甘油 100 ml，每日 3 次或直肠滴注 20% 甘油 200 ml，20% 甘露醇 200 ml。其他脱水剂有 25% 山梨醇、10% 复方甘油、地塞米松等。但不宜选用呋塞米，因可增加血清非蛋白氮使颅内出血加重。

（四）抗脑动脉痉挛

蛛网膜下腔出血者脑血管痉挛的发生率很高，以往多认为蛛网膜下腔出血后的"再次出血"实际上多数为脑血管痉挛。迄今为止治疗脑血管痉挛尚无特殊方法，关键在于早期预防。可用以下药物。

1. 尼莫地平

尼莫地平 30 mg 或硝苯地平 10 mg，每日 3 次口服。重者可用异丙肾上腺素 2 mg、利多卡因 0.5 g 分别加入 5% 葡萄糖液 500 ml 中静脉缓滴，并根据心率情况适当调整滴数。

2. 其他

氨茶碱、罂粟碱、利血平、苯氧苄胺、低分子右旋糖酐等改善微循环。

（五）对症治疗

可选用抗生素防治感染，维生素 C、维生素 B_6 及能量合剂对症治疗。

（六）手术治疗

主要目的是去除病灶，争取根治，防止再出血。

1. 血肿消除术

无论何种原因，当并发脑内血肿，特别是大量出血者，应争取时机早期手术，消除血肿，有利于降颅内压防止脑动脉痉挛。

2. 病变血管手术

动脉瘤和血管畸形等患者，除高龄（60 岁以上）或全身情况较差、病情极重外，均应行手术治疗。孕妇一般在分娩后行手术。间接手术法即颈动脉结扎、颈内动脉肌肉填塞等。直接手术法有畸形血管切除、电凝、供血动脉结扎、人工栓塞、动脉瘤夹闭或结扎等。

3. 脑脊液分流术

本病并发脑积水伴有痴呆者，可行脑脊液分流术。选用脑室–心房或脑室–腹腔分流术。

急性期动脉瘤破裂的病死率为 40%，动静脉畸形为 10% ~ 25%，动静脉畸形较动脉瘤预后好，一般在两周内复发率较高。存活者多完全恢复或仅有轻度神经功能障碍，个别患者数月至数年可出现正常颅内压脑积水。

四、护理要点

（一）一般护理

1. 卧床休息

不论患者症状轻、重，均需绝对卧床休息 4 ~ 6 周，并在此期间一切可能引起血压和颅内压增高的因素均应避免，如用力排便、打喷嚏、情绪激动等。切不可因无意识障碍、无肢体瘫痪等症状而过早下地活动。6 周后患者可在床上由卧位改为坐位，每日 1～2 次，逐渐增加次数，逐步到下地活动。

2. 饮食应视病情而定

意识清醒的患者可给软食或半流质饮食，适当增加含纤维素的食物，如新鲜蔬菜、水果等。有意识障碍的患者，可经胃管进食。发病早期因预防脑水肿，可适当限制水的摄入量。

3. 病情危重或昏迷的患者

分别按危重患者护理常规和昏迷患者护理常规进行护理。

（二）病情观察与护理

1. 意识变化与精神症状

此病患者意识大多清楚，若出血量大或出血进入脑实质、脑室，影响丘脑下部或脑干者，可出现不同程度的意识障碍，轻者有短暂的意识模糊，重者昏迷。在急性期可出现烦躁、兴奋、谵妄幻觉、定向障碍及精神症状。如有上述改变，应及时处理。

2. 脑疝

如果患者意识障碍逐渐加深，并伴有剧烈的头痛、呕吐，两侧瞳孔不等大，则提示有脑疝发生的可能。此时应立即通知医生，做好一切抢救准备工作，如备好氧气、吸痰器、脱水剂等抢救药品和器材。

（三）并发症的预防与护理

1. 再出血

为预防再出血首先要做好患者心理护理，避免精神紧张，防止情绪波动，病室内应安静，减少陪人及探视，尽量减少一切不必要的搬动及检查，治疗护理要集中，保持大便通畅对预防本病的复发也很重要。因患者长期卧床休息，肠蠕动减慢，极易发生便秘，如消化功能尚可，可给予富有膳食纤维的食物增加肠蠕动，同时训练患者习惯床上排便，告诉患者用力排便造成的不利因素。可用番泻叶泡茶，口服果糖导泻以预防便秘，对已有发生便秘的患者可用开塞露灌肠。

2. 肺部感染

应保持患者的呼吸道通畅，痰液黏稠不易咳出者，可给予雾化吸入，咳痰剧烈者，可适当给予止咳剂，同时遵医嘱给予抗生素控制感染。

3. 尿路感染

保持患者会阴部的清洁，及时更换床单，每日 1∶5 000 高锰酸钾冲洗会阴 2 次。对昏迷的患者，行导尿术时，应严格执行无菌操作，并及时冲洗膀胱，定期复查尿常规，并注意观察小便的量及颜色。

（四）症状护理

1. 昏迷

患者昏迷眼睑不能闭合者，应每日用抗生素眼药水点眼，同时戴眼罩，预防角膜炎。应做好昏迷者的口腔护理，每日用盐水棉球擦洗口腔 2 次，防止口腔感染。

2. 头痛、呕吐

对剧烈头痛的患者应适当给予镇痛药。烦躁不安者，应床边加床栏，以防坠床。频繁呕吐的患者，头应偏向一侧，应严密观察呕吐的量及性质，及时补充电解质，必要时行腰穿放脑脊液 5 ~ 10 ml，术后去枕平卧 4 小时。

（五）术前护理

1）做好患者的解释工作，让其充分了解手术目的，从而解除顾虑，积极配合治疗。

2）了解患者有无感冒发热，对女性患者还需了解月经来潮日期（因经期内不宜手术）。

3）术前数日将患者头发剪短或剃光，并检查头皮情况，如有毛囊炎、脓疮、疖或感染灶，应及早处理。在术前 2 ~ 3 天，可用肥皂水每日洗头 1 次，术前 1 天剃净头发并洗头，酌情洗澡或擦澡，剪指（趾）甲，更换内衣。手术当日再剃头发 1 次，经肥皂水洗净和乙醇消毒后，用消毒敷料或戴消毒敷料帽以保护。

4）根据手术情况，配血 400 ~ 800 ml。

5）进行青霉素、链霉素皮内敏感试验。

6）术前 1 天的晚上，用肥皂水灌肠。

7）嘱患者于术前 1 天的晚上 8 点开始禁食。

8）术前 1 周内，观察体温、脉搏、呼吸并记录，如有异常，立即通知医生。

9）按医嘱给用术前药，并嘱患者排空大小便。

10）进手术室前取下患者的假牙等装饰品。

11）铺好患者的床单，并备好氧气、吸痰器、抢救药品等。

（六）术后护理

1）患者回病房后，应按全麻患者的护理取平卧位，头偏向健侧以防呕吐导致吸入性肺炎和窒息。头部抬高 15° ~ 30°，以利头部的静脉回流。

2）严密观察患者体温、脉搏、呼吸、血压的变化及手术敷料有无渗血、渗液，如有异常立即通知医生。

3）保持各种管道的通畅，观察并记录引流液的性质及量。

4）术后要加强患者的生活护理，术后第 1 ~ 2 天开始给予高蛋白、高热量和易消化的流质饮食，以利于伤口的愈合和恢复。

（七）康复

1）女性患者术后 1 ~ 2 年应避免妊娠。

2）使患者明白再次出血的危害性。配合医生及早做好脑血管造影或必要时行手术治疗。

3）指导患者多吃维生素丰富的食物，如蔬菜、水果，养成良好排便习惯，保持稳定的情绪，避免剧烈活动及从事体力劳动。

（薛红芹）

第五节　精神分裂症

精神分裂症是一组病因未明的精神病，具有思维、情感、行为等多方面的障碍，以精神活动与环境不协调为特征。患者一般意识清楚，智力基本正常，但部分患者在发病过程中可以出现认知功能损害。该病好发于青壮年，也可见于老年人。该病起病缓慢，病程迁延，可反复发作、加重或恶化，部分患者可最终出现精神残疾，部分患者经治疗可保持痊愈或基本痊愈的状态。

精神分裂症在成年人口中的终身患病率在1%左右。

一、病因和发病机制

（一）遗传因素

患者近亲的发病率要比一般人群高数倍，血缘关系越近，发病率越高；同卵双生发病率是异卵双生发病率的4~6倍；精神分裂症母亲所生的子女从小寄养在正常家庭环境中，成年后仍有较高的发病率。

（二）环境、社会、心理和生物学因素

精神分裂症的发生除遗传因素外，各种精神创伤、躯体因素、环境影响所起的作用（尤其是阳性症状）不可忽视，也是精神分裂症病因研究的重要方面。现就各种致病基因分述如下。

1. 病前个性

精神分裂症患者在病前1/3~2/3有分裂型人格障碍，表现为孤僻、内向、怕羞、过分敏感、思维缺乏逻辑性、好幻想、缺乏知己，对人际关系采取不介入态度，常有白日梦。

2. 躯体因素

内分泌因素：本病大多在青春期前后性成熟期发病，部分在分娩后急性起病，在绝经期复发率较高。以上事实说明内分泌在发病中具有一定作用。甲状腺、肾上腺皮质和垂体功能障碍也疑为本病的病因。

围生期脑损害：产伤与阴性症状为主的精神分裂症相关联。

3. 社会心理因素及环境因素

1）心理因素：①部分精神分裂症患者的病前性格具有孤僻、冷淡、敏感、多疑、富于幻想等特征，即内向型性格。②一般认为生活事件可诱发精神分裂症，很多患者病

前 6 个月可追溯到相应的生活事件，如失学、失恋、学习紧张、家庭纠纷、夫妻不和、意外事故等，均对发病有一定影响，但这些事件的性质均无特殊性。因此，心理因素也仅属诱因。

2）社会环境因素：①家庭中父母的性格、言行举止和教育方式（如放纵、溺爱、过严）等都会影响子女的身心健康或导致个性偏离常态。②家庭成员间的关系及其精神交流的紊乱。③生活不稳定、居住拥挤、职业不固定、人际关系不良、噪声干扰、环境污染等均对发病有一定作用。农村精神分裂症发病率明显低于城市。

（三）神经生化病理研究

1. 乙酰胆碱递质系统

Rarson 采用蛋白质印迹定量免疫杂交技术测定了 25 位精神分裂症患者，28 位非精神分裂症对照组死后脑组织过氧化氢酶含量，发现精神分裂症患者脑桥被盖区过氧化氢酶含量较对照组显著降低，认为可能是与其病理现象有关。

2. 多巴胺功能亢进假说

抗精神病药物，吩噻嗪类、丁酰苯类，药理作用与中枢儿茶酚胺特别是多巴胺受体功能阻滞有关。各种高效价的抗精神病药，均是强有力的多巴胺受体阻滞剂。使用促进多巴胺释放剂如苯丙胺可以使正常人产生幻觉和幻想。

3. 5－羟色胺假说

国内研究发现，急性精神分裂症具有明显情感行为异常者血 5－HT 含量明显低于对照组，随症状消失而恢复正常。最近有资料表明阳性症状明显时，5－HT 降低；阴性症状明显时，5－HT 增高。从而推测阳性症状与 5－HT 降低，β－内啡肽增加有关；阴性症状与 5－HT 升高，β－内啡肽降低有关。

4. 血小板单胺氧化酶活性的研究

单胺氧化酶是 5－HT 的主要降解酶，也是儿茶酚胺的主要降解酶。20 世纪 70 年代对此酶活性的研究发现，慢性精神分裂症患者血小板单胺氧化酶活性降低，并认为此酶活性的改变可能是精神分裂症个体遗传素质的生物学标志，以后的研究提示血小板单胺氧化酶活性与某些临床亚型有关。

5. 胆囊收缩素和精神分裂症

有人对精神分裂症患者死后脑的多区域内胆囊收缩素进行测定并与对照组比较，发现精神分裂症颞叶内胆囊收缩素含量明显低于正常对照组，Ⅰ型精神分裂症脑颞叶内胆囊收缩素含量明显低于Ⅱ型精神分裂症，同时发现胆囊收缩素在对精神分裂症的治疗过程中对阳性症状效果好，尤其对慢性精神分裂症长期存在的而且抗精神病药物疗效差的一些幻觉、妄想有效，而且对不少阴性症状也有效果。

6. 多巴胺功能系统和谷氨酸系统功能不平衡假说

有人提出假设，认为精神分裂症是皮质下多巴胺功能系统和谷氨酸功能系统的不平衡所致。动物实验表明，谷氨酸功能系统缺陷可引起类似精神分裂症的症状，谷氨酸受体拮抗剂如苯环己哌啶能引起多胺的释放，可产生精神分裂症的症状，因此提出了皮质－纹状体谷氨酸通路的功能缺陷可能是某些精神分裂症的重要病理心理组成部分的假说。从广义上看，精神分裂症可看作是一种多巴胺－谷氨酸反馈调节系统中神经递质不平衡所致的综合征。

7. 其他

精神分裂症的结构影像学研究提示，精神分裂症患者侧脑室显著扩大，并发现此种现象可能与阴性症状有关。MRI 检查显示阳性症状分别与侧脑室/脑比值呈正相关。阴性症状与尾状核大小呈负相关。颞叶边缘系统可能是精神分裂症较特殊的病理性改变。左侧颞上回的前部容积减少与听幻觉的严重程度相关。有学者发现精神分裂症患者优势半球额叶血流量和额叶血流量分布值均显著减少。

二、病情评估

（一）临床表现

该病多在青壮年期起病。多数患者缓慢发病。早期出现生活懒散、学习和工作效率下降，常被忽视。部分患者在心理社会因素的作用下亦可急性起病。

1. 急性精神分裂症

该病的临床症状十分复杂和多样，不同类型、不同阶段的临床表现可有很大差别。但该病具有特征性的思维和知觉障碍，情感和行为不协调，脱离现实环境。

1）联想障碍：联想障碍主要包括思维云集、思维中断、思维插入、思维被夺取等。每个个体的联想肯定都是自主进行的，联想障碍的关键在于患者确切地体验到自己思维联想活动的自主性受到影响，因此，有的学者将该症状归为妄想，并认为是精神分裂症较为特征性的部分。

部分精神分裂症患者表现为思维贫乏，患者自己体验到脑子空空，没有东西可想，表现为沉默少语，回答问题时异常简短，空洞单调，多为"是"或"否"，很少加以发挥。同时患者在每次回答问题时总要延迟很长时间。即使患者在回答问题时语量足够，内容也含糊、过于概括，传达的信息量十分有限，对自身状况漠然处之。

2）情感障碍：情感淡漠、情感倒错是本病情感障碍的特征。

（1）情感淡漠：患者缺乏细致或高级情感，对亲朋好友、同事不关心；当病情严重时，对周围任何事物缺乏应有的情感反应，对外界一切刺激无动于衷。

（2）情感倒错：患者在谈到自己或家人的不幸遭遇时满面笑容，流着眼泪唱欢快的歌曲等，情感反应与思维内容不相符合。

此外，精神分裂症情感障碍中另一个值得注意的情感问题是抑郁。精神分裂症的抑郁症状早在 20 世纪初就有报道，据初步统计，有 25% ~30% 的精神分裂症患者有抑郁症状。抑郁症状可以出现在精神分裂症早期或出现在疾病的后期。抑郁症状是导致患者出现自杀行为的主要原因之一。

3）幻觉：急性精神分裂症患者常常出现幻觉，其中最多见的是幻听，主要是言语性幻听，内容往往是使患者不愉快的，威胁患者或命令患者做这个、不做那个（命令性幻听），评价患者的言语（评价性幻听），说出患者的思想（思维鸣响），或思维被广播。患者的行为受幻听的影响，可与幻听对话，做侧耳倾听状，或沉醉于幻听中，出现自笑、自语。至于其他幻觉，如幻视、幻嗅、幻触、幻味或躯体幻觉则较少见。如有发生，则往往以妄想形式加以解释，如饭菜中有异味认为被人下毒陷害等。

4）妄想：精神分裂症患者可出现多种形式的妄想，各种妄想在精神分裂症中所出现的频度及对疾病诊断的意义各有不同。原发性妄想对于精神分裂症最具有特征性，这种妄想发生突然，完全不能用患者当时的处境和心理背景来解释，如一位患者从外地回来，一进村就突然感到环境变了、周围人的态度也变了、皆以特殊眼光看他、家人的态度也与往常不同、都在议论与他有关的事、自己将大难临头等。

原发性妄想在临床上很难界定，并且非常少见。对精神分裂症具有重要诊断意义的妄想还有影响妄想、被控制感、被洞悉感、思维扩散、思维被广播等。此外，最常出现的妄想有被害妄想、关系妄想、嫉妒妄想、夸大妄想、非血统妄想等。据统计，被害妄想在精神分裂症的出现率为80%左右，关系妄想为50%左右，夸大妄想为39%左右。虽然这些常见的妄想对于精神分裂症患者来说属非特征性的妄想，但由于出现频度较高，仍应给予足够的注意。

5）紧张性综合征：患者缄默不动，违拗，肌张力增高，蜡样屈曲或呈被动性服从状态，也即紧张性木僵，是紧张性综合征的明显表现。

6）自知力：绝大多数患者不认为自己的病态体验是因为自己有病，而认为是外界的原因加害于他。由于缺乏自知力，患者往往不愿意接受治疗。

精神分裂症患者大多没有意识障碍。妄想、幻觉、联想障碍等都是在意识清晰情况下出现的。

2. 慢性精神分裂症

慢性精神分裂症与急性精神分裂症不完全相同，主要是正常精神功能的衰退或缺失，称阴性症状。实际上，慢性状态包括3种类型：一种是渐隐发病的慢性状态；第二种是急性症状久治不愈，以至迁延持续为慢性状态；第三种是指急性发作以后残留下来的慢性衰退表现。

（二）实验室及其他检查

1）患者的血常规、尿常规及脑脊液化验一般正常。

2）脑电图大多数在正常范围，缺乏特征性变化。

3）气脑造影、CT、MRI检查，发现部分患者有脑室扩大、额叶变小，胼胝体也有明显异常，多见于慢性精神分裂症。这类患者均有明显的阴性症状，对治疗不敏感。

4）用于精神分裂症的量表主要有简明精神病评定量表、慢性精神患者标准化的检查量表、阳性症状量表、阴性症状量表、阴阳性症状量表等。

（三）诊断标准

精神分裂症的诊断在遗传生物学、生物化学等实验室检查方面尚未发现有特异性变化，以前诊断主要依据临床特点，即建立在临床观察和描述性精神的基础上。诊断标准也在日益完善，以便与国际接轨。

1. 症状标准

至少有下列 2 项；如果症状的存在可疑或不典型，则至少有下述症状 3 项。

1）反复出现的言语性幻听。

2）明显的思维松弛、思维破裂、言语不连贯或思维贫乏、思维内容贫乏。

3）思想被插入、被撤走、被播散，思维中断或强制性思维。

4）被动、被控制或被洞悉体验。

5）原发性妄想（包括妄想知觉、妄想心境）或其他荒谬的妄想。

6）思维逻辑倒错、病理性象征性思维或语词新作。

7）情感倒错或明显的情感淡漠。

8）紧张综合征、怪异行为或愚蠢行为。

9）明显的意志减退或缺乏。

2. 严重程度标准

自知力障碍，并有社会功能严重受损或无法进行有效交谈。

3. 病程标准

1）符合症状标准和严重程度标准至少已持续 1 个月，单纯型至少 2 年。

2）同时符合精神分裂症和心境障碍的症状标准，当情感症状减轻到不能满足心境障碍症状标准时，分裂症状需继续满足分裂症的症状标准至少两周，方可诊断为精神分裂症。

4. 排除标准

排除器质性精神障碍、精神活性物质和非成瘾物质所致精神障碍。尚未缓解的分裂症患者若又罹患本项中前述两类疾病，应并列诊断。

三、治疗措施

（一）抗精神病药物治疗

精神分裂症的治疗以药物治疗为主，特别是在疾病的急性期更是如此。治疗精神分裂症的主要药物为抗精神病药物。目前，常用抗精神病药物可分为传统的抗精神病药物和非典型抗精神病药物两大类。

抗精神病药物能有效地控制精神分裂症的急慢性精神症状，尤其是急性阳性症状。

尽管各种抗精神病药物化学结构不同，但其药理作用和临床应用大同小异，主要区别在于用量大小、作用强弱和不良反应的轻重。根据药理作用的特点，可将几种主要抗精神病药物归纳为高剂量/低效价和低剂量/高效价两类，前者的特点为镇静作用强，心、肝等脏器的不良反应较大，锥体外系的不良反应相对轻，有效剂量高，以吩噻嗪类的氯丙嗪、甲硫哒嗪和硫杂蒽类的氯普噻吨为代表；后者以哌嗪类吩噻嗪类的奋乃静、三氟拉嗪、氟奋乃静和丁酰苯类的氟哌啶醇等为代表，其特点是镇静作用小，锥体外系的不良反应大，对心、肝等脏器的不良反应相对轻。药物的选择应考虑到临床症状特点，处于急性或慢性阶段，以及以阳性或阴性症状为主。

1. 急性期治疗

1）用药原则。

（1）个体化原则：每个患者对抗精神病药物的耐受性有个体差异，剂量要个体化，不能千篇一律，参考患者的年龄、性别、躯体状况、是否初次治疗等因素来决定药物的剂量。

（2）剂量：选择合适的剂量，剂量过低达不到疗效，剂量过大有时不但不能进一步提高疗效，反而会导致许多不良反应。用药物治疗一段时间，必然会出现疗效和不良反应，如两种效应都不出现，要高度怀疑患者未服药或少服药，其次要考虑剂量不足。

（3）药物选择：各种抗精神病药物均有各自的靶症状，依据患者的症状来选择药物；参考患者过去的用药经验，如果过去同样症状用某药有效，这次仍可能有效，如果上次无效，这次仍可能无效；借鉴家族史，如果家族中有同类患者对某药有效，则可能对此人有效。

（4）疗程：一般从达到治疗量之日开始计算，急性患者观察4~6周，病情无改善可考虑换药。慢性患者要延长观察时间，有人认为2~3个月，甚至半年无效，方可考虑换药。

2）给药方法。

一般从小剂量开始，隔日加药，两周内加至治疗量，达到基本治愈后，宜维持此治疗量1~2个月以巩固疗效，然后再减药，维持量一般为治疗量的1/5~2/3。

常用的抗精神药物及用法如下。

（1）氯丙嗪：具有较好的镇静、控制兴奋躁动和抗幻觉妄想作用，适用于具有精神运动性兴奋和幻觉妄想状态的各种急性精神分裂症患者，治疗剂量为每日300~600 mg。对兴奋躁动患者，治疗剂量为750 mg，对拒服药者，常给注射用药，如氯丙嗪25~50 mg，肌内注射，每日1~2次；或50~100 mg加灭菌注射用水40 ml或25%葡萄糖液40 ml稀释后缓慢静脉注射；或50~200 mg溶于500 ml生理盐水或5%葡萄糖盐水中静脉滴注，滴速每分钟40~60滴。注意肌内注射可引起局部疼痛、硬块和无菌性化脓，静脉注射可引起血栓性静脉炎，因此静脉注射稀释度要够，注射速度要慢。肌内注射部位要深，应轮换注射部位，严格遵守无菌操作。因为氯丙嗪对去甲肾上腺素具有阻断作用而呈现明显镇静和控制精神运动性兴奋；可通过阻断 α 受体而导致血压下降，故不能用肾上腺素治疗氯丙嗪导致的低血压性休克，因 β 受体兴奋会使血压下降更快更严重；氯丙嗪易出现锥体外系反应，系阻断黑质纹状体 D_2 受体所致。长期应用氯丙嗪阻断了脑中 D_2 受体，因而导致中枢 D_2 受体处于增敏状态而易产生迟发性运动障碍。

（2）奋乃静：除镇静作用小于氯丙嗪外，适应证基本同氯丙嗪。本药的不良反应较少，尤其对心血管系统、肝脏和造血系统的不良反应轻于氯丙嗪，适用于年老、身体情况较差的患者，治疗剂量为每日40~60 mg。

（3）三氟拉嗪：此药无镇静作用而具有振奋作用。除有明显的抗幻觉、妄想作用外，对淡漠、退缩等症状有较好疗效。适应于偏执型精神分裂症和慢性精神分裂症患者，锥体外系不良反应较重。治疗剂量为每日20~60 mg。

（4）氟奋乃静：对幻觉、妄想、木僵、淡漠患者有效，适用于偏执型精神分裂症和慢性精神分裂症患者，锥体外系不良反应发生率较高且较重，治疗量为每日 10～30 mg。

（5）氟哌啶醇：是一种强有力的 D_2 受体阻断剂，锥体反应较重，对控制伴有兴奋躁动和幻觉、妄想的急性精神分裂症患者有良好的效果，对行为孤僻、退缩、情感淡漠的慢性精神分裂症患者有促使精神活跃的作用。对急性兴奋患者可肌内注射 5～10 mg，每日 2～3 次，待症状缓解后，改为口服；亦可用 5～10 mg 加 25% 葡萄糖液 20 ml 静脉注射。少数人用药后引起抑郁反应。

（6）甲硫哒嗪：有明显的镇静作用，抗幻觉、妄想作用相似于氯丙嗪，对兴奋躁动和慢性精神分裂症患者均有较好的疗效。治疗剂量为每日 250～600 mg，锥体外系反应较小，长期大量使用可引起视网膜病变。

（7）舒必利：舒必利是一种选择性 D_2 受体阻断剂，它对腺苷酸环化酶耦联的 D_1 受体无作用，主要作用于中脑边缘、中脑皮质的 D_2 受体，主要适用于偏执型、紧张型精神分裂症，可改善慢性精神分裂症患者的情绪。抗幻觉、妄想作用不及吩噻嗪和丁酰苯类。锥体外系反应较轻，治疗剂量为每日 300～1 200 mg。因无镇静作用而不宜晚间服用。亦可用 5% 葡萄糖液 500 ml 加舒必利 200～600 mg（1 周内渐加）静脉滴注，7～10 天为 1 个疗程，对改善淡漠、退缩及木僵状态有较好效果。

（8）氯氮平：氯氮平化学结构与丙咪嗪相似，最初作为抗抑郁药使用，不久发现具有抗精神病作用，基本无抗抑郁作用，很快就得到广泛应用。氯氮平被认为是目前最有效的抗精神病药物，且只要常规监测白细胞，此药具有较好的安全性。氯氮平与第一代抗精神病药物的区别在于其与 D_2 受体的亲和力很低，可与其他广泛的不同类型受体结合。在多巴胺系统中，可与 D_1、D_2、D_3、D_4 受体结合，且与 D_4 亲和力较高；与 5－HT 受体也有较高的亲和力，特别是 5－HT2A、5－HT2C、5－HT6、5－HT7，另外还可与 α_1 受体、α_2 受体、H_1 受体和 M 受体结合。

氯氮平控制精神运动性兴奋起效快，控制幻觉、妄想与氯丙嗪相似，对慢性退缩型患者有一定疗效。对经典抗精神病药物治疗无效的患者改用氯氮平治疗，大约有 1/3 的患者仍可显效。常见不良反应有流涎、便秘、低血压、心动过速、心电图改变、诱发癫痫，偶可引起粒细胞减少或缺乏，无锥体外系反应。常用剂量为每日 200～600 mg。

（9）三氟噻吨：是硫杂蒽类中作用较强的一种抗精神病药物，具有振奋作用，小剂量能稳定情绪，抗焦虑和抗抑郁，对精神分裂症的情感淡漠、退缩等阴性症状效果较好。治疗剂量为每日 10～20 mg，锥体外系不良反应较氯普噻吨明显，少数患者可出现兴奋和冲动。

（10）利培酮：利培酮对中枢多巴胺 D_2 受体和 5－HT 受体均有较强的拮抗作用，有人认为本品可拮抗边缘系统多巴胺 D_2 受体，缓解阳性症状；拮抗 5－HT 受体，缓解阴性症状；对黑质纹状体通路中 5－HT 受体的拮抗可促进多巴胺的释放，降低锥体外系不良反应。口服易吸收，服药后 1 小时达峰浓度，主要在肝脏中代谢，其代谢产物 9－羟利培酮仍具活性。快代谢型者消除半衰期利培酮为 3 小时，9－羟利培酮为 20 小时；慢代谢型者消除半衰期利培酮为 20 小时；9－羟利培酮为 20～29 小时。主要不良反应为锥体外系反应，与剂量有明显的相关性，超过每日 6 mg，锥体外系反应发生率显著增加；低于每日 6 mg，锥体外系反应发生率明显减少。该药无明显的镇静作用。常用剂量为每日 2～6 mg。

（11）长效抗精神病药物：长效抗精神病药物的药理作用、不良反应与相应的非长效抗精神病药物相似，长效抗精神病药物使用方便。在临床治疗精神分裂症方面取得了良好的效果，主要适用于多次复发患者，待急性症状控制后进行维持治疗的精神分裂症患者，拒绝服药的、缺乏监护的患者。剂量从小剂量逐渐增加。①丁酰苯类：临床常用以下两种。氟哌啶醇癸酸酯（安度利可）治疗剂量为 50～200 mg，每月肌内注射 1 次。五氟利多治疗剂量为 40～60 mg，每周口服 1 次。②吩噻嗪类：哌普嗪棕榈酸酯、氟奋乃静庚酸酯、氟奋乃静癸酸酯、奋乃静庚酸酯，以氟奋乃静癸酸酯常用。治疗剂量25～50 mg 每 2 周肌内注射 1 次。③硫杂蒽类：三氟噻吨癸酸酯，治疗剂量为 20～40 mg，每 2～3 周肌内注射 1 次。

目前治疗精神分裂症阴性症状的药物溴隐亭、麦普替林、氟西汀在临床取得了很好效果。溴隐亭剂量为每日 10～20 mg，麦普替林剂量从每日 10 mg，逐渐增加，直到获得最佳疗效。氟西汀剂量为每日 20 mg，研究发现氟西汀对抗精神病药无效的精神分裂症患者有明显的效果。

3）抗精神病药物常见的不良反应。

（1）锥体外系症状：可有运动不能、肌张力增高、静坐不能及急性肌张力障碍。现在认为锥体外系症状是药物过量的指征，可以降低剂量，必要时服用苯海索、苯甲托品类抗胆碱药物。

（2）迟发性运动障碍：多发于治疗后期，处理上较为棘手，可减少药物剂量或用利血平、异丙嗪治疗，必要时更换锥体外系不良反应较低的药物，如舒必利等。重点在于预防发生。

（3）对肝脏的不良反应，应减量或停药并给予对症处理。

（4）造血系统不良反应，可出现白细胞减少，极少数患者出现粒细胞缺乏症，应立即停药，并对症处理。

（5）心血管方面的不良反应，以体位性低血压较为常见，一般可自行恢复，重者可用升压药，但禁用肾上腺素。

（6）皮肤方面的不良反应，可对症处理，必要时停药。

（7）精神矛盾反应，可出现新的精神症状，应与患者原有精神症状仔细鉴别，可酌情减药。

2. 继续治疗

在急性期精神症状已得到控制后，宜继续用治疗剂量持续 1 个月左右，以期继续获得疗效。

3. 维持治疗

采取维持治疗，对减少复发或再入院十分有价值。一般建议在第一次发作后，用药物维持治疗 2 年。如果患者为第二次发作，药物维持的时间应更长一些。药物剂量应逐渐减量，一般在 3～6 个月逐渐减至治疗量的 1/2，如病情稳定，可继续减量至 1/4 或

1/5。

4. 联合用药

原则上尽可能单一用药，不主张联合用药，只有单一用药无效时方可考虑联合用药，且不超过 2 个。有时可联合使用低效价和高效价抗精神病药物。当患者有抑郁症状时，必要时可联合使用抗抑郁药。抗锥体外系不良反应的药物如苯海索，一般在不良反应出现后才开始使用。

（二）电休克治疗

电休克治疗对伴有自责自罪、严重自杀及自伤行为、拒食、精神运动兴奋及木僵、缄默症状的精神分裂症患者有良好效果，一般 8～12 次为 1 个疗程，间日或每日 1 次。电休克治疗后需用抗精神病药物巩固治疗，有脑器质性和严重躯体病者禁用。

（三）心理社会康复

精神分裂症患者在积极药物治疗的同时应进行心理社会干预。早期心理社会干预的措施包括治疗和康复过程中的心理教育，家庭干预，疾病缓解期对复发症状的长期监察，初级保健组织对精神症状的早期发现，以及与医生的密切联系等。心理社会教育无论是在患者的临床治疗中还是在患者病情缓解时都很重要。让患者及其家属对所患疾病的性质有所了解，理解维持服药的重要性和治疗中可能发生的不良反应及其处理方法，提高用药的依从性。医生和家属应对精神症状的复发和恶化予以重视，帮助精神分裂症患者应对和解除心理负担，一旦症状恶化或病情加重，即能加强治疗和积极给予危机处理。

（四）行为治疗

作为一种辅助治疗方法有利于提高和巩固疗效，适用于妄想型和精神因素明显的恢复期患者，有利于慢性期患者的管理与康复。

四、护理要点

1）应了解患者不进食的原因，害怕食物中毒而拒食的患者，可让患者自己到配餐间参与备餐或集体进餐；兴奋、行为紊乱不知进食的患者，宜单独进食；木僵患者应喂食；服用抗精神病药物出现锥体外系反应者，应进半流质或易消化饮食，护理人员可协助患者进食，并密切观察，防止因吞咽困难导致噎食。注意评估患者进餐后的情况，有无腹胀等不适，记录进食总量，每周测 1 次体重。

2）提供良好的睡眠条件，保持环境安静，温度适宜，避免强光刺激。防止睡眠规律倒置，鼓励患者白天尽量多参加集体活动，保证夜间睡眠质量。对严重睡眠障碍的患者，经诱导无效，可遵医嘱运用镇静催眠药物辅助睡眠，用药后注意患者睡眠的改善情况，做好记录与交班。

3）加强基础护理，对木僵等生活不能自理或者不能完全自理的患者，应做好生活料理（口腔护理、皮肤护理、二便护理等），保持呼吸道通畅，头偏向一侧；对生活懒散的患者，训练其生活自理能力，应循序渐进，不能操之过急，对患者的点滴进步及时给予表扬鼓励。

4）做好心理护理，与患者建立良好护患关系。只有与患者建立良好的护患关系，取得患者信任，才能深入了解病情，顺利完成观察和护理工作。应主动接触、关心、尊重、接纳患者，温和、冷静、坦然对待患者。

5）耐心倾听患者的诉说，鼓励其用语言而非冲动行为表达内心感受，并做出行为约定，承诺今后用其他方式表达愤怒和激动情绪。与患者交谈时，态度亲切温和，语言具体、简单、明确，给患者足够时间回答问题，不训斥、责备、讽刺患者。不与患者争论有关妄想的内容，适当提出自己感受。对思维贫乏的患者，不要提出过多要求。

6）合理安排工娱治疗活动，转移患者注意力，缓解其恶劣情绪。鼓励患者多参加集体活动，淡化不良刺激因素对患者的影响。

7）健康教育。

（1）丰富患者自我护理知识。向患者介绍疾病的有关知识，指导患者掌握症状复发的先兆，预防复发及发现药物不良反应的方法；帮助患者明确坚持服药、定期门诊复查的必要性；帮助患者了解纠正不良生活习惯、提高综合性自我护理能力的重要性。

（2）丰富家属疾病相关知识。指导家属学习有关疾病知识及如何预防疾病复发的常识；教会家属如何为患者创造良好的家庭护理环境，给患者提供与家属、社会接触的机会；指导家属学会简单的观察、识别、判断症状复发的方法；督促患者服药，监护患者。

（刘道路）

第六节　脑器质性精神障碍

脑部器质性疾病或损伤引起的精神障碍称脑器质性精神障碍，特点是大脑存在病理生理和形态结构变化，这些变化与精神异常有明确的因果联系，如脑变性疾病、脑血管病、颅内感染、脑肿瘤、脑外伤等引起的精神异常。

一、分类

按照导致脑组织损害的病因，脑器质性精神障碍可以分为下列6类。

1. 脑变性疾病所致精神障碍

脑变性疾病所致精神障碍包括阿尔茨海默病、皮克病、亨廷顿病、帕金森病、肝豆状核变性等所致的精神障碍。

2. 脑血管病所致精神障碍

脑血管病所致精神障碍包括急性脑血管病（急性血管性痴呆）、皮质性血管病（多发梗死性血管性痴呆）、皮质下血管病（脑皮质下血管性痴呆）等导致的精神障碍。

3. 颅内感染所致精神障碍

颅内感染所致精神障碍包括各种感染原引起的颅内炎症所致的精神障碍，如急性病毒性脑炎所致的精神障碍，克 - 雅病所致精神障碍。

4. 脑外伤所致精神障碍

脑外伤所致精神障碍包括脑震荡和脑挫裂伤所致的精神障碍。

5. 脑肿瘤所致精神障碍

脑肿瘤所致精神障碍包括神经胶质瘤、脑膜瘤、垂体腺瘤、神经鞘瘤及转移癌所致的精神障碍。

6. 其他

癫痫等其他脑病所致的精神障碍。

二、病情评估

（一）病史

详细了解患者患病经历、家族史、药物过敏史等；了解患者的用药情况、药物不良反应等。

（二）症状

脑器质性精神障碍常表现为痴呆、遗忘综合征、谵妄、局灶性脑损害相应表现等，常见疾病有阿尔茨海默病，其次是血管性痴呆、颅脑外伤、颅内感染、脑肿瘤等。

阿尔茨海默病是一组原发性退行性脑变性疾病。多在老年期发病，起病隐匿，进展缓慢而不可逆，以进行性痴呆为主要表现，病因不明。根据疾病发展和认知功能缺损的严重程度可分为轻度、中度和重度。患者最后发展为严重痴呆，常因压力性损伤、肺炎、营养不良等继发躯体疾病死亡。

血管性痴呆指因脑血管病变导致的痴呆。起病较急，病情呈阶梯式加重且波动较大，多出现夜间精神紊乱，人格改变较少，可伴发抑郁、情绪不稳、情感失控等症状。

三、治疗措施

脑器质性精神障碍的治疗一般遵循三条原则：①积极治疗原发病。②支持治疗。③控制精神症状。

（一）积极治疗原发病

首先必须治疗原发器质性疾病，停用可能导致精神障碍的药物。

（二）支持治疗

纠正酸碱失衡及水电解质紊乱；补充营养、水分及维生素等。

（三）控制精神症状

对于器质性疾病所致精神疾病的患者，需根据患者的年龄、躯体疾病、药物间相互作用等，慎重使用抗精神病药物，原则是起始剂量低，逐渐增加剂量，症状缓解后及时减少剂量。对存在冲动、攻击行为的患者，可考虑短期使用抗精神病药。对于抑郁症状的患者可考虑加用抗抑郁药，但须注意三环类抗抑郁药的不良反应，尤其禁用于有心脏传导阻滞、前列腺肥大或青光眼的患者。严重失眠或焦虑的患者，影响器质性疾病的治疗可考虑加用短期、小量的抗焦虑药物。

四、护理要点

患者须保持安静、安全及舒适的环境，严防意外，防止压力性损伤及其他并发症的发生。

（刘道路）

第七节　心境障碍

心境障碍是指由各种原因引起的以显著而持久的情感或心境改变为主要特征的一组疾病。临床上主要表现为情感高涨或低落，伴有相应的认知和行为改变和有幻觉妄想等精神病症状。多数患者有反复发作的倾向，每次发作多可缓解，部分可有残留症状或转为慢性。

一、病因

心境障碍目前病因未明，现有的研究发现可能的发病机制涉及遗传、神经生化、神经内分泌、神经电生理、神经影像、神经发育及社会心理因素各个方面。目前有效的治疗手段主要是针对心境障碍的神经生化异常进行的，包括了 5－HT、去甲肾上腺素、多巴胺等神经递质系统。

二、病情评估

（一）临床表现

1. 抑郁发作
抑郁发作通常以典型的心境低落、思维迟缓、意志活动减退（"三低症状"），以及认知功能损害和躯体症状为主要临床表现，多数患者伴焦虑，个别可存在精神病性症状。

2. 躁狂发作
临床上，躁狂发作的典型症状是心境高涨、思维奔逸和活动增多，常伴有瞳孔扩大、心率加快、体重减轻等躯体症状，注意力随环境转移，记忆力增强紊乱等认知功能异常，严重者出现意识障碍，有错觉、幻觉和思维不连贯，成为"谵妄型躁狂"。躁狂发作临床表现较轻者称为轻躁狂，对患者的社会功能有轻度的影响，部分患者有时达不到影响社会功能的程度，一般人常不易觉察。

3. 混合发作

混合发作指躁狂症状和抑郁症状在一次发作中同时出现，临床上较为少见。通常是在躁狂与抑郁快速转相时发生。例如，一个躁狂发作的患者突然转为抑郁，几小时后又再发躁狂，使人得到"混合"的印象。这种混合状态一般持续时间较短，多数患者较快转入躁狂相或抑郁相。混合发作躁狂症状和抑郁症状均不典型，容易误诊为分裂心境障碍或精神分裂症。

4. 环性心境障碍

环性心境障碍是指心境高涨与低落反复交替出现，但程度均较轻，不符合躁狂发作或抑郁发作的诊断标准。轻度躁狂发作时表现为十分愉悦，活跃和积极，且在社会生活中会做出一些承诺；但转变为抑郁时，不再乐观自信，而成为痛苦的"失败者"。随后，可能回到情绪相对正常的时期，或者又转变为轻度的情绪高涨。一般心境相对正常的间歇期可长达数月。其主要特征是持续性心境不稳定。这种心境的波动与生活应激无明显关系，与患者的人格特征有密切关系，曾被称为"环性人格"。

5. 恶劣心境障碍

恶劣心境障碍是指一种以持久的心境低落为主的轻度抑郁，从不出现躁狂。患者在大多数时间里感到心情沉重、沮丧，看事物犹如戴一副墨镜一样，周围一片暗淡；对工作兴趣下降，无热情，缺乏信心，对未来悲观失望，常有精神不振、疲乏、效率降低等体验，严重时也会有轻生的念头；常伴有焦虑、躯体不适感和睡眠障碍，无明显的精神运动性抑制或精神病性症状，工作、学习、生活和社会功能不受严重影响。常有自知力，主动要求治疗。患者抑郁常持续 2 年以上，其间无长时间的完全缓解，如有缓解，一般不超过 2 个月。此类抑郁发作与生活事件和性格都有较大关系，也有人称之为"神经症性抑郁"。

（二）诊断

1. 躁狂发作的诊断标准

1）症状学标准：以情绪高涨或易激惹为主要特征，且症状持续至少 1 周，在心境高扬时，至少有下述 3 项症状。

（1）言语比平时显著增多。

（2）联想加快或观念飘忽，或自觉说话的速度跟不上思维活动的速度。

（3）注意力不集中或集中不持久，或有随境转移。

（4）自我评价过高，可达妄想程度。

（5）自我感觉良好，如感到头脑特别灵活、身体特别健康或精力特别充沛。

（6）睡眠的需要减少，且无疲乏感。

（7）活动增多（包括工作、学习、日常活动和社交等）或精神运动性兴奋。

（8）行为轻率或追求享乐，且不顾后果或具有冒险性。

（9）性欲明显亢进。

2）严重程度标准。

（1）工作、学习或家务能力受损。

（2）社交能力受损。

（3）给别人造成困境和麻烦。

3）排除标准。

（1）不符合脑器质性精神障碍的躯体疾病与精神活性物质和非依赖性物质所致精神障碍。

（2）可存在某些分裂性症状，但不符合精神分裂症的诊断标准。若同时符合精神分裂症的诊断标准，鉴别诊断可参考分裂情感性精神病的诊断标准。

2. 抑郁发作的诊断标准

1）症状标准：以心境低落为主要特征且持续至少两周，在此期间至少有下述症状的 4 项。

（1）对日常活动丧失兴趣，无愉快感。

（2）精力明显减退，无原因的持续疲乏感。

（3）精神运动性迟滞或激越。

（4）自我评价过低、自责、有内疚感，可达妄想程度。

（5）联想困难或自觉思考能力显著下降。

（6）反复出现想死的念头或有自杀行为。

（7）失眠、早醒或睡眠过多。

（8）食欲减退或体重明显减轻。

（9）性欲明显减退。

2）严重程度标准，精神障碍至少造成下述情况之一。

（1）社会功能受损。

（2）给本人造成痛苦或不良后果。

3）排除标准，与躁狂发作所列内容相同。

（三）临床类型

1. 躁狂症

1）单次发作躁狂症

（1）符合躁狂发作的诊断标准。

（2）过去无躁狂或抑郁发作的依据。

2）反复发作躁狂症

（1）符合躁狂发作标准。

（2）过去有躁狂发作史，且躁狂发作之后无抑郁症状，从来没有过单独的抑郁发作。

2. 双相心境障碍

1）双相心境障碍，躁狂相：过去曾有抑郁发作，本次为躁狂发作。

2）双相心境障碍，抑郁相：过去曾有躁狂发作，本次为抑郁发作。

3）双相心境障碍，混合相：本次为混合发作，例如情感高涨而运动减少，情感低落而思维奔逸，持续病期不短于两周。包括抗抑郁治疗时诱发躁狂，或在抗躁狂治疗时诱发抑郁。

4）双相心境障碍，快速循环型：躁狂和抑郁发作，每年至少4次，发作时分别符合躁狂发作和抑郁发作的诊断标准。每次循环周期不短于48小时。

3. 抑郁症

1）单次发作抑郁症

（1）符合抑郁症的诊断标准。

（2）过去无躁狂发作或抑郁发作的依据。

2）反复发作抑郁症

（1）本次发作符合抑郁症的诊断标准。

（2）过去有抑郁发作史，但无躁狂发作史。

4. 环性心境障碍

1）至少在两年时间内出现心境的多次反复高涨与低落，其心境改变程度达不到躁狂发作或抑郁发作的症状标准。

2）两年之内有心境正常的间歇期，间歇期可长达数月。

3）心境变化不是躯体疾病（如甲亢）和精神活性物质（如酒类或药物依赖）的直接后果所致，亦非精神分裂症及其他精神病性障碍的附加症状。

4）从未出现过符合诊断标准的躁狂发作或抑郁发作，一旦出现后，即应诊断为其他类型的心境障碍。

5. 其他心境障碍

符合心境障碍，但无法归入上述类型的不典型的或需特别指明的心境障碍。

躁狂症应与精神分裂症、中毒性精神病、症状性精神病、脑器质性精神病等相鉴别。抑郁症应与神经衰弱、心因性抑郁、精神分裂症、癫痫病理性心境恶劣等相鉴别。

三、治疗措施

1. 躁狂发作

1）碳酸锂：本药是传统的抗躁狂药物，有效率达80%，治疗剂量为1 000～2 500 mg/d，维持剂量为400～1 000 mg/d。由于治疗剂量与中毒剂量比较接近，须定期进行锂浓度检测。治疗期血锂浓度为0.8～1.4 mmol/L；维持治疗期血锂浓度为0.4～1.0 mmol/L。在治疗过程中若出现恶心、呕吐、稀便、手细颤等轻度锂中毒的症状，应减量观察。

2）卡马西平：本药是一种抗惊厥药，对躁狂有效率为52%～78%。适于锂盐治疗效果不好者和快速环性心境障碍者。治疗剂量为600～1 200 mg/d。常见不良反应为共济失调和皮疹，减量和换药后多能恢复。

3）丙戊酸钠：本药是另一类抗惊厥药。对急性躁狂的有效率达50%，治疗剂量为900～1 200 mg/d，最高剂量可达3 600 mg/d，对预防躁狂复发亦有效。

4）氯硝西泮：本药见效快，不良反应少，治疗效果较好，治疗剂量为6～12 mg/d。

5）抗精神病药物：本药对控制兴奋躁动效果较好。口服剂量为氯丙嗪 300 ~ 600 mg/d，氯氮平 300 ~ 450 mg/d。严重患者可肌内注射，氯丙嗪 50 ~ 100 mg，每日 2 ~ 3 次；或氟哌啶醇 10 ~ 20 mg，每日 2 ~ 3 次。

6）联合治疗：对严重急性躁狂，可给电休克合并碳酸锂、氯氮平治疗；亦可先给氯丙嗪或氟哌啶醇肌内注射或静脉给药，待兴奋症状控制后再给碳酸锂治疗。

2. 抑郁发作

1）三环类抗抑郁药：本类药物具有提高心境、缓解焦虑、增进食欲、改善睡眠等作用，是当前治疗抑郁症的首选药。有效率约为 80%。一般从小剂量 25 mg 开始，以后酌情每隔 2 ~ 3 天增加 25 ~ 50 mg，治疗剂量为 50 ~ 300 mg/d。个别患者用量可能稍大，但超过 300 mg/d 效果不一定更好，不良反应更多。常见的不良反应为心血管不良反应和抗胆碱能不良反应。常用药物为阿米替林、丙咪嗪、多塞平等。阿米替林对伴有焦虑、失眠的抑郁患者有较好疗效；丙咪嗪对精神运动迟滞的内源性抑郁效果好，多塞平对伴有各种身体不适的中轻度抑郁有良效。本类药物奏效较慢，需 1 ~ 2 周，因此用药前应向患者及家属讲清本药作用特点，以增加患者的配合性。

2）新型抗抑郁药。

（1）氯丙咪嗪：为 5 - HT 摄取抑制剂。本药镇静作用中等，效果与丙咪嗪相当，对伴有强迫症状的抑郁症效果好。治疗剂量为 75 ~ 250 mg/d。不良反应有嗜睡、口干、震颤、心动过速、低血压等，药理的危险性同其他三环类抗抑郁药。

（2）氟西汀：选择性 5 - HT 摄取抑制剂，有振奋作用。治疗剂量为 20 ~ 40 mg/d，日服 1 次。该药服法简单，无抗胆碱能不良反应，无心脏毒性作用，适用于老年性抑郁和有心脏病的抑郁患者。不良反应有失眠、恶心等，过量相对安全。

（3）马普替林：为去甲肾上腺素能摄取选择性抑制剂。疗效与三环类抗抑郁药相当。本药因抗胆碱能和心血管不良反应轻，故对老年人及心血管患者较好。治疗剂量为 50 ~ 200 mg/d。

（4）米安色林：该药主要抑制突触前 α_2 受体，有镇静和抗焦虑作用，对伴有焦虑的抑郁患者有较好的治疗效果。治疗剂量开始为 30 mg/d，有效剂量为 6 mg/d。一次顿服或日服两次。无抗胆碱能不良反应和心脏毒性，过量相对安全。

3. 电休克治疗

对严重抑郁伴自杀企图与行为者，只要排除禁忌证，应尽早行本治疗。对抗抑郁药疗效不佳者，亦可考虑本治疗。

4. 联合治疗

双相心境障碍抑郁相的患者，为防止在应用抗抑郁治疗过程中诱发躁狂发作，可合并碳酸锂或卡马西平治疗，在伴有幻觉妄想的抑郁症患者在应用抗抑郁治疗过程中，可联合应用抗精神病药物如奋乃静、舒必利等。部分难治性抑郁症在应用抗抑郁药的同时可与哌醋甲酯、甲状腺素等联合治疗。对焦虑明显的抑郁症患者，还可合并苯二氮䓬类药物治疗，如阿普唑仑等。另外，有明显心因性精神障碍和有认知障碍者，可予支持性心理治疗和认识－行为心理治疗。

四、护理要点

1. 躁狂发作的护理

1）为患者提供安全的生活环境是首要的护理措施。躁狂症患者往往躁动不安，很容易受周围环境刺激，因此，提供一个陈设简单、空间宽大、安静的环境，常具有镇静作用，可以稳定患者的情绪。

2）建立良好的护患关系。患者常常兴奋好动，语言增多。患者诉说的诸多感受往往并非真正的内心感受和体验，而是用否认的意念来逃避真正的想法。因此，建立良好的护患关系有利护患间的沟通和交流，让患者表达内心的真实想法，以利病情的缓解。

3）提供高营养、易消化的食物及充足的饮水，以满足患者的生理需求。患者由于极度兴奋、精力充沛，整日忙碌于他认为有意义的活动，而忽略了最基本的生理需求。因此护理人员必须为患者提供充足的食物和饮水。同时，安排好患者的活动，使患者能得到适当的休息和睡眠。另外，鼓励患者自行完成一些有关个人卫生、衣着的活动，也是护理人员需要注意的事情。

4）了解和减少诱发原因。对于既往发生过暴力行为或目前出现暴力征兆的患者，护理人员要及时了解造成患者情绪激动的原因，如是否因外界环境刺激引起、是否工作人员态度不好引起、是否由于要求未得到满足引起。分析是否可以消除或最大限度减少这些刺激因素，如改善环境、满足合理要求、改变接触态度等。通过这些措施，可以有效防范患者暴力行为的发生。

5）冷静处理暴力行为。当患者出现暴力行为时，护理人员应沉着、冷静，切不可硬性阻拦患者的冲动行为。首先要呼叫其他工作人员协助，以便能尽快控制局面。然后疏散周围患者，维持周围环境的安全和安静。用简单、清楚、直接的语言提醒患者认识发生暴力行为的后果，同时劝导患者放下手中的利器，安抚患者，尽量稳定患者情绪。如劝导无效，可设法转移患者注意力，并乘其不备快速夺取利器。如患者仍兴奋冲动，可用约束带、约束衣等器具，暂时将患者保护性地约束在床上。注意约束过程中对患者不得用力过大，以免造成对患者的伤害，同时要用平和的语气告诉患者约束的目的、可能持续的时间及解除约束的标准（以患者情绪平稳、能自我控制行为为解除标准）。

6）保证药物治疗的顺利实施。药物是矫正患者行为的有效手段，在用药的过程中，护理人员应密切观察患者的合作性、药物的耐受性和不良反应，特别是对应用锂盐治疗的患者要更加关注，注意血锂浓度的监测。对恢复期的患者，应明确告知维持用药对巩固疗效、减少复发的意义，并了解患者不能坚持服药的原因，与患者一起寻找解决的办法。

2. 抑郁发作的护理

1）一般护理：护理人员在接触患者时，要举止端庄、态度诚恳、热情耐心，要关心、同情、理解患者。详细询问病史，重点询问患者有无自伤、自杀行为。如有严重的自杀、自伤行为企图，宜把患者安排在监护室，时刻不离医护人员的视线，同时加强危险品的检查和管理。做好生活护理。

2）症状护理。

1）自伤、自杀：抑郁症患者往往自责、自罪，反复出现自杀念头，因此要重点防范。要严密观察患者动向，如有写遗书、藏药、找刀片或自缢等行为，应及时报告医生，严格执行护理安全管理制度，加强对病室安全设施的安置与检查，严格做好危险品的收查和管理；发送药物要认真检查患者是否服下；尽量不让患者单独行动；在凌晨加强巡视；在走廊尽头、厕所、洗漱室、暗角处等都应仔细观察。

（2）抑郁症患者多有睡眠障碍，较具特征性的是早醒，但入睡困难者亦不少见。护理人员应给患者创造一个安静舒适的睡眠环境，关心、理解、支持患者，解除其思想顾虑，必要时给予镇静催眠药物。

3）治疗护理：对抑郁症患者的治疗护理，主要从提高患者治疗依从性和安全性、严防藏药、提供适合的工娱治疗活动三方面进行。

（1）提高患者治疗依从性和安全性：由于抗抑郁药需要长期服用，而且容易出现药物不良反应，导致患者治疗依从性差，常常不能坚持按医嘱服药。因此，护理人员在治疗前应向患者及其家属阐明药物性质、作用和可能发生的不良反应及对策，以及坚持治疗的重要性，以减轻药物不良反应给患者带来的心理压力和恐惧，增强患者承受药物不良反应的心理能力，争取患者的主动配合，能遵医嘱按时按量服药。治疗期间密切观察患者病情变化和不良反应并及时处理，同时需对患者治疗的依从性进行定期评估，及时解决治疗期间出现的各种问题。

（2）严防藏药：为严防患者蓄意藏药，一次吞服大量药物而自杀的情况发生，在给药时要确保患者将当次药物全部服下。做到发药到手；看着患者将药服下，必要时检查口腔、手和药杯，以证实患者确实将药咽下，并注意避免患者服药后再暗自将药物吐出的行为。对可疑有吐药行为的患者，可在服药后 30 ~ 60 分钟，密切观察患者的行为、动向。

（3）提供适合的工娱治疗活动：为引导患者关注周围及外界的事情，尽量分散其对负性思维的注意力，缓解其抑郁情绪，需要给患者安排工娱治疗活动。对抑郁症患者安排工娱治疗活动时，要注意合理安排活动形式、量和时间。种类应符合患者兴趣，以提高患者参与的兴致。量和时间需循序渐进，尽量避免复杂活动，以使患者能易于完成，否则会使患者有挫败感，加重患者的抑郁情绪。可多安排合作性活动，以增加患者与病友交往的机会，增强其社会交往能力。对患者的表现和进步要及时表扬、鼓励，以增强患者的信心。

3. 健康教育

向患者及家属讲解本病相关知识，做好解释、安慰工作，加强安全指导，防止发生意外。

（刘道路）

第八节 应激相关障碍

应激相关障碍是一组主要由心理、社会（环境）因素引起异常心理反应所导致的精神障碍，曾称反应性精神障碍，包括急性应激障碍、创伤后应激障碍和适应障碍。

一、病因

（一）精神应激

在现实生活环境中，如遇到急剧或持久的精神创伤或生活事件，即心理社会应激，可以引发一系列精神症状。因此，这些心理社会因素是引起应激相关障碍的重要或主要因素。这些应激源大致可为以下几类。

1. 严重的自然灾害

如山洪暴发、地震、火灾、风暴、特大车祸或意外事故等严重威胁生命财产的重大灾难。

2. 严重生活事件

主要是家庭环境因素的改变等一些较严重的不良应激因素，如亲人突然亡故、家庭角色的变化、离退休、失业、破产、身患绝症等重大精神打击。

3. 长期压抑紧张的心理状态

这类事件一般并不十分严重，但可能较为持久。如家庭成员间不和睦、人际关系紧张、工作不顺利、事业挫折或工作紧张无法胜任等，造成长期的心理压抑和紧张。

4. 环境的突然变化

如被拘禁、隔离、移民或旅途中等。

（二）易感素质

在同样的创伤条件下，并不是所有的人受到严重应激刺激后都会出现精神障碍，而只是其中的少数人发病，这就表明个体易感性和对应激的应对能力方面有一定的差异。这些较容易患病的人，他们具有易感素质。这里的易感素质是指人格特点，主要表现在个体对于应激源的认识、态度及个体对应激事件的体验和采取的行为方法上，以及个体对精神刺激的耐受性和感受。这些均与个性特点、神经类型等易感素质有关，甚至与价值观、伦理道德观都有一定的关系。如同样是亲人的亡故，对于个性开朗、沉着或神经类型强而均衡的人来讲，其情感体验不会达到精神障碍的程度，而对那些个性怯懦、固执、敏感多疑、情绪不稳定、感情用事或神经类型弱的人则有可能引起精神异常。相关资料表明，在应激相关障碍的患者中，有3/4的人有个性缺陷。部分应激相关障碍患者以自我为中心、固执、情感不稳定等个性缺点。

（三）躯体情况

身体健康状况不佳，患有慢性消耗性疾病或智力低下者，大脑功能状况处于削弱的状态或对应激因素的耐受性和感受性有所下降，此时即使心理社会因素的应激不是很强烈，也可能出现精神障碍。例如一个长期身患重病、经济窘迫、在沉重压力下已处于崩溃边缘的人，假如"祸不单行"，又发生了一起经济损失事件，对他而言无疑是"雪上加霜"，有可能因此而产生精神障碍。

二、病情评估

（一）病史

（1）了解患者有无急剧或持久的精神刺激因素。
（2）询问患者发病前的个性特点，如性格懦弱、敏感多疑、情绪不稳遇事耐受性差等。
（3）既往史。
（4）询问患者精神病家族史。
（5）其他，如年龄、受教育程度及社会文化背景等。

（二）临床表现

1. 急性应激障碍

急性应激障碍又称急性应激反应，是指遭遇创伤性事件后的一过性状况，症状的出现在事件发生后几分钟或几小时内，快者在几小时、慢者在几天内消失。急性应激障碍出现与否及严重程度取决于个体的易感性和应对方式。最初多表现为茫然、意识清晰度下降、定向困难，可有激越兴奋，活动过多，也可表现为抑郁退缩，甚至达到木僵的程度。焦虑症状常见，出现出汗、心跳加快、面赤等。有时患者不能回忆创伤性事件。可导致急性应激障碍的创伤性事件与创伤后应激障碍的事件相似。

2. 创伤后应激障碍

创伤后应激障碍临床表现为不由自主地反复发生闯入性的创伤性体验重现、梦境，或面临与刺激相似或有关的境遇，患者为此感到痛苦而无能为力；患者对与刺激相似或有关的情景采取持续回避的态度，部分患者甚至出现选择性遗忘现象；有些患者出现睡眠障碍、易激惹、容易受惊吓、做事不专心等警觉性过高的症状；有些患者感到前途渺茫，对未来失去信心。

3. 适应障碍

适应障碍是指在明显的生活改变或环境变化时产生的短期的和轻度的烦恼状态和情绪失调，常有一定程度的行为障碍和生理功能障碍，但并不出现精神病性症状。发病多在应激性事件发生后 1～3 个月。临床表现为以抑郁、焦虑、害怕为主的情绪症状，同时可出现适应不良的行为障碍（如退缩、不注意卫生、生活无规律等）和生理功能障碍（如睡眠障碍、食欲减退等），并使社会功能受损。

三、治疗措施

1）心因性精神障碍的治疗应以改变环境、脱离刺激源和给予支持性心理治疗为主。

2）对症使用小量的镇静安眠药，必要时可给予抗精神病药物或抗抑郁药，但由于疾病本身有自发缓解的可能性，因此不主张大剂量使用。

3）保证营养与日常生活需要。

4）定期开展心理咨询，加强患者应对刺激和社会适应的能力，有助于预防疾病的复发。

四、护理要点

1）本病即由现实的心理因素引起，一定要遵循"心病心医"的原则加强心理护理，根据患者的具体情况，给予解释、劝慰、鼓励、疏导、帮助和教育。劝患者进食、饮水，督促患者料理个人卫生，想方设法使患者有充足的睡眠。

2）根据患者不同的表现给予不同的护理。应使患者脱离导致发病的环境，避免触景生情；向患者说明疾病的性质，以减少不必要的担心和顾虑；向患者指出其性格上存在的弱点，要正确对待精神创伤和各种各样的生活事件，要面对现实，要正确对待困难，逐步提高心理承受能力。不管使用什么药物，都仅仅是消除存在的症状，都是配合精神治疗的措施之一。

3）本病皆由精神创伤引起，患者易于产生消极情绪、抑郁、悲观、气愤的情绪，对治疗可能不合作。患者家属也认为自己的亲人受了刺激，又患了精神病，心绪难平。护理人员应根据患者的具体情况，解释发病的有关因素和治疗方法。一定要指出人生旅途中大大小小的困难和挫折比比皆是，是正常现象；要正确对待，冷静思考，合理解决。为消除精神症状，可给予患者抗精神病药物和抗焦虑药物。

4）使患者和家属对心因性精神障碍的发作有正确的认识，消除模糊观念引起的焦虑和抑郁。使家属理解患者的痛苦和困境，既要关心和尊重患者，又不要过分迁就或强制患者。协助患者合理安排工作、生活，恰当处理与患者的关系，并教会家属正确帮助患者恢复社会功能的方式。

（刘道路）

第八章　颅脑外科急重症

第一节　颅脑损伤

颅脑损伤是一种常见的创伤，无论是在和平时期还是在战争时期发生率都仅次于四肢损伤，而致残率和死亡率均高于其他各部位的创伤。随着现代化的交通工具和机械化生产的发展，颅脑损伤的发生率仍在继续上升。

一、分类

（一）按损伤组织层次分

①头皮损伤；②颅骨损伤；③脑损伤。受伤者可以仅有一种，也可以同时发生两种或全部损伤。

（二）按颅腔是否与外界沟通分

1. 开放性颅脑损伤
开放性颅脑损伤是指头皮、颅骨和硬脑膜三层均已破损，颅腔与外界相沟通。
2. 闭合性颅脑损伤
闭合性颅脑损伤是指硬脑膜仍完整，颅腔和外界没有直接相通。

（三）按脑组织损伤的类型分

1. 原发性颅脑损伤
暴力作用头部时立即发生的脑损伤，主要有脑震荡、脑挫裂伤及原发性脑干损伤。
2. 继发性颅脑损伤
受伤一定时间后出现的脑受损病变，如脑水肿和颅内血肿。

二、病因和发病机制

颅脑损伤多由暴力直接作用头部或通过躯体传递间接作用于头部引起。平时多为交通事故、高处坠落、挤压伤、刀刃伤、拳击伤等。战时多为火器伤或爆炸性武器引起的冲击波所致。颅脑损伤的方式和机制有下列几种。

（一）直接损伤

1. 加速性损伤
加速性损伤为运动中的物体撞击于静止的头部，使头部沿外力方向做加速运动发生的脑损伤。

2. 减速性损伤

减速性损伤为运动的头部撞击于静止的物体而突然减速时发生的脑损伤。

3. 挤压性脑损伤

挤压性脑损伤为头部两侧同时受硬物体挤压所发生的脑损伤。

一般加速性损伤常较轻，脑损伤通常仅发生在受力侧；而减速性损伤常较重，受力侧和对侧均可发生脑损伤，往往以对侧损伤较重。

（二）间接损伤

1. 传递性损伤

传递性损伤为坠落时臀部或双足着地，外力沿脊柱传递到头部所致。

2. 挥鞭式损伤

挥鞭式损伤为外力作用于躯体使之急骤运动时，静止的头部由于惯性被甩动致伤。

3. 胸腹挤压伤

胸腹挤压伤为骤升的胸膜腔内压或腹内压沿血流冲击脑部致伤。

4. 爆炸气浪伤

爆炸气浪伤为爆炸时气浪波引起的损伤。

（三）旋转损伤

外力使头部沿某一轴心做旋转运动时，除上面提到的一些因素外，高低不平的颅底、具有锐利游离缘的大脑镰和小脑镰，均对脑在颅内做旋转运动时产生障碍，并形成剪力（切应力），从而使脑的相应部位因受摩擦、牵扯、撞击、切割等机械作用而受损。

关于颅脑损伤的病理生理的变化是多方面的、复杂的。早期对颅脑损伤的临床表现和病情发展机制的理解，是以外伤的局部机械作用的因素为基础的；随着对颅脑损伤患者的治疗和观察，发现患者多有脑缺氧的现象，继之出现脑水肿、脑肿胀等一系列症状，又提出了物理化学变化的理论。近年来，一些学者在临床工作和实验工作中，证明颅脑损伤的急性期或于危笃状态时，周围血流速度明显降低，脑血流有明显障碍，继之出现脑血管痉挛、脑水肿，故又提出了血流动力学理论和血管运动的理论。更有人注意到重症颅脑损伤患者，在出现意识、体温、呼吸、血压等明显改变的同时，心、肺、胃肠、泌尿系统等常发生严重并发症，认为这些变化是垂体下丘脑的功能紊乱，造成神经体液营养障碍的结果，故主张努力改善自主神经的功能，以降低颅脑损伤的病死率和提高其治愈率。

三、病情评估

（一）受伤史

详细了解受伤过程，如暴力大小、方向、性质、速度，患者当时有无意识障碍，其程度及持续时间，有无中间清醒期、逆行性遗忘，受伤当时有无口鼻、外耳道出血或脑脊液漏发生，是否出现头痛、恶心、呕吐等情况；初步判断是否为复合损伤；同时应了解现场急救情况，了解患者既往健康状况。

（二）临床表现

1. 头皮损伤

1）头皮挫伤：损伤累及皮下组织。临床可见头皮肿胀、淤血。

2）头皮血肿：多为钝力直接损伤所致。可分为皮下血肿、帽状腱膜下血肿及骨膜下血肿 3 种，有时也可同时发生，混杂存在。

（1）皮下血肿：皮下层与表皮层和帽状腱膜层在组织结构上连接甚紧，使损伤后的出血受到限制，因此血肿通常较局限，血肿一般不大，呈半球形，触之较硬，胀痛。触诊时中央有凹陷的感觉，容易误诊为颅骨凹陷性骨折，此时常要 X 线摄片方能断定是否合并有颅骨骨折。

（2）帽状腱膜下血肿：外力作用于头皮时，头皮移动，帽状腱膜下层受撕拉，血管断裂，形成血肿，其范围可及整个腱膜下层。临床上较皮下血肿为大，其范围越过中线或骨缝是诊断要点。血肿中心有波动，周边有血液渗入，但组织尚未完全剥离，所以触之较硬而高起，与中心比较宛如一凹陷性骨折。

（3）骨膜下血肿：出血发生在某一颅骨的骨膜下，由于骨膜在骨的边缘是愈合的，所以血肿不超过该颅骨的范围。常见于有产伤史的新生儿，即所谓"头颅血肿"。

3）头皮裂伤：裂伤发生在外力作用部。外力的形式不同，边缘亦异。锐性外力，创缘较整齐；钝性外力，创缘常有挫伤。裂伤的程度不等，如帽状腱膜横向（与其纤维垂直）断裂，由于两端肌肉收缩，伤口便开大。由于头皮血管丰富，出血很多，严重时可引起休克。

4）头皮撕脱伤：头皮撕脱伤为头皮受到强烈的牵扯，如因发辫卷入转动的机器中，使头皮由帽状腱膜下方部分或全部撕脱，伤者常因大量失血和创口疼痛而发生休克。

2. 颅骨骨折

外伤后患者出现头皮局部肿胀，或有擦伤、挫伤等，有时头皮肿胀、头颅变形易被误诊为凹陷性骨折。

1）颅盖骨折：发生率较高，可分线形骨折和粉碎凹陷性骨折。线形骨折伤处头皮可有压痛、肿胀或血肿。粉碎凹陷性骨折在伤处可触及骨质凹陷，但局部有头皮血肿时，不易鉴别。

2）颅底骨折：分颅前窝、颅中窝和颅后窝骨折 3 种，以颅中窝骨折为最多见，颅前窝骨折次之，颅后窝骨折较少见。

（1）颅前窝骨折：可见有鼻出血或脑脊液鼻漏，多见于额窦后壁及筛板骨折。此外尚有嗅觉丧失，眶周皮下及球结膜下淤血，似熊猫样外观。视神经管受累时可引起视力丧失。

（2）颅中窝骨折：在咽部黏膜下和乳突部皮下出现瘀斑。如鼓膜及脑脊膜均有破损时，血液、脑脊液可自耳道流出，成为脑脊液耳漏；合并面神经、听神经损伤，可引起周围性面瘫、听力障碍、耳鸣等症状。

（3）颅后窝骨折：乳突后、枕下区皮下可出现瘀斑，偶有第Ⅸ、Ⅹ、Ⅺ、Ⅻ对脑神经损伤而引起的症状。

（4）鞍区骨折：损伤颈内动脉或海绵窦时，血液经蝶窦流入鼻咽腔，出现口鼻剧烈出血，甚至血液因流入气管而发生窒息。

颅底骨折时，因硬脑膜损伤，血液可流入蛛网膜下腔，引起头痛、烦躁、恶心、呕吐等症状。检查颈部有抵抗感，克氏征阳性；并发脑和脑干损伤时，可有意识障碍等脑损伤症状，病情危重。

3. 脑震荡

脑震荡是指头部受外力打击后，由于脑干网状结构受损而立即发生的一时性广泛的脑功能障碍。伤后立即出现短暂的意识障碍，其时间由数秒钟到数分钟，一般不超过半小时。在意识障碍的同时，可有皮肤苍白、出汗、瞳孔或大或小、血压下降、心动过缓、呼吸减慢、肌张力降低、各种生理反射迟钝或消失等"脑性休克"表现，但很快随着意识的恢复而消失。醒后常有头痛、头昏、恶心、呕吐等症状。患者对受伤当时，乃至受伤前一段时间的情况不能回忆，称为"逆行性遗忘"。通常在1周内逐渐好转。神经系统检查无阳性体征，脑脊液化验亦属正常。

4. 颅内血肿

1）硬脑膜外血肿：硬脑膜外血肿占颅脑损伤的1%~3%。多见于穹隆部线形骨折处，更多见于颞部。常因颅骨骨折跨越脑膜中动脉骨管沟，或当颅骨变形硬脑膜与之突然分离时，使穿行在颅骨骨管沟中的脑膜中动脉撕裂，形成急性硬脑膜外血肿。也可能是线形骨折处板障静脉破裂或颅骨变形时硬脑膜自颅骨内板剥离，硬脑膜表面小血管撕裂出血引起的过程缓慢的幕上硬脑膜外血肿。

（1）具有与脑震荡相当的轻型急性颅脑损伤病史。

（2）头皮有擦伤、挫伤、裂伤或血肿，骨折线越过大脑中动脉沟，或骨折线超过静脉窦，特别像骨折线在后枕骨越过横窦，应警惕发生本病的可能性。

（3）伤后患者常呈现昏迷（脑震荡）—清醒—昏迷（天幕裂孔疝）的典型症状。中间清醒期短者为2~3小时或更短，大多为6~12小时或稍长，中间清醒期短，表明血肿形成迅速，但也有昏迷可能阙如或者时间很短，清醒程度不充分等。

（4）随着意识变化，脑受压进行性加重，临床可出现单瘫、偏瘫，浅反射减弱或消失等症状，病理反射阳性，病侧瞳孔散大，对光反应消失。

2）硬脑膜下血肿：占颅脑损伤3%，常伴较重的脑挫伤，较少出现中间清醒期，所以临床上与硬脑膜外血肿有所不同。

（1）有较重的颅脑损伤病史。

（2）外伤后意识障碍逐渐加重，或躁动之后陷入昏迷状态，颅内压增高明显，有脑膜刺激征，常缺乏典型的硬脑膜外血肿的中间清醒期，其他临床表现与硬脑膜外血肿大致相同，单凭临床表现有时难以与其他急性颅内血肿相区别，头颅CT可确诊断。

3）脑内血肿：脑内血肿占颅脑损伤的1%~2%，是指脑实质内出血形成的血肿，多为对冲性脑挫裂伤引起，常与硬脑膜下血肿合并存在，好发于额叶及颞叶。少数可因颅骨凹陷性骨折刺破皮质，引起脑实质内出血，形成单发的脑内血肿。脑内血肿的临床表现与硬脑膜下血肿相似，常同时存在，故术前不易做出确切诊断。手术探查时若颅内压甚高，而且未有硬脑膜外血肿或硬脑膜下血肿发现，或清除血肿后，颅内压仍不降低，而他处又无血肿发现，皆须考虑脑内血肿的可能。

4）颅后窝血肿：各型颅内血肿皆可发生于颅后窝，但其发生率远较幕上血肿低，颅后窝血肿可直接压迫延髓生命中枢，病程较为险恶。颅后窝血肿的诊断比较困难。凡枕部有直接受伤史，特别是有枕骨骨折者，若伤后出现进行性颅内压增高症状，一度出现小脑体征，或有进行性加重的延髓受压表现，皆应提高警惕，诊断可疑而情况许可者，宜做 CT 检查明确。

5）多发性血肿：可为同一部位不同类型（如颞部硬脑膜内、外血肿）、不同部位同一类型（如两侧颞部硬脑膜外血肿）或不同部位不同类型（如左顶硬脑膜外血肿及右颞硬脑膜下血肿）。

（1）伤后持续昏迷，并常继续加深，少有中间清醒期。

（2）颅内压增高症状明显，病情发展快，脑疝出现早。

（3）常是撞击伤和对冲伤的结果，定位体征不能以单一部位的血肿来解释。

5. 脑挫裂伤

伤后患者意识丧失时间大于 30 分钟，轻症者意识障碍多在 2 小时以上，可出现轻微的颅内压增高症状，肢体的肌张力、肌力、腱反射不对称及颅骨骨折和血性脑脊液等。脑挫伤严重者意识障碍持续 6～12 小时且程度较深，更有单瘫、偏瘫或失语等局灶症状。若意识障碍超过 12 小时，持续加深，颅内压增高和局灶症状也逐渐加重，患者常可死亡或成为植物人状态。如有脑干延髓损伤，伤后患者立即陷入昏迷状态，多数持续数天，数周或数月。中脑损害为瞳孔大小不等，对光反应消失，四肢肌张力增高，至大脑强直。脑桥损害可见双侧瞳孔常极度缩小，光反应消失，眼球同向偏斜等。延髓损害突出表现为呼吸功能障碍，如呼吸不规律、潮式呼吸或呼吸迅速停止。头颅 CT 可确诊。

6. 开放性颅脑损伤

引起开放性颅脑损伤的原因，在平时多为撞击或锐物刺入，在战争时则多由火器所致。火器伤可分为非贯通伤、贯通伤和切线伤等类型。颅内脑组织创道中，常有异物存留，如碎骨片、金属片、泥土、沙石等。切线伤是指投射物沿切线方向在颅外冲击头部，造成头皮破裂和颅骨的沟槽状损伤，多引起邻近脑组织的挫裂伤。

1）外伤后患者可出现昏迷、大出血和休克，若不能有效地阻止出血，纠正休克，则很快死亡。有颅内血肿者可出现颅内压增高、脑疝和意识障碍。

2）脑损伤轻，脑组织膨出，患者神志清醒，尽可能拍摄头颅 X 线平片，可发现颅内异物，为手术提供重要依据。头颅 CT 可发现脑挫伤、脑水肿和颅内血肿。

（三）实验室及其他检查

1. 头颅 X 线平片

头颅 X 线平片可发现骨折线长短、走行、骨折凹陷深度，是颅脑损伤最基本的检查方法。硬脑膜外血肿患者颅骨平片常可发现骨折线跨越硬脑膜血管沟。

2. 头颅 CT

头颅 CT 可显示颅骨骨折、脑挫裂伤及颅内血肿等，是目前脑损伤最理想的检查方法。

3. 颅骨钻孔检查

既是一种检查方法，又是一种治疗措施。尤其适用于无其他检查设备，又怀疑颅内血肿引起脑疝的患者。钻孔部位应考虑到头部着力部位、受伤机制、临床表现及血肿好发部位等。

（四）诊断和鉴别诊断

根据上述临床表现，结合实验室及其他检查可诊断。

四、治疗措施

（一）头皮损伤

1. 头皮挫伤

通常不需要特殊处理。若有皮肤擦伤，可剪去头发，用甲紫溶液涂布。

2. 头皮裂伤

应争取在伤后 72 小时内清创缝合。剃除头发，用肥皂水刷洗头皮，并以生理盐水冲净伤口内血块和异物。剪除污染严重及无生机的软组织，但创缘切除应小于 2 mm，以免缝合时张力太大，影响伤口愈合。清洁整齐的伤口，分帽状腱膜及皮肤两层缝合。皮肤挫伤严重、分层不清时，采用褥式全层缝合。若头皮缺损较小，在帽状腱膜下充分松解后，可得到无张力缝合。

3. 头皮撕脱伤

1）部分头皮撕脱：蒂部保留供血动脉者，彻底清创后，将皮瓣复位缝合。

2）头皮完全性撕脱。

（1）头皮污染不重，伤后 12 小时以内，头皮动、静脉条件良好者，可采取显微外科手术吻合头皮动脉，再将头皮再植。如血管不能吻合，将头皮制成中厚皮片后再植。

（2）头皮污染严重，时间过久，无法利用时，如创面清洁可取大腿中厚皮片移植。有颅骨暴露时，可将颅骨外板多处钻孔或锉除，待长出健康肉芽后，再由身体其他部位取皮移植。无论头皮复位缝合或再植，均须行多孔引流、适当加压包扎。

4. 头皮血肿

通常在伤后 1~2 周自行吸收。若 5 日以上血肿无吸收迹象，可行穿刺吸除积血。

（二）颅骨骨折

1. 颅骨单纯线形骨折

一般无须特殊治疗，但须注意这种骨折可因损及脑膜中动脉或颅内静脉窦而继发硬脑膜外血肿等。

2. 颅骨凹陷性骨折

颅骨凹陷性骨折骨折下陷大于 1 cm，可造成脑受压或下陷的内板形成骨折片，造成硬脑膜或脑损伤；小儿凹陷性骨折，有脑损伤的可能。上述均为手术治疗指征，尤其伴有颅内组织损伤、出血或粉碎骨折者应做紧急手术处理。对矢状窦弯处凹陷性骨折，无症状者不必处理，有症状必须要处理者，应在充分准备大量输血的条件下慎重处理。

3. 颅底骨折

颅底骨折本身绝大多数无须治疗，重要的是治疗脑损伤和其他并发损伤，严防感染，使用破伤风抗毒血清。对耳、鼻出血或脑脊液漏者，不可堵塞或冲洗，以免增加颅内感染的机会。有脑脊液漏则严禁腰穿，如发现视神经管骨折，伤后出现急剧的视力障碍，应及时开颅行视神经管减压术。对脑脊液漏的处理，除严防感染外，常以头高位卧床，多可自然闭合治愈，对没有自愈可能的脑脊液漏者，应及时手术修补瘘口。

（三）脑震荡

应卧床休息 7 ~ 10 天，伤后 24 ~ 48 小时，定时测量脉搏、呼吸、血压、体温，并注意观察意识、瞳孔、肢体活动的神经系统体征的变化，以及时发现颅内继发性病变。头痛、头晕、情绪紧张者，给予镇静药、镇痛药，如地西泮等，但须谨慎，以免掩盖病情。

（四）颅内血肿

1. 硬脑膜外血肿的治疗

本病一旦确诊应立即手术探查，有的急性血肿患者，就诊时已有脑疝形成，为争取时间，可不做辅助检查而根据临床表现直接手术探查，部分呼吸已经停止的患者，在人工辅助呼吸下尽快手术有得救的可能，故不应轻率放弃手术治疗的机会。手术时先钻孔探查，发现血肿先吸出部分血块，然后再扩大骨窗或者骨瓣开颅，彻底清除血肿和止血。血肿继发脑疝或者血肿并有严重脑挫裂伤病例，在清除血肿后注意行脑外减压术、脑疝复位术。少数重症者兼行脑内外减压术，有利于度过急性脑水肿期。

手术前、后应用脱水药降低颅内压，术后应用促神经代谢药、抗生素等治疗。病情稳定后功能恢复不良者，可应用高压氧治疗。

2. 硬脑膜下血肿的治疗

硬脑膜下血肿治疗原则与硬脑膜外血肿相同，手术时应根据对冲伤的规律，相应进行额、颞单侧或双侧钻孔，清除脑挫裂伤的坏死组织，摘除血肿，行硬脑膜减张缝合、颅骨去除减压或根据头颅 CT 的诊断决定开颅手术部位。若一侧血肿清除后，颅内压增高不见好转时，应考虑有无多发性颅内血肿的可能。

3. 脑内血肿的治疗

同急性硬脑膜下血肿，以开颅清除血肿为原则，手术不发生危险者，也常残留某些后遗症。

4. 颅后窝血肿的治疗

对后顶枕部着力，骨折线跨过静脉窦，颅内压明显增高，意识昏迷加深，呼吸不规律的患者，除想到对冲性脑前部损伤外，在缺乏头颅 CT 的场合，应尽早做颅后窝钻孔探查，清除血肿。若血肿大，病情重，或延误手术，常常导致死亡。

5. 多发性颅内血肿的治疗

手术清除多处血肿，并行减压术。术后综合治疗同脑挫裂伤。

（五）脑挫裂伤

1. 急救

严密观察生命体征、意识、瞳孔的变化。休克患者，在积极进行抗休克治疗的同时，应详细检查有无胸腹脏器损伤和内出血，避免延误合并伤的治疗。对昏迷患者，应及时清除呼吸道内分泌物，保持呼吸道通畅。对呼吸困难者，行气管插管人工辅助呼吸，对呼吸道分泌物多，影响气体交换或估计昏迷久者，应早期行气管切开术。伤后数日内禁食或给予低盐易消化的半流质，静脉输液量成人每日应限制在 1 500 ml。昏迷过久者应予鼻饲，但脑脊液鼻漏者禁用。躁动不安时，可用地西泮或水合氯醛等药物控制，但禁用吗啡类药物，以免掩盖病情和抑制呼吸。

2. 防治脑水肿

防治脑水肿是治疗脑挫裂伤极为重要的环节。

1）脱水剂：轻者用 50% 葡萄糖液等，重型患者需用 20% 甘露醇。

2）限制液体摄入量：伤后 5~7 天为急性水肿期，每日液体入量不超过 2 000 ml。

3）降温：高热必须查明原因并做出相应的处理，使体温接近或保持正常。一般解热剂、物理降温、冰水灌肠、冰水洗胃等方法均可酌情使用。

4）激素的应用：肾上腺皮质激素能稳定脑细胞内溶酶体膜。降低脑血管壁通透性，从而防止或减轻脑水肿。常用药物有地塞米松和氢化可的松，应用时间不宜过长，以免发生不良反应。

5）吸氧疗法：应充分供氧，昏迷深、持续时间长的患者，应尽早行气管切开。

3. 给脑细胞活化剂及促醒药物

如脑活素 10 ml 静脉注射每日 1 次，尼可林 1 g 加入 10% 葡萄糖液 500 ml 中静脉滴注，每日 1 次。吡硫醇 1 g 或吡拉西坦 10 g 加入 10% 葡萄糖液 500 ml 静脉滴注，每日 1 次。此外，尚有 ATP、辅酶 A、细胞色素 C、胞磷胆碱。

4. 冬眠低温疗法

对严重脑挫裂伤、脑干损伤患者，可用冬眠低温疗法，将体温保持在 33~35℃，以减低脑组织代谢和氧耗量，并可减少脑体积，降低颅内压。常用冬眠合剂 1 号（氯丙嗪 50 mg，异丙嗪 50 mg，哌替啶 100 mg），视患者体质及耐受程度而定。首次用量 1/2 至全量静脉滴注，肌内给药时，宜从 1/3 或 1/2 量开始，用药后 20 分钟左右，皮肤无寒冷反应后，即开始用冰袋置于四肢大血管处，或同时用冰块擦拭。头部降温时，应防止浸渍伤口，冬眠药有效作用，一般持续 4~6 小时，冬眠降温时间一般为 3~5天，复温时切忌体温升高过快，以自然复温和维持于 37℃ 左右为宜，婴幼儿及高龄患者、循环功能明显紊乱者，不宜行人工冬眠低温疗法。

5. 防治感染

预防性使用抗生素，主要是为了防治肺部感染。

6. 治疗各种并发症

如上消化道出血、肺水肿、肺炎、癫痫或抽搐。

7. 手术治疗

创伤继续出血或出现急性脑水肿有形成危及生命的颅内压可能者，头颅 CT 发现脑挫裂伤、脑水肿、颅内血肿增大者，应尽早开颅手术，摘除脑挫裂失活的血肿、清除脑组织、去骨瓣减压、脑室分流脑脊液等，以挽救患者生命。

（六）脑干损伤

1. 急性期治疗

主要措施有：①早期施行冬眠低温治疗；②保持呼吸道通畅，应早期行气管切开；③控制脑水肿，应用脱水剂、地塞米松等；④应用改善脑组织代谢药物；⑤积极控制防治各种并发症，如肺部感染、尿路感染、压力性损伤等。

2. 恢复期治疗

在患者恢复意识后，重点在于促进脑干功能恢复，增加营养，加强语言和肢体功能的训练做好康复工作，防治各类并发症。

（七）开放性颅脑损伤

1. 保持呼吸道通畅

对患者首先应立即挖出或吸出口鼻内泥土、血块或分泌物，以保证呼吸道通畅。昏迷或舌后坠时，应将舌头拉出，必要时放置通气管。转送时让患者侧卧位，防止血液或分泌物再次堵塞呼吸道。

2. 制止头部的外出血

可给予包扎，如有脑膨出，可用绷带卷围于其四周，然后再包扎固定。对清醒患者，可教其指压止血法。

3. 防治休克

由于出血多，患者有休克可能，要积极防治，并注意有无胸膜腔内出血。

4. 预防感染

给以抗生素，同时注射破伤风抗毒素。

5. 尽早行清创及减压手术

清洗和消毒后，从原伤口进入，并扩大骨窗和硬脑膜裂口，清除破损脑组织和血肿，去除异物，用电凝器完善止血，用甲硝唑及有效抗生素反复冲洗伤口，修补和严密缝合硬脑膜。不宜使用异体材料修补硬脑膜缺损，颅骨碎片消毒后置于硬脑膜外，不必固定，头皮完善修补缝合。术后不做伤口引流，同时积极进行抗感染、抗脑水肿，防止严重的并发症及减少后遗症，一般情况好转后，尽早进行系统的功能锻炼及偏瘫、失语的康复训练。

五、护理要点

1. 体位护理

休克或术后麻醉未清醒者应取平卧位。重症颅脑损伤如无休克，应取头高卧位，将床头抬高 15°～30°，以利静脉回流，减轻脑水肿。昏迷患者以侧卧位较好，便于口腔及鼻腔分泌物体位引流。经常予以翻身叩背，保持口腔清洁，防止误吸。

2. 饮食护理

患者意识清楚，可进食。应限制饮水量及食盐量，预防脑水肿，每日总量 1 000～1 500 ml，保持尿量在 500～800 ml 即可。对呕吐频繁或昏迷者应禁食，由静脉输液维持营养和水电解质平衡，总量不超过 2 000 ml 并尽量不给盐水，且滴入速度要慢而均匀，每分钟 15～30 滴，以防脑水肿加重。对昏迷时间较长者可用鼻饲。每次鼻饲食物前，应先抽出胃内残存的食物，同时观察胃管是否脱出，胃内是否出血。此外，放置了胃管就应重视患者的营养，因为长期昏迷患者，如再有躁动和抽搐，机体消耗很大，可给予糖、牛奶、蛋汤、肉汤、麦乳精、果汁和部分营养药物。注入食物时，其温度不可过高或过低。

3. 保持呼吸道通畅

重型颅脑损伤患者咳嗽及吞咽反射均减弱或消失，口腔及呼吸道的分泌物易沉积于肺而引起肺炎，应及时吸除口腔和呼吸道分泌物与适当用药。对于昏迷患者以侧卧位较好，便于口腔及鼻腔分泌物体位引流，经常予以翻身叩背，保持口腔清洁，以防误吸。有呼吸困难时，应给氧气吸入，氧流量为 1～2 L/min，以改善脑组织氧的供给。对深昏迷或昏迷时间长，呼吸道不畅以及痰液难以吸出的患者要适时做气管切开，并做好气管切开后的术后护理。

4. 高热护理

高热可使脑损害加重，危及患者生命，在护理中要给予足够的重视。中枢性高热为丘脑下部体温中枢受累所致，体温可达 40℃，主要靠冬眠药物加物理降温，同时给予糖皮质激素治疗。对于感染性发热，可用抗生素治疗，辅以物理降温。对于烦躁患者可加床档，防止坠床。

5. 输液护理

重型颅脑损伤在输液时，速度不宜过快，滴速控制在每分钟 40～60 滴，补液过快易引起肺水肿。高渗脱水剂要快速滴入，20% 甘露醇液 250 ml 要求在半小时内输入，在治疗中要记录 24 小时出入量。

6. 防止压力性损伤

对长期卧床的患者要加强皮肤护理，防止压力性损伤的发生，如定时翻身、按摩受压部位、骨突出部位加软垫、经常更换床单、护理好大小便等。

7. 大小便护理

有尿失禁或尿潴留者可导尿，并停留尿管。为避免留置导尿时间过长造成尿路感染，男性患者可采用阴茎套储尿排尿，但要注意不要使阴茎套扭曲，以免尿液在套中潴留，侵蚀龟头，形成糜烂、溃疡。用橡皮膏固定时松紧要适度，避免造成龟头水肿。也可采用塑料袋接尿的办法。女性患者留置导尿要经常冲洗膀胱和会阴部。此外，患者常有便秘，3 天无大便者，可给缓泻剂，如果导片等。因用力大小便可增加颅内压，故不做大量液体灌肠，以免颅内压增高及水分被吸收而促成脑水肿。

8. 五官护理

眼睑不能闭合者，应涂眼膏保持角膜湿润。颅底骨折有脑脊液鼻漏、耳漏者，应保持耳道和鼻孔清洁，禁忌填塞、冲洗或滴入药液。口腔护理是针对患者不能进食、细菌易在口腔繁殖的特点，每日可用 1% 硼酸盐水擦拭，如出现霉菌性口腔炎，可配制苏打克霉唑混悬液（克霉唑 3 g 加 5% 苏打 100 ml）擦拭口腔。

9. 康复期护理

帮助患者树立战胜疾病的信心，积极配合治疗。对植物人应加强基础护理和支持疗法的护理。防止各种并发症，注意饮食营养卫生。对肢体瘫痪的患者应鼓励其坚持运动，由小到大，由弱到强，循序渐进，直到恢复。

（李红金）

第二节 颅内压增高

颅内压又称脑脊液压、脑压，意指颅内容物对颅壁所产生的压力。颅内压主要由颅内容物（脑、血液和脑脊液）和颅腔容积所决定。在维持正常颅内压的过程中，颅腔充盈能力和持续性颅内血流量起着重要的作用。由于蛛网膜下腔与脑室相通，因此，可以通过测量侧脑室、小脑延髓池和腰池内的脑脊液压力来表示颅内压。1891 年，Quncke 第一个经腰穿测量颅内压报道后，一直沿用此法。正常成人侧卧位腰池压力为 70~180 mmH$_2$O。若所测压力高出此极限，并由此所引起相应的临床征象，称为颅内压增高。

一、颅内压的调节

在正常情况下，颅内压随着血压和呼吸的节律有小范围的波动，收缩期颅内压略有升高，舒张期稍下降；在呼气或屏息时颅内压略高，在吸气时略低。这种现象是由血压和呼吸的节律性变化导致颅内三种内容物中血液含量的轻微增减所引起的，临床上行腰穿测压时可以观察到测压管中水柱液面的轻微波动。正常颅内压的自身调节机制是通过改变颅内容物中脑脊液和血液的体积来实现的，脑脊液量占颅内总容积的 10%，颅内压的代偿主要依靠脑脊液量的变化来完成。颅内压增高时，脑脊液分泌减少，吸收增加；颅内压降低时则发生相反的变化，以维持颅内压。一般认为，颅内容物增加的临界容积为 5%，超过这一限度，颅内压才开始增高；增加 8%~10% 则将产生严重的颅内压增高。

颅内压增高是神经外科常见的病理生理综合征，是许多颅内疾病的共同表现。由于某种病因使颅内容物体积增加超过正常颅内压的调节代偿范围，导致颅内压力持续超过 200 mmH₂O，从而引起一系列临床表现。

二、影响颅内压增高的因素

（一）年龄

婴幼儿颅缝未闭合或闭合未全，可以使颅缝张开延缓颅内压的增高；老年人由于脑萎缩使颅内代偿空间增多，颅内压增高出现晚。

（二）病变扩张的速度

急性的颅内容物增加会立即出现颅内压增高的表现，如颅脑损伤、脑血管意外和快速生长的恶性颅内肿瘤等；如果病变缓慢增长，如生长缓慢的良性颅内肿瘤，可以长期不出现颅内压增高的症状。

（三）病变部位

特殊部位的病变可以早期出现严重的颅内压增高，如位于中线或颅后窝的占位性病变容易阻塞脑脊液循环通路；位于大静脉窦附近的病变早期引起颅内静脉回流障碍出现急性梗阻性脑积水。

（四）伴发脑水肿的程度

有些病变如恶性肿瘤和感染性病变等易伴发明显的脑水肿，早期出现颅内压增高。

三、颅内压增高的病因和发病机制

（一）脑脊液增多

脑脊液由两侧侧脑室脉络膜丛产生，由侧室经室间孔到达Ⅲ脑室，再经中脑导水管到达Ⅳ脑室，由Ⅳ脑室的侧孔和中间孔排出到小脑延髓池、基底池及枕大池而进入脑和脊髓的蛛网膜下腔，最后经上矢状窦的蛛网膜颗粒及脊髓蛛网膜绒毛而汇入静脉系统。

成人的脑脊液总量为 100～200 ml，每 24 小时中脑脊液全部更换 5～7 次，共产生脑脊液约 1 500 ml/d，并处于动态平衡中。

脑脊液增多的原因如下：

1. 脑脊液分泌过多

脑脊液分泌过多，如单纯的分泌过多、脑膜炎、脉络膜丛病变等。

2. 脑脊液循环阻塞

脑脊液循环阻塞，如蛛网膜粘连、脑脊液通路受阻等。

3. 脑脊液吸收障碍

脑脊液吸收障碍，如蛛网膜下腔出血后蛛网膜颗粒阻塞等。

（二）颅内血容积增加

颅内血容积增加主要指静脉压的增高而影响了脑脊液的排出，从而发生颅内高压。

颅内静脉压的增高多见于静脉窦和颈内静脉阻塞，如海绵窦血栓形成、上矢状窦血栓形成、乙状窦血栓形成等。

（三）颅内占位性病变

在正常情况下，脑体积与颅腔容积之间的差别约为10%，因此，颅腔内只需存在大于10%的占位性病变即将引起颅内压升高。

常见的病变有：脑肿瘤、脑血肿、脑脓肿、脑粘连囊肿、脑内肉芽肿、脑内寄生虫等，上述占位性病变除本身体积可逐渐增大外，它所压迫的周围脑组织所产生的水肿更加重了颅内压的增高。

（四）脑水肿

动静脉血压升高都可使颅内血管系统中血液容积增加而引起颅内压增高。突然发生的动脉压升高或降低，可引起颅内压的相应变化，但逐渐升高的动脉压不影响颅内压，故特发性高血压病若无高血压脑病发生，则颅内压仍保持正常。颅内静脉阻塞，静脉压升高引起颅内压增高的机制主要是静脉淤血和大脑半球水肿。颅内血液容积增加引起颅内压增高的同时也导致脑实质液体增加，脑水肿形成。从脑水肿的发病机制和药理可分为以血管源性为主的细胞外水肿和以细胞毒性为主的细胞内水肿。引起脑水肿的原因很多，几乎导致颅内压增高的各种原因都能引起脑水肿，如炎症、外伤、中毒、代谢性疾病、缺氧及占位性病变等，但脑组织受损害后水肿发生的时间和程度因损害的原因而异。

四、病情评估

（一）临床表现

1. 头痛

头痛是颅内压增高的最常见症状，由脑膜、血管或神经受牵扯或挤压所致。开始时为间歇性，以早晨清醒时及晚间头痛较重。部位多数在额部、枕后及两颞，颅后窝占位性病变常位于枕颈部并放射至眼眶。病程较短，头痛呈进行性加重。咳嗽、用力、打喷嚏、平卧、俯身、低头等活动时均可加剧。急性颅内压增高，头痛常很剧烈难忍，躁动不安，易进入昏迷状态。

2. 呕吐

呕吐由延脑中枢、前庭及迷走神经核团或其神经根受到刺激所引起。常出现于剧烈头痛时，多伴有恶心，表现为与饮食无关的喷射性呕吐。

3. 视盘水肿

视盘水肿是颅内压增高最客观的体征，颅内压增高早期，一般未出现视盘水肿，没有视觉障碍，视野检查可见生理盲点扩大，持续数周或数月以上视盘水肿可导致视神经萎缩，视盘逐渐变得苍白，视力逐渐减退，视野向心性缩小，最后导致失明。

以上 3 个表现是颅内压增高的典型征象，称为颅内压增高的"三征"，但三征并不是缺一不可的，急性患者有时只在晚期才出现，也有的患者症状始终不出现。除了上述三征外，颅内压增高还可引起一侧或双侧展神经麻痹、复视、视力减退、情感淡漠、脉搏缓慢、血压升高、大小便失禁、烦躁不安、癫痫发作等现象。严重颅内压增高常伴有呼吸不规则、瞳孔改变、昏迷。

（二）实验室及其他检查

1. 头颅 X 线检查

头颅 X 线检查可见脑回压迹加深，蛛网膜颗粒压迹增大加深，蝶鞍鞍背脱钙吸收或局限性颅骨破坏吸收变薄，幼童可见颅缝分离。

2. CT 及 MRI 检查

CT 及 MRI 检查可见脑沟变浅，脑室、脑池缩小或脑结构变形、移位等影像，通常能显示病变的位置、大小和形态。

（三）诊断和鉴别诊断

诊断中要考虑起病的急缓，进展的快慢，可能的原因，结合当时的全身及神经系统检查，参考化验资料和必要的影像学检查，做出诊断及鉴别诊断。

五、治疗措施

（一）治疗原则

颅内压增高是一种继发的临床综合征，其发病原因很多，原发病变及其合并的病理生理也很复杂。治疗最基本的原则是治疗患者，而不仅仅是治疗颅内压增高本身。在判断复杂的病因和颅内高压对病情的影响前，必先处理可能存在的危及生命的紧急情况。然后根据病因和病情选择降低颅内压的方式。治疗的最终目的是去除病因，恢复脑组织的功能。

（二）一般处理

1. 颅内压增高

发生脑衰竭时，由于意识障碍，往往有许多因素可以进一步促进颅内压增高，诱发或加重脑衰竭。常见原因有呼吸道不畅、血压不稳定、躁动不安、高热、尿潴留、便秘等。上述因素均应积极处理，以免进一步加重颅内压增高。

2. 控制输液量和补盐量

脑水肿患者输液和补盐量不宜过多，因为输液和补盐过多可加重脑水肿。在每天尿量不少于 500 ml 基础上，一般静脉输液量不超过 24 小时尿量加 500 ml 入水量。以 10% 葡萄糖液为主，缓慢静脉滴注，使患者保持轻度脱水状态。每天用氯化钠不超过 5 g，氯化钾不超过 3 g。

（三）病因治疗

去除病因是救治成功的关键。脑水肿常见的病因为颅内占位性病变，如颅内肿瘤、脓肿、血肿等。应给予有效足量的抗生素。

（四）降低颅内压疗法

1. 缩减脑体积

根据病情可选用以下药物。

1）20% 甘露醇：该药分子量大，静脉注射后血浆渗透压增高，从而使脑组织内液体渗入血内，降低了脑的容量而使颅内压下降。快速静脉滴注，半小时内滴完，每 4～6 小时 1 次。

2）高渗性葡萄糖：是应用最久的脱水降颅内压制剂。一般剂量为 50% 溶液 60～100 ml 静脉注射，于 3～5 分钟注完，每天 3～4 次。一般用药后数分钟内颅内压开始下降，但在用药后 40～60 分钟颅内压恢复到注射前的高度。其后少数患者出现压力反跳（超过用药前压力的 10%）。其机制为葡萄糖容易进入脑细胞内，待细胞外液的葡萄糖含量因代谢或经肾脏排出而减少后，血液的渗透压低于脑细胞内，水分又进入细胞内，使脑容积增加和颅内压增高。近年来，不少学者发现脑缺血后，高血糖动物的脑功能恢复较低血糖者差。其原因为在脑缺氧的情况下，若用葡萄糖治疗，增加了糖的无氧代谢，将导致乳酸增多，脑组织受损更严重。因此认为，对脑血管意外及其他缺血、缺氧性脑病，急性期出现的颅内压增高不适宜用高渗性葡萄糖。由于葡萄糖应用后出现压力反跳，对重症颅内压增高者有使病情恶化的危险，故近年来主张不单独用高渗性葡萄糖脱水治疗。有糖尿病者禁用葡萄糖。

3）30% 尿素：是一种强力的高渗脱水剂，常用量为每次 0.5～1.5 μg/kg，静脉滴注，以每分钟 60～120 滴为宜，每天 1～2 次。尿素有明显反跳现象，且肾功能不良者禁用，故目前已极少为临床医生所采用。

4）10% 甘油：是较理想的高渗脱水剂，不良反应少，当达到同样抗水肿效果时，用甘油所排出的尿量较用甘露醇少 35%～40%，因此不会引起大量水分和电解质的丧失，且很少发生反跳现象。其脱水作用在甘露醇与葡萄糖之间，常用 10% 甘油盐水口服（加维生素 C 更好），1～2 g/（kg·d），分 3 次，静脉滴注应将 10% 甘油溶于 10% 葡萄糖液 500 ml 中，按 1.0～1.2 ml/kg 计算，缓慢滴入，3～6 小时滴完，每天 1～2 次，浓度过高或滴速过快可引起溶血及血红蛋白尿。

5）混合用药：有人主张混合用药，使脱水作用加强。

（1）30% 尿素 +10% 甘露醇混合剂，用药后 15 分钟颅内压下降，降颅内压率可为 70%～95%，维持 6～7 小时，无反跳作用。

（2）尿素—甘露醇—利尿合剂：其含量为尿素 0.5～1 μg/kg，甘露醇 1～2 μg/kg，罂粟碱 10～20 mg，氨茶碱 0.5 g，咖啡因 0.5 g，维生素 C 1 g，普鲁卡因 500 mg，配成 20%～30% 的溶液，静脉滴注，可获较强的脱水利尿作用。

应用大剂量高渗脱水剂时的注意事项：①大剂量、快速、反复应用高渗脱水剂后，由于循环血量骤增，对心功能不全患者有可能诱发急性循环衰竭。②长期反复应用高渗脱水剂后，可能出现过度脱水，血容量过低，故应严格记录进入量，并合理补充液体。在脑水肿未解除前，水出入量应为负平衡，脑水肿已控制时，水出入量应维持平衡状态。③注意电解质平衡，尤其要防止低钾血症。

6）利尿剂：应用利尿剂治疗颅内压增高的机制是通过增加肾小球的滤过率和减少肾小管的再吸收，使排出尿量增加而造成整个机体的脱水，从而间接地使脑组织脱水，降低颅内压。其脱水功效不及高渗脱水剂。使用利尿剂降颅内压的先决条件是肾功能良好和血压不低，对全身水肿伴颅内压增高者较适宜。

（1）依他尼酸钠：主要是抑制肾小管对钠离子的重吸收而产生利尿作用。一般用药量为 25~50 mg，每次加入 5%~10% 葡萄糖液 20 ml 内，静脉缓注，每天 2 次，一般在注射后 15 分钟见效，维持 6~8 小时，口服 25~50 mg/d，可维持 10 小时，治疗过程中应密切注意钾、钠、氯离子的变化。

（2）呋塞米：作用机制同依他尼酸钠。成人一般用 20~40 mg，肌内注射或静脉注射，每天 2~4 次。有人用大剂量一次疗法，以 250 mg 呋塞米加于 500 ml 林格液中静脉滴入，1 小时内滴完，其利尿作用可持续 24 小时，降颅内压作用显著。在治疗中亦应注意血电解质的紊乱并及时纠正之。

7）地塞米松：通过降低毛细血管渗透性而减少脑脊液形成，有效地降低颅内压，每次 10~20 mg，每天 1~2 次静脉滴注，是降低颅内压的首选药物。

2. 减少脑脊液量

1）脑室引流术：是救治脑疝的重要方法之一，尤其是在持续脑室压力监护下联合应用，效果更明显。本法适用于：①脑室系统或颅后窝占位性病变；②脑室出血和脑出血破入脑室；③自发性蛛网膜下腔出血伴有严重颅内压增高；④化脓性、结核性或隐球菌性脑膜炎所致的严重颅内压增高。常用的方法有：①常规脑室穿刺引流术；②眶上穿刺术；③颅骨钻孔引流术；④囟门穿刺术。

2）碳酸酐酶抑制剂：常用乙酰唑胺每次 250 mg，每天 3 次，口服。地高辛每次 0.25~0.5 mg，每 8 小时 1 次，口服。

3. 减少脑血流量

1）控制性过度换气：用人工呼吸器增加通气量。$PaCO_2$ 应维持在 25~35 mmHg。本法适用于外伤性颅内压增高。

2）巴比妥类药物：常有戊巴比妥和硫喷妥钠，首次用量 3~5 mg/kg，最大用量可为 15~20 mg/kg，维持用量每 1~2 小时 1~2 mg/kg，血压维持在 60~90 mmHg，颅内压小于 204 mmHg，若颅内压持续正常 36 小时，压力/容积反应正常即可缓慢停药。

4. 手术治疗

目的在于去除病灶，减少脑体积的扩大，减小颅内容积，从而降低颅内压。适用于颅内占位性病变和急性弥散性脑水肿内科治疗不佳者。常用手术方法：①手术切除占位性病变；②内减压切除额极或颞极；③外减压，分颞肌下减压和去骨瓣减压。

六、护理要点

1）抬高床头15°~30°，以利于颅内静脉回流，减轻脑水肿。

2）持续或间断吸氧，改善脑缺氧，使脑血管收缩，降低脑血流量。

3）控制液体摄入量，不能进食者，成人每天补液量不超过2 000 ml，保持每天尿量不少于600 ml。神志清醒者，可予普通饮食，但需适当限盐，注意防止水电解质紊乱。

4）满足患者日常生活需要，适当保护患者，避免外伤。

5）病情监护。

（1）加强对颅内压增高症状的观察：颅内压明显增高时，患者可出现剧烈头痛、喷射状呕吐、烦躁不安和意识状态的改变，通过观察患者对地点、时间、人物的辨认及定向能力，按时间的先后加以对比，对患者意识有无障碍及其程度做出判断。意识障碍程度加重，是颅内压增高、病情加重的主要症状之一。频繁剧烈的呕吐标志着颅内压急剧增高，是脑疝发生的先兆。

（2）生命体征的动态观察：按时测量并记录血压、脉搏、呼吸和体温。如出现血压升高、脉搏慢而有力、呼吸不规则等，也是颅内压增高和即将发生脑疝的先兆征象，应予重视。重症患者应每30分钟测量血压、脉搏、呼吸1次，体温每2~4小时测量1次。

（3）加强对瞳孔的观察：对比双侧瞳孔是否等大、等圆及对光反射的灵敏度并做记录，瞳孔的改变是小脑幕切迹疝的重要标志之一。当发生小脑幕切迹疝时，疝入的脑组织压迫脑干及动眼神经，动眼神经支配同侧瞳孔括约肌，故该侧瞳孔暂时缩小，对光反应迟钝，继之动眼神经麻痹引起病变侧瞳孔散大，对光反应消失。

（4）面部和肢体运动功能的观察：观察患者面部及肢体活动情况，对清醒患者可让其露齿、鼓腮、皱额、闭眼，检测四肢肌力和肌张力，据此判断有无面肌和肢体瘫痪。

（5）癫痫大发作预兆的观察：一过性意识不清或局部肢体抽搐是癫痫大发作的预兆。癫痫大发作可引起呼吸骤停，加重脑缺氧和脑水肿，也易引起脑疝。对有癫痫发作的患者应注意观察开始抽搐的部位、眼球和头部转动的方向及发作后有无一侧肢体活动障碍等，并详细记录。

（6）颅内压监测：可较早发现颅内压增高，及时采取措施将颅内压控制在一定程度内。若发现颅内压呈进行性升高表现，提示需手术治疗。经过多种治疗，颅内压仍持续在530 mmH$_2$O或更高，提示预后极差。

（李红金）

第九章　常用急救护理技术

第一节　生命体征的监测

体温监测技术

人体具有一定的温度，这就是体温。根据生理功能上所指的体温分布区域，又可分为体核温度和体表温度。体核温度指人体内部——胸腔、腹腔、中枢神经的温度，因受到神经内分泌系统的调节，通常比较稳定。体表温度指人身体表面——皮肤、皮下组织和肌肉的温度，因受环境温度等的影响，通常不太稳定，会在一定范围发生变化。一般所说的体温是指身体深部的平均温度。正常情况下，人的体温保持在相对恒定的状态，当机体受到致热源的作用或体温调节中枢的功能发生障碍时，体温可发生变化失去平衡。由于动态平衡的体温是身体进行新陈代谢和正常生命活动的必要条件，因此，体温被视为观察生命活动的重要体征之一。

一、体温的产生与调节

在正常情况下，人的体温保持在相对恒定的状态，通过下丘脑体温调节中枢的调节及神经体液的作用，使产热和散热保持动态平衡。人体产热主要是通过内脏器官尤其是肝脏的代谢和骨骼肌的运动而进行的，散热则是通过辐射、传导、对流、蒸发等方式进行的。

辐射散热：辐射散热是机体的热能以热射线（红外线）的形式，直接向周围温度较低的物体传递热能，其间不需要空气或其他介质传递，即在真空环境中也可进行传递，约占机体散热总量的60%。影响辐射散热的因素主要是机体与环境之间的温度差。周围物体的温度越低，散热作用越大，反之则小。如果环境温度高于体温时，机体反而要接受高热物体的辐射热。此外，辐射散射与机体有效散热面积的大小相关。

传导散热：传导散热是机体直接接触温度较低的物体时所进行的热能传递。体内深部组织器官的温度，就是经逐层组织向体表传递的。这种散热作用的大小与所接触物体之间的温度差和接触面积大小及其导热性有关。因此，胖人由于皮下脂肪层较厚，传导散热作用较差，故较瘦人略怕热。

对流散热：对流散热是机体附近的空气层接受机体辐射和传导的热能后膨胀上升而带走热能，外围较冷的空气继续补充至身体附近。风速越大，散热作用越大。

蒸发：蒸发是液体变为蒸气的过程。蒸发散热占总散热量的20%～30%。在33.8～35℃气温中，蒸发是主要的散热方式。水分由肺和皮肤排出化为蒸气，无感蒸发占一定比例，人体每日约有300 ml水分由皮肤蒸发，约500 ml水分由肺蒸发。

机体散热方式的选择随着身体情况和环境的温湿度而变化。与产热和散热有关的活动，包括血管舒缩、出汗、寒战与喘气。

二、影响体温的因素

人体内部温度虽然比较恒定，但在正常生理状况下，受昼夜、性别、年龄、肌肉活动及其他因素的影响，可产生一定幅度的波动。

（一）昼夜差异

人的体温24小时内的变动在0.5~1.0℃，一般清晨2~6时体温最低，午后1~6时最高。这种昼夜的节律波动可能与人体活动、代谢的相应周期性变化有关。如长期从事夜间工作的人员，可出现夜间体温上升，日间体温下降的现象。

（二）年龄

新生儿因体温调节中枢尚未发育完全，调节体温的能力差，体温易受环境温度影响而变化，因此需要特别照顾，如衣服必须适当，避免暴露于过热或过冷的环境。儿童由于代谢率高，体温可略高于成年人。随着年龄的增长，体温有下降的趋势，大约每增长10岁，体温约降低0.05℃，到14~16岁的青春期，体温与成年人接近。老年人代谢率较低，血液循环慢，加上活动量减少，因此体温偏低。

（三）性别

女性体温比男性体温高约0.3℃，且女性的基础体温还随其月经周期波动，即在月经期和月经后至排卵前的时期内体温略偏低，排卵日的体温最低，排卵后至下次月经前的时期内，体温又略升高。

女性在妊娠期体温也略高于孕前。这种变化可能与女性体内黄体素或其代谢产物的作用有关。

（四）饮食

在饥饿、禁食时，体温会下降；进食后体温可升高。

（五）运动

在激烈运动时，骨骼肌紧张并强烈收缩，致产热量增加，体温升高。

（六）情绪

情绪激动、精神紧张都可使交感神经兴奋，促使肾上腺素和甲状腺素释放增多，加快代谢速度，增加产热量，从而使体温升高。

此外，药物、环境温度的变化等都会对体温有影响，在测量体温时，应加以考虑。

三、体温的监护

（一）正常体温及其变动范围

临床上正常体温通常用腋窝、口腔、直肠正常温度为标准。人体的正常温度比较恒定，但在身体不同部位测得温度略有不同，对以上 3 个部位进行体温测量，其温度差一般不超过 1℃。体温正常范围：口腔温度为 36.3 ~ 37.2℃；腋窝温度为 36.0 ~ 37.0℃；直肠温度为 36.5 ~ 37.7℃。

体温并不是固定不变的，体温可随性别、年龄、昼夜、运动和情绪的变化等各种因素而出现生理性变动，但在这些条件下，体温的改变往往在正常范围内或呈一过性改变。其变动范围应不超过 1℃。

（二）异常体温

体温高于或低于正常范围为异常体温。

1. 体温过高

机体在致热原的作用下，体温调节中枢的调定点上移而引起调节性体温升高，当体温上升超过正常值 0.5℃或一昼夜体温波动在 1℃以上时，称为发热。

发热的原因甚多，根据致热原的性质和来源不同，可以分为感染性发热和非感染性发热两类。感染性发热较多见，主要由病原体引起；非感染性发热由病原体以外的各种物质引起，目前越来越引起人们的重视。

1）临床分级：以口腔温度为例，按照发热的高低将发热分为以下几级。

低热：37.3 ~ 38.0℃。

中等热：38.1 ~ 30.0℃。

高热：39.1 ~ 41.0℃。

超高热：41.0℃以上。

2）临床过程：发热的过程常依疾病在体内的发展情况而定，一般分为 3 个阶段。

体温上升期：其特点为产热大于散热。患者主要表现为畏寒、皮肤苍白、无汗，甚至寒战。

高热持续期：其特点为产热和散热在较高水平上趋于平衡，体温维持在较高状态。患者主要表现为颜面潮红、皮肤灼热、口唇干燥、呼吸和脉搏加快。

退热期：其特点为散热增加而产热趋于正常，此时体温恢复正常的调节水平。患者主要表现为大量出汗和皮肤温度降低。

3）发热形态：根据体温变动的特点，可将发热分为以下几种热型。

（1）稽留热：体温在 39 ~ 40℃，持续数天或数周，24 小时波动范围不超过 1℃。常见于伤寒、肺炎球菌性肺炎等。

（2）间歇热：体温骤然升高，可在 39℃以上，伴有畏寒与寒战，持续数小时，然后体温恢复正常，并伴有大汗淋漓，经数小时或隔天、隔 2 天间歇后，体温又突然升高，如此反复发作，见于疟疾、肾盂肾炎等。

（3）弛张热：体温高低不一，24 小时体温波动较大，在 1℃ 以上，但在波动中体温终未降至正常。见于肝脓肿、脓毒血症、败血症等严重感染。

（4）不规则热：发热无一定规律，持续时间也不定。见于流行性感冒、风湿热、支气管肺炎、癌性发热、亚急性细菌性心内膜炎等。

（5）回归热：体温急剧上升至 39℃ 以上，持续数天后退热至正常，间歇数天，高热又再出现如此反复。见于回归热、淋巴瘤等。

（6）波状热：体温逐渐上升，达高峰后又逐渐下降至正常，经一段间歇后，体温又逐渐上升，如此反复发作，使体温曲线构成一波浪热形曲线。见于布鲁氏菌病、恶性淋巴肉瘤等。

（7）消耗热：体温波动幅度大，24 小时波动在 3~4℃，多见于严重肺结核、败血症等。

4）高热患者的观察与护理。

（1）测温：高热患者每 4 小时测量体温 1 次，特别情况可随时测量。待体温恢复正常后连测 3 次，再改正常体温。同时要密切观察患者的面色、脉搏、呼吸和血压变化，如有异常，应分析原因并与医生联系，采取相应的降温措施。

（2）降温：如发热超过 39℃，应首先采取物理降温措施，头部及大血管走向处敷冰袋、温水擦浴等，如效果不佳时，可遵医嘱采用药物降温。降温时应观察降温效果，采取降温措施半小时后即应观察降温效果。

（3）饮食：高热患者体内消耗热量增加，同时食欲减退，摄入减少。故应给营养价值高而易消化的高热量、高蛋白、高维生素的流质或半流质饮食，宜少量多餐。禁食油腻、荤腥、辛辣食物。

（4）足够的水分供给：高热时代谢增加，嘱患者多饮水以补充体内缺水，同时还需要予以静脉输液，并补充电解质，以达到补充机体所需要的水分并促进排出致病菌及其毒素的目的。成年人每日补充 3 000 ml 水分。

（5）口腔护理：注意患者口腔清洁，每日用复方硼酸溶液或温淡盐水漱口 3~4 次。高热昏迷的患者，每日应进行口腔护理 2~3 次，口唇干燥时涂以液状石蜡，有疱疹可涂以甲紫。

（6）皮肤护理：高热患者在退热过程中往往大量出汗，从汗腺排泄代谢产物刺激皮肤易发生瘙痒；出汗多时浸湿衣衫，应每日早晚进行皮肤护理，及时更换衣服，保持衣被清洁干燥，要注意使腋下、会阴部等汗腺分布多的部位保持清洁。对干燥或汗液浸渍者，多用温水擦洗，但必须避免着凉，随时用干燥的大毛巾盖好，严防肺炎。局部冰敷用冰袋时不要直接接触患者皮肤，以免引起不适感，要用毛巾或布套包裹，并随时保持清洁干燥。患者卧床不起时臀部长期受压，易发生压力性损伤，应定时翻身，更换体位以防止压力性损伤。

（7）密切观察病情变化：①严密观察体温、脉搏、呼吸、血压、神志变化，以了解病情及观察治疗反应。在物理降温或药物降温过程中，应持续测温或每 5 分钟测温 1 次，昏迷者应测肛温。体温的突然下降伴有大量出汗，可导致虚脱或休克，老年、体弱患者出现此种情况尤应注意。②观察与高热同时存在的其他症状，如是否伴有寒战、大汗、咳嗽、呕吐、腹泻、出疹或出血等，以协助医生明确诊断。③观察末梢循环情况，高热而四肢末梢厥冷、发绀者，往往提示病情更为严重。经治疗后体温下降和四肢末梢转暖、发绀减轻或消失，则提示治疗有效。

（8）心理护理：①体温上升期，解除患者顾虑，耐心解答其提出的各种问题，积极寻找发热的原因；尽量满足患者的需要，尤应注意保暖；经常探视患者，多做解释工作，以便让患者了解疾病进展及给予患者精神安慰。②高热持续期，应理解患者的心情，安慰和鼓励患者，分散其对疾病的注意力，尽量解除高热带来的身心不适感；及时给予患者物理降温，保证水分的摄入；合理满足患者的要求。③退热期，注意患者的清洁卫生，满足其舒适心理；补充营养，尽快使机体康复；如病情允许鼓励患者户外活动，呼吸新鲜空气，使之有更多机会接触大自然。

（9）健康教育：①饮食指导。告知患者发热是一种消耗性疾病，饮食中注意高热量、高蛋白、高维生素的摄取是必要的。鼓励患者多食一些营养丰富、易消化、自己喜爱的流质或半流质饮食，注意水分和盐分的补充，保证每日入水量在 3 000 ml 左右，防止脱水，促进毒素和代谢产物的排出。②正确测量体温。体温测量的正确性对于判断疾病的转归有一定的意义。应教会患者正确测量体温的方法，应告知成年人口腔温度和腋下温度测量的方法、时间及测量中的注意事项；应向婴幼儿家属说明婴幼儿肛温测量的方法、时间及注意事项。③发热的自我护理。向患者介绍发热的症状、体征；说明发热时休息的重要意义，指导正确休息的方法；说明保持口腔卫生的重要性，指导正确的口腔护理方法；说明保持皮肤完整的重要性，指导家属行温水擦浴和局部冰敷；说明良好环境对疾病恢复的意义，介绍创造良好环境的方法。加强饮食指导，按发热各期的特点为患者提供有关饮食的参考意见。④发热的用药指导。向患者介绍发热常用药物的作用特点及正确用药的方法；说明药物的反应及不良反应；解释合理用药的重要性；介绍更好的治疗方法。⑤自我保健教育。指导患者建立有规律的生活，向患者介绍适宜的体育锻炼和户外活动的方法，增加机体的耐寒和抗病能力；介绍适应环境气温的方法；介绍与发热相关的常见病的基本知识。告诫患者重视病因治疗。

2. 体温过低

体温低于正常范围称为体温过低。若体温低于 35℃ 称为体温不升。

1）原因。

（1）散热过多：长时间暴露在低温环境中，使机体散热过多、过快；在寒冷环境中大量饮酒，使血管过度扩张热量散失。

（2）产热减少：重度营养不良、极度衰竭，使机体产热减少。

（3）体温调节中枢受损：中枢神经系统功能不良，如颅脑外伤、脊髓受损；药物中毒，如麻醉药、镇静药；重症疾病，如败血症、大出血等。

2）临床分度。

轻度：32.1~35.0℃。

中度：30.0~32.0℃。

重度：<30.0℃ 瞳孔散大，对光反射消失。

致死温度：23.0~25.0℃。

3）临床过程：皮肤苍白，口唇、耳垂呈紫色，轻度颤抖，心跳、呼吸减慢，血压降低，尿量减少，意识障碍，甚至昏迷。

4）护理措施。

（1）收集资料，了解患者的一般情况，评估产生体温过低的原因。

（2）去除病因，给予保暖措施，提供合适的环境温度，以24℃左右为宜；新生儿置温箱中。给予患者毛毯、棉被、热水袋、电热毯等。给予温热饮料，摩擦身体表面可以增加皮肤内的热量。

（3）密切观察病情，监测患者生命体征的变化，至少每小时1次，直到体温恢复至正常且稳定。如是治疗性体温过低，要防止冻伤。

（4）心理护理，多与患者接触，及时发现其情绪的变化，做心理护理，同时加强健康教育。

四、测量体温的方法

（一）目的

通过观察体温的变化，了解患者的一般情况及疾病的发生、发展规律，协助医生做出正确诊断，为预防、治疗、护理提供依据。

（二）评估

1）患者的一般情况，如年龄、性别、文化程度、意识、疾病类型、抗生素的使用等，判断适宜采用何种测体温的方法。

2）30分钟内患者有无进食、活动、坐浴、冷热敷、情绪波动等影响体温的生理因素存在。

（三）目标/评价标准

1）患者能叙述测体温的目的。
2）患者能配合测量体温。
3）患者能说出体温的正常范围及影响体温的生理因素。

（四）实施

1. 体温计的种类
1）水银体温计：此种体温计是由装有汞的真空毛细管制成。玻璃壁上标有刻度，管的一端为贮汞槽，当贮汞槽受热后，汞膨胀沿毛细管上升，其上升的高度与受热程度成正比，在毛细管和贮汞槽之间有一凹陷，防止汞柱遇冷时下降，故可通过玻璃管的刻度值推测体温。

2）电子体温计：此种体温计由电子感温器及显示器等部件组成，采用电子感温探头来测量体温，测得的温度可直接由数字显示器显示。为适应不同需要，有笔式、奶嘴式等。使用时，将探头插入塑胶护套中置于测量部位，当体温计发出蜂鸣声，再持续3

秒后，即可读取所显示的体温值，塑胶护套为一次性使用，用毕可丢弃。

3）化学点式体温计：此种体温计为一特殊的纸板条，其上有一定范围的体温坐标点，每个点上都有相对应的化学感温试剂。当体温计受热后，化学点的颜色由白色变为绿色或蓝色，最后的色点即为测得的体温值。这种体温计为一次性用物，适用于测量口腔温度，放在口内测量1分钟，即可测得体温。

4）红外线测温仪：红外线测温的原理是用红外透镜组成光学系统，将被测目标辐射的红外线汇集在高灵敏的红外线探测器上，再对探测器输出的电信号放大、处理、校准成被测目标的温度值。红外线测温仪具有非接触、快速测温、减少传染概率的优点，但受体表下血液循环及周围环境导热状况的影响极大。因耳道深部的温度接近人体深部温度且受影响因素少，故耳道红外线测温仪较体表测温仪准确率高。

2. 测量体温的方法

1）腋下测温法：为患者解开胸前衣纽，擦干腋下汗液，将体温计放于腋窝深处，紧贴皮肤，嘱患者屈臂过胸，10分钟后取出，查看度数，记录。

2）口腔测温法：将口表水银端放于患者舌下，嘱患者闭口，勿用牙咬。3分钟后取出，擦净，查看度数，记录。

3）直肠测温法：患者取屈膝侧卧位，肛表水银端涂以润滑剂，然后将肛表徐徐插入肛门3~4 cm，3分钟后取出擦净，用卫生纸为患者擦净肛门，盖好被，安置患者躺卧舒适，查看度数，记录。

4）注意事项。

（1）测温前应检查体温计的数目，检查有无破损，水银柱是否在35℃以下。

（2）测量体温部位周围，注意是否有冷、热源，如冰袋、热水袋等。患者是否吃过生冷、热食物，是否有灌肠、坐浴、冷热敷等，如有上述情况须隔半小时后方可再测。

（3）凡精神异常、昏迷、小儿、口鼻手术、呼吸困难等患者不可测口表。测温时应守护在旁。

（4）凡腹泻、直肠或肛门手术等患者不可测肛温。极度消瘦患者不宜测腋温。

（5）体温与病情不符时，须在监护下重测，必要时可同时行肛表和口表对照，予以复查。

（6）测口温时，如体温计不慎被患者咬破而导致水银误服，应立即清除玻璃碎屑，再口服牛奶、蛋清，或在不影响病情的情况下，服大量粗纤维及胶囊内装棉花吞服。

（7）测量完毕，将体温计甩至35℃以下，消毒备用。

3. 体温曲线的绘制

1）将所测体温绘于体温单上，符号为：口温"●"，腋温"×"，肛温"○"。用蓝笔画于体温单相应格内，相邻两次温度用蓝笔相连。

2）物理降温半小时后所测体温，画在降温前温度的同一纵格内，用红圈表示，以红虚线和降温前的温度相连。

3）如体温和脉搏在体温单的同一点上，则先画上体温符号，再用红笔在其外画一圆圈。

4. 体温计的消毒

为防止交叉感染，对测量体温后的体温计消毒。

1）水银体温计消毒法。将使用后的体温计放入盛有消毒液的容器中浸泡，5 分钟后取出，清水冲洗，用离心机体将体温计的水银柱甩至 35℃ 以下，再放入另一消毒容器中浸泡 30 分钟，取出后用冷开水冲洗，擦干后放入清洁容器中备用。消毒液每日更换一次，容器、离心机每周消毒一次。

2）电子体温计消毒法。仅消毒电子感温探头部分，消毒方法应根据制作材料性质选用不同的消毒方法，如浸泡、熏蒸等。

5. 体温计的检查

在使用新体温计前或定期消毒体温计后，应对体温计进行检查，保证其准确性。

方法：将全部体温计的水银柱甩至 35℃ 以下；于同一时间放入已测好的 40℃ 以下的水中，3 分钟后取出检查，若误差在 0.2℃ 以上、玻璃管有裂痕、水银柱自行下降，则不能使用。合格体温计用纱布擦干，放入清洁容器内备用。

脉搏监测技术

随着心脏节律性的收缩和舒张，动脉血管壁相应的出现扩张和回缩的搏动，在表浅动脉上可摸到搏动，称为动脉脉搏，简称脉搏。

一、正常脉搏及其生理变化

（一）脉率

脉率即每分钟脉搏搏动的次数。在正常情况下，脉率和心率是一致的，脉率是心率的指示。健康成年人在安静时脉率为 60～100 次/分，它可随年龄、性别、劳动和情绪等因素而变化。一般女性比男性快，幼儿比成年人快，老年人较慢，在运动和情绪激动时可暂时增快，在休息和睡眠时较慢。

（二）脉律

脉律即脉搏的节律。这是反映心搏的规律，也一定程度反映了心脏的功能。正常脉搏节律跳动均匀规则，间隔时间相等。正常小儿、青年人和一部分成年人可见窦性心律不齐，其表现为吸气时脉搏增快，呼气时脉搏减慢。

（三）脉搏的强弱

脉搏的强弱取决于动脉充盈度和周围血管的阻力，即与心搏量和脉压大小有关。

（四）动脉壁的情况

在正常情况下，动脉壁光滑、柔软并富有弹性。

二、异常脉搏

（一）心动过速

成年人脉率每分钟在 100 次以上称为心动过速，多见于发热、甲状腺功能亢进等患者。

（二）心动过缓

成年人脉率每分钟在 60 次以下称为心动过缓，多见于颅内压增高、房室传导阻滞的患者。

（三）间歇脉

间歇脉常由期前收缩所致，在一系列正常均匀的脉搏中，出现一次提前的搏动，其后出现一补偿性间歇，称间歇脉，并可由有规律的间歇形成二联律和三联律。中医上对数而不规则的间歇脉称促脉，缓而不规则的间歇脉称结脉，有规律的间歇脉称代脉。

（四）脉搏短绌

脉搏短绌的特点是心律完全不规则，心率快慢不一，心音强弱不等，脉搏完全不规则，强弱不等，心率快于脉率，故临床上心房颤动患者，须同时测量心率和脉率。

（五）细脉

细脉又称丝脉，脉搏如丝，快而细微，多见于心脏功能衰竭、休克的患者。

（六）洪脉

洪脉动脉充盈度和脉压较高，脉搏强大有力，多见于高热、高血压、甲状腺功能亢进等患者。

（七）弦脉

弦脉脉搏紧张有条索感，如按琴弦。

三、异常脉搏的护理

（一）休息与活动

指导患者增加卧床休息以减少心肌耗氧量。

（二）给氧

根据病情实施氧疗。

（三）准备好急救物品

备齐抗心律失常的药物，确保除颤器处于完好状态。

（四）密切观察病情

指导患者按时服药，观察用药的不良反应；如有起搏器，应做好相应的护理。

（五）健康教育

嘱患者情绪稳定，戒烟限酒，饮食清淡易消化，勿用力排便，自我观察药物的不良反应。教会患者简单的急救技巧等。

四、脉搏的测量

凡表浅靠近骨骼的大动脉均可以用来测量脉搏。常取的部位有桡动脉，其次为颞动脉、颈动脉、面动脉、肱动脉、股动脉、足背动脉及胫后动脉等。测量时护理人员应备有秒表和记录单。

（一）目的

通过观察脉搏的变化，可间接了解心脏的情况，观察疾病的发生发展规律，为诊断、治疗、护理提供依据。

（二）评估

1）患者的一般情况，如年龄、性别及目前病情和治疗情况。
2）患者 30 分钟内有无剧烈活动、情绪波动等影响脉搏的生理因素存在。
3）患者有无偏瘫、功能障碍。

（三）目标和评价标准

1）患者能叙述测脉搏的目的。
2）患者能配合测量脉搏。
3）患者能说出脉搏的正常范围及其生理变化。

（四）实施

1）诊脉前使患者处于安静状态，手臂放在舒适的位置。
2）用食指、中指、无名指的指端按桡动脉处，压力大小适中，以清楚触到脉搏为度，计数 1 分钟脉率。
3）脉搏异常及心脏病患者复检，以求准确。
4）注意事项。
（1）不可用拇指测量，因拇指小动脉搏动易与患者的脉搏相混淆。
（2）脉搏细弱者，测量困难时，可改测心率代替触脉。若与病情不符应重测。

（3）如患者有脉搏短绌时，应由两人测量，一人数脉搏，一人听心率，同时数 1 分钟，以分数式记录：心率/脉率/分。

（4）7 岁以下患者可免数脉搏。

<h2 style="text-align:center">呼吸监测技术</h2>

机体在新陈代谢过程中，需要不断地从环境中吸取氧，并排出二氧化碳，这种机体和环境之间的气体交换，称为呼吸。

一、正常呼吸及生理变化

（一）正常呼吸

正常成年人在安静状态下呼吸为 16 ~ 20 次/分，节律规则，频率与深浅度均匀平稳，呼吸与脉搏之比为 1:4。

（二）生理变化

呼吸频率和深浅度可随年龄、性别、活动、情绪、意志等因素而改变。一般幼儿比成年人快，老年人稍慢，同龄女性比男性稍快，活动和情绪激动时增快，休息和睡眠时较慢，意识也能控制呼吸频率与深度。

二、异常呼吸

（一）频率的改变

由于发热、缺氧等原因可使呼吸增至每分钟 40 次；某些药物中毒、颅内压增高等，可使呼吸减慢至每分钟 10 次以下。

（二）呼吸困难

呼吸困难由呼吸的速率、深浅度和节律的改变而造成，分为呼气性呼吸困难（见于支气管哮喘、阻塞性肺气肿等）、吸气性呼吸困难（见于异物、白喉、肿瘤所造成的呼吸道狭窄）、混合性呼吸困难（吸气、呼气均费力，见于肺炎、肺不张、胸膜炎等）。

（三）潮式呼吸

潮式呼吸又称陈－施氏呼吸，是一种周期性呼吸异常，由于高度缺氧、呼吸中枢的兴奋性降低，使呼吸中枢受抑制，呼吸变浅变慢，以至呼吸停止。由于呼吸停止，血液中氧分压进一步下降，二氧化碳分压逐步升高，达到一定程度后，缺氧对颈动脉体与主动脉体的化学感受器刺激作用加强，二氧化碳分压的升高，刺激延髓的二氧化碳敏感区，两者的共同作用，反射性的刺激呼吸中枢，使呼吸加深加快，达到高峰后，由于呼吸的进行氧分压升高，二氧化碳分压又降低，减少了对呼吸中枢的刺激作用，呼吸又逐渐减弱以至暂停，从而形成了周期性的变化，称潮式呼吸。

（四）间断呼吸

间断呼吸又称比奥呼吸，表现为呼吸和呼吸暂停现象交替出现。其特点是有规律地呼吸几次后，突然停止呼吸，间断一个短时间后，随即又开始呼吸。如此反复交替。间断呼吸产生的机制同潮式呼吸，为呼吸中枢兴奋性显著降低的表现，但比潮式呼吸更为严重，多在呼吸停止前出现，常见于颅内病变或呼吸中枢衰竭的患者。

（五）深度呼吸

深度呼吸又称库斯莫尔呼吸，是一种深而规则的"大呼吸"，多见于代谢性酸中毒，如糖尿病酮症酸中毒。

（六）浮浅性呼吸

这是一种浅表性不规则的呼吸，有时呈叹息样，见于濒死的患者。

（七）蝉鸣样呼吸

蝉鸣样呼吸即吸气时有一种高音调的音响，多由于声带附近阻塞，使空气进入发生困难所致。多见于喉头水肿痉挛、喉头异物时。

（八）鼾声呼吸

由于气管或大气管内有较多的分泌物潴积，使呼气时发出粗糙的鼾声。多见于深昏迷者。

三、异常呼吸的护理

（一）评估患者目前的健康状况

评估有无咳嗽、咳痰、咯血、发绀、呼吸困难及胸痛等主要症状。

（二）适当地休息与活动

如果病情需要卧床休息，护理人员应向患者解释其重要性，同时要创造一个良好的休息环境；如病情好转允许增加活动量，要注意患者对增加的活动量的耐受程度，以能耐受不疲劳为度。

（三）保持一定的营养与水分

选择易于咀嚼和吞咽的食物，注意患者对水分的需要，记录 24 小时出入量。指导患者进餐不宜过饱，避免产气食物，以免膈肌上抬，影响呼吸。

（四）心理社会支持

护理人员应发展和保持与患者之间的治疗性联系，多与患者沟通交流，同时重视患者对群体关系的需求。

（五）健康教育

嘱患者戒烟限酒，养成规律的生活习惯；教会患者噘嘴呼吸、腹式呼吸等呼吸训练的方法。

（六）其他

吸氧保持呼吸道通畅。

四、呼吸的测量

（一）目的

测量患者每分钟的呼吸次数，观察、评估患者的呼吸状况。

（二）评估

1）患者的一般情况，如年龄、性别、意识，目前病情和治疗情况。
2）评估患者 30 分钟内有无剧烈活动、情绪波动。

（三）目标和评价标准

1）患者能说出测呼吸的目的。
2）患者能配合测量呼吸。

（四）实施

1）在患者安静情况下测量，将手放在患者桡动脉处，似数脉搏状。注意观察患者胸部和腹部的起伏，一呼一吸为 1 次。
2）成年人和 7 岁以上儿童数 30 秒后乘 2，如呼吸不规则数 1 分钟。
3）注意事项。观察患者呼吸的节律、频率及深浅度，危重患者呼吸微弱不易观察时，可用少许棉花置于患者鼻孔前，观察棉花吹动情况，记录 1 分钟呼吸次数。
4）呼吸曲线的绘制，用蓝“○”表示，相邻的呼吸用蓝线相连。

血压监测技术

一、血压的概念

（一）血压的定义

血压是指血液在血管内流动时对血管壁的侧压力。一般指动脉血压，如无特别注明，均指肱动脉的血压。

1. 收缩压

当心室收缩时，主动脉压急剧升高，至收缩中期达最高值，此时的动脉血压称收缩压。

2. 舒张压

当心室舒张时，主动脉压下降，至心舒末期达动脉血压的最低值，此时的动脉血压称舒张压。

3. 脉压

收缩压和舒张压之差称脉搏压，简称脉压。

4. 平均动脉压

一个心动周期中每一瞬间动脉血压的平均值称平均动脉压。简略估算方法为：

平均动脉压 = 舒张压 + 1/3 脉压。

（二）计量单位

血压以毫米汞柱（mmHg）或千帕（kPa）为计量单位。两者换算公式为：1 kPa = 7.5 mmHg；1 mmHg = 0.133 kPa。

二、血压的生理变化及异常血压的监护

（一）正常血压

1. 血压的范围

正常成年人在安静时，血压正常范围为 90 mmHg ≤ 收缩压 ≤ 139 mmHg，60 mmHg ≤ 舒张压 ≤ 89 mmHg，脉压为 30 ~ 40 mmHg。

2. 生理变化

1）年龄和性别：血压随年龄的增长而增高。中年以前女性血压比男性血压低 7.5 mmHg 左右，中年以后差别较小。

儿童血压的计算公式为：

收缩压 = 80 + 年龄 × 2（mmHg）；舒张压 = 收缩压 × 2/3（mmHg）。

2）时间：血压在傍晚时较清晨高 5 ~ 10 mmHg，睡眠时逐渐下降。

3）其他：处于运动、愤怒、恐惧、疼痛时血压升高，但以收缩压为主，舒张压多无明显变化。由于舒张压不与收缩压按比例升高，脉压的变化足以满足身体各部对各种不同供血情况的需要。

（二）异常血压

1. 高血压

未服抗高血压药的情况下，成年人收缩压 ≥ 140 mmHg 和（或）舒张压 ≥ 90 mmHg。95% 的患者为病因不明的原发性高血压，多见于动脉粥样硬化、肾炎、颅内压增高等，最易受损的部位是心、脑、肾、视网膜。

患者收缩压与舒张压属于不同级别时，应按两者中较高的级别分类；患者既往有高血压史，目前正服抗高血压药，血压虽已低于 140/90 mmHg，也诊断为高血压。

2. 低血压

血压低于 90/60 mmHg 称为低血压。常见于大量失血、休克、急性心力衰竭等。

3. 脉压异常

1）脉压增大的情况见于主动脉瓣关闭不全、高血压、主动脉粥样硬化、甲状腺功能亢进、严重贫血等。

2）脉压减小见于低血压、心包积液、严重二尖瓣狭窄、主动脉瓣狭窄、重度心功能不全等。

（三）异常血压的护理

1. 密切监测血压

血压监测需定时间、定部位、定体位、定血压计。

2. 观察病情

指导患者按时服药，观察药物的不良反应；注意有无潜在并发症发生。

3. 休息与活动

嘱患者注意休息，减少活动，保证充足的睡眠时间。

4. 环境

环境需保持安静、舒适，温湿度适宜。

5. 情绪

嘱患者保持稳定情绪，减少导致情绪激动的因素。

6. 饮食

嘱患者食用易消化、低脂、低胆固醇、高维生素、富含纤维素的食物，根据血压的高低限制盐的摄入；避免刺激性食物。

7. 健康教育

嘱患者戒烟限酒；保持大便通畅，必要时给予通便剂；养成规律的生活制度；学会观察有无高血压并发症的先兆。

三、测血压的方法（以测肱动脉血压为例）

（一）目的

通过观察血压的变化，可以了解循环系统的功能状况，为诊断、治疗、护理提供依据。

（二）评估

1）评估患者的一般情况，如年龄、性别、意识及目前的病情、治疗情况、合作程度。

2）30 分钟内患者有无吸烟、活动、情绪波动。

3）患者有无偏瘫、功能障碍。

（三）目标/评价标准

1）患者能叙述测血压的目的。

2）患者能配合测量血压。

3）患者能说出血压的正常范围，并判断何为高血压、何为低血压。

（四）实施

1）测量前患者须休息片刻，取坐位或卧位。

2）露出上臂伸直（袖口不宜过紧），掌心向上，使患者心脏、肱动脉与血压计零点处于同一水平。

3）放平血压计，驱尽袖带内空气，将袖带平整地缠于上臂，使其下缘距肘窝2～3 cm，松紧适宜。

4）戴好听诊器，将其放在肘窝内侧，摸到肱动脉搏动处，用手固定。

5）打开水银槽开关，关紧橡皮球气门，握住输气球向袖带内打气至肱动脉搏动消失。注意打气不可过猛、过高。

6）微开气门，使水银柱缓慢下降，听到第一声搏动即为收缩压，至搏动声突然变弱或消失，即为舒张压。

7）测毕，解去袖带并排尽空气，拧紧气门上开关，按要求将血压计放好。

8）协助患者穿好衣袖，安置舒适的位置休息。

9）记录结果，采取分数式，即收缩压/舒张压。

10）注意事项。

（1）测量血压前，询问患者有无高血压病史。

（2）检查血压计水银有无破损，是否保持在"0"处，橡胶管及气球有无漏气。

（3）袖带不宜过宽或过窄，成年人一般10～12 cm，小儿袖带宽度为上臂的1/3～1/2。过宽测得血压偏低，反之偏高。松紧度适宜，过紧测得血压偏低，反之偏高。

（4）测量血压时，血压计"0"位与肱动脉、心脏在同一水平，以防肢体过高，测得血压偏低，肢体过低，测得血压偏高。

（5）发现血压听不清或异常时，应重测，使水银柱降至"0"度再测。

（6）对偏瘫的患者，应在腱侧肢体测量；对上肢有大面积烧伤、脉管炎、血管畸形等病变患者，可在下肢腘窝动脉处测量。

（7）测量血压时，应将血压计放平，充气不宜过猛，勿使汞柱超过玻璃管最高刻度。

（8）测量完毕，必须将袖带内气体排尽，将血压计向水银槽方向倾斜45°角，使水银全部进入水银槽内，关闭水银槽开关。携带时应保持水平位置，勿震动，应定期检测。

11）应用电子血压计测量血压时，将袖带平整无折地缠于上臂中部，使传感器位于脉搏明显处，开启电源开关，指示灯亮，按下打气电钮，袖带内即自行充气，这时电表指针移动，待稳定时，两指针所指读数分别为收缩压和舒张压，然后记录；如患者须定时测量血压，则按下计时电钮（如每 5 分钟、15 分钟、30 分钟……测一次），到时血压计能自动示出读数。

（李晓坤）

第二节　心肺复苏术

一、心前区捶击

在心搏骤停后的 1 分 30 秒内，心脏应激性最高，此时拳击心前区，所产生的电能可使心肌兴奋并产生电综合波，促使心脏复跳。

1. 方法

右手松握空心拳，小鱼际肌侧朝向患者胸壁，以距胸壁 20～30 cm 高度，垂直向下捶击心前区，即胸骨下段。捶击 1～2 次，每次 1～2 秒，力量中等，观察心电图变化，如无变化，应立即改行胸外心脏按压和人工呼吸。

2. 注意事项

1）捶击不宜反复进行，捶击次数不宜超过 2 次。

2）捶击时用力不宜过猛。小儿禁用，以防肋骨骨折。

二、胸外心脏按压

心搏骤停患者的胸廓仍具有一定的弹性，胸骨和肋骨交界处可因受压下陷。因此，当按压胸部时，使血液向前流动的机制是由于胸腔内压力普遍增加，以致胸腔内压力 > 颈动脉压 > 头动脉压 > 颈静脉压。正是这个压差使血液向颈动脉，流向头部，回流到颈静脉。

1. 患者体位

患者仰卧于硬板床或地面上，头部与心脏在同一水平，以保证脑血流量。如有可能应抬高下肢，以增加回心血量。

2. 术者体位

术者紧靠患者胸部一侧，为保证按压力垂直作用于患者胸骨，术者应根据抢救现场的具体情况，采用站立地面或脚凳上，或采用跪式等体位。

3. 按压部位

按压部位在胸骨下 1/3 段。确定部位用以下方法：术者用靠近患者足侧一手的食指和中指，确定近侧肋骨下缘，然后沿肋弓下缘上移至胸骨下切迹，将中指紧靠胸骨切迹（不包括剑突）处，食指紧靠中指。将另一手的掌根（长轴与患者胸骨长轴一致）紧靠前一手的食指置于胸骨上。然后将前一手置于该手背上，两手平行重叠，手指并拢、分开或互握均可，但不得接触胸壁。

4. 按压方法

1）成年人：术者双肘伸直，借身体和上臂的力量，向脊柱方向按压，使胸廓下陷 3.5~5.0 cm，后迅即放松，解除压力，让胸廓自行复位，使心脏舒张，如此有节奏地反复进行。按压与放松的时间大致相等，放松时掌根部不得离开按压部位，以防位置移动，但放松应充分，以利血液回流。按压频率为 100~120 次/分。

2）小儿：使患儿仰卧于诊疗桌上，足部略抬高以增加回心血量。术者以一手掌根部置于患儿胸骨中下部垂直向脊柱方向施力，使胸廓下陷；如是婴儿，则用一手托住患儿背部，另一手以食指、中指进行按压。按压频率，年长儿 80 次/分，婴幼儿及新生儿 100 次/分。

5. 按压与通气的协调

1）一人操作：现场只有一个抢救，吹气与按压之比为 2:30，即连续吹气 2 次，按压 30 次，2 次吹气间不必等第一口气完全呼出。2 次吹气的总时间应在 4~5 秒。

2）两人操作：负责按压者位于患者一侧胸旁，另一人位于同侧患者头旁，负责疏通气管和吹气，同时也负责监测颈动脉搏动。吹气与按压之比为 2:30，为避免术者疲劳二人工作可互换。在按压过程中可暂停按压以核实患者是否恢复自主心搏。但核实过程和术者调换所用时间，均不应使按压中断 5 秒以上。

6. 按压有效标志

1）可触知颈动脉搏动（由吹气者监测）。

2）收缩压 >60 mmHg。

3）意识改善，瞳孔对光反应恢复。

三、心内注射术

在现代救护中，自胸外向心内注药不宜作为常规首选途径，因其有许多缺点，如用药过程中中断心肺复苏，操作不当可发生气胸、血胸、心肌或冠状动脉撕裂、心包积血等。注入心腔内的准确性不到 50%。若将肾上腺素等药物注入心肌内，还可造成顽固性心室颤动。必须自胸外向心内注药时，应选择合适的注射部位及方法。

（一）操作步骤

1. 心前区注射法

于第 4 肋间胸骨左缘旁开 2 cm 处常规消毒皮肤。右手持注射器，必要时以消毒的左手拇指、食指扶持长针头头端 1~2 cm 处，用力将针垂直刺入皮肤并不断深入，注意边进针边拭抽回血。达一定深度（成年人 4~5 cm，小儿超过 3 cm），可见大量回血，然后迅速注药。如进针较深仍无回血，可将针缓慢后退，同时持续抽吸回血，若仍无回血，可改变方向重行穿刺。

2. 剑突下注射法

于剑突与左肋弓连接处下 1 cm 处常规消毒皮肤，将穿刺针刺入皮下，使针头与腹壁成 15°~30°角，向心底部直接刺入，边进针边回抽，抽得大量回血后注药。

3. 直接心内注射法

对于开胸者，则在无菌条件下，用 7 号注射针头避开冠状血管直接向左心室或右心室穿刺、注药。

（二）注意事项

1）在胸外行心内注射时，必须选择合适的心内注射针头，否则针头长度达不到心室腔可导致穿刺失败。

2）穿刺最好选择右心室，该处心室壁较薄，血管较少，穿刺时不易损伤血管。

3）注射部位要准确。操作时应停做人工呼吸，以防刺破肺组织形成气胸。

4）进针后必须抽得大量回血后，方可将药液注入。切忌把药液注入心肌内，以免引起心肌坏死或心律失常。

5）操作要迅速，尽量缩短心脏按压中断时间。

四、胸内心脏按压

一般很少应用胸内心脏按压法。遇有下列情况时才有进行胸内心脏按压的指征：①胸外按压 3 分钟以上无效；②肋骨骨折；③胸外伤；④心脏压塞；⑤胸内手术；⑥异常肥胖、桶状胸或其他胸廓畸形，胸外心脏按压无效者。

（一）操作步骤

1）患者平卧或稍向右侧卧，做好气管内插管及人工控制呼吸。

2）术者沿左侧第 4 肋间隙，前起胸骨旁 1 cm，后达腋中线肋间做一弧形切口进入胸腔，切断上、下二肋软骨，撑开切口，用右手将心脏握在手中，以每分钟 70～80 次的速度持续而有力地挤压心脏，也可将手放于心脏之后，将心脏向前压向胸骨。开胸的时间愈短愈好，从心搏骤停至开始按压最好不要超过 4 分钟。每次按压后应有足够的舒张，以利回心血流。按摩强度以能扪到颈、股动脉搏动为宜。以后心肌颜色逐渐由发绀转为红润，心肌张力逐渐增加。为促进心脏复跳，提高按压效果，按压的同时可由静脉或向左心室内注射肾上腺素 0.5～1.0 mg、异丙肾上腺素 1.0 mg 等。

3）患者循环恢复后，术者应仔细止血，待血压稳定缝合切口，并置胸腔引流管。

（二）注意事项

1）开胸应在 4 分钟内完成，不强求正规消毒。

2）挤压方法要正确，严禁用手指尖挤压心脏，切不可按压心房或使心脏扭转，以免妨碍静脉血回流。挤压时左右心室血液应同时排空。

3）挤压时用力要均匀，切忌粗暴。按压接触面要常更换位置，不要固定压迫一处，以免损伤心肌。当心脏恢复自主搏动，并估计有适当的心排血量时，可停止挤压。

4）医生行挤压时，护理人员可按医嘱备好心内注射药物，如肾上腺素、异丙肾上腺素为主的心内注射用药，反复心内注射时，要注意避开心脏血管及更换注射位置。

5）医生行挤压心脏时，护理人员须专人协助，严密观察病情，5～10 分钟测量一次血压和颈动脉或股动脉搏动，并观察呼吸、瞳孔、意识等情况，随时报告医生。

6）医生关闭胸腔时，护理人员应准备无菌胸腔封闭引流导管与封闭瓶一套，为排出胸腔内的血液与气体之用；根据医嘱备好适量的抗生素，如青霉素等，放入胸腔内，防止感染。

五、心外除颤器的应用

电击除颤是终止心室颤动的最有效方法，应早期除颤。有研究表明，绝大部分患者的心搏骤停是由心室颤动所致，75% 发生在院外，20% 的人没有任何先兆，而除颤每延迟 1 分钟，抢救成功的可能性就下降 7% ~ 10%。除颤波形包括单相波和双相波两类，不同的波形对能量的需求有所不同。成年人发生心室颤动和无脉性室性心动过速，应给予单向波除颤器能量 360 J 一次除颤，双向波除颤器 120 ~ 200 J。如对除颤器不熟悉，推荐用 200 J 作为除颤能量。双相波形电除颤：早期临床试验表明，使用 150 ~ 200 J 即可有效终止院前发生的心室颤动。低能量的双相波有效，而且终止心室颤动的效果与高能量单相波除颤相似或更有效。儿童第 1 次 2 J/kg，以后按 4 J/kg 计算。电击除颤后，一般需要 20 ~ 30 秒才能恢复正常窦性节律，因此电击后仍应立刻继续进行心肺复苏，直至能触及颈动脉搏动为止。持续心肺复苏、纠正缺氧和酸中毒、静脉注射肾上腺素（可连续使用）可提高除颤成功率。

电击除颤的操作步骤为：①电极板涂以导电糊或垫上盐水纱布；②接通电源，确定非同步相放电，心室颤动不需麻醉；③选择能量水平及充电；④按要求正确放置电极板，一块放在胸骨右缘第 2 ~ 3 肋间（心底部），另一块放在左腋前线第 5 ~ 6 肋间（心尖部）；⑤经再次核对心律，明确所有人员均未接触患者（或病床）后，按压放电电钮；⑥电击后即进行心电监测与记录。

已出现电脑语音提示指导操作的自动体外除颤器（AED），大大方便了非专业急救医务人员的操作，为抢救争取了宝贵的时间。AED 使复苏成功率提高了 2 ~ 3 倍，非专业救护者 30 分钟就可学会。AED 适用于无反应、无呼吸和无循环体征（包括室上性心动过速、室性心动过速和心室颤动）的患者。公众启动除颤（PAD）要求受过训练的急救人员（警察、消防员等），在 5 分钟内使用就近预先准备的 AED 对心搏骤停患者实施电击除颤，可使院前急救生存率明显提高。

（刘道路）

第三节 呼吸复苏术

一、人工呼吸

人工呼吸是患者呼吸受到抑制或呼吸突然停止，心脏仍在搏动或心跳停止时应用手法或机械辅助患者呼吸，达到充分换气，使其恢复自主呼吸的一种方法，是抢救患者生命的一种急救措施。

（一）方法

1. 口对口人工呼吸

患者取仰卧位，抢救者一手放在患者前额，并用拇指和食指捏住患者的鼻孔，另一手握住颏部使头尽量后仰，保持气道开放状态，然后深吸一口气，张开口以封闭患者的嘴周围（婴幼儿可连同鼻一块包住）。

向患者口内连续吹气 2 次，每次吹气时间为 1.5 ~ 2.0 秒，吹气量为 1 000 ml 左右，直到胸廓抬起，停止吹气，松开贴紧患者的嘴，并放松捏住鼻孔的手，将脸转向一旁，用耳听有无气流呼出，再深吸一口新鲜空气为第二次吹气做准备，当患者呼气完毕，即开始下一次同样的吹气。

如患者仍未恢复自主呼吸，则要进行持续吹气，成年人吹气频率为 10 ~ 12 次/分，儿童 15 次/分，婴儿 20 次/分，但是要注意，吹气时吹气容量相对于吹气频率更为重要。注意要让气体完全排出后再重新吹气，一分钟内检查有无颈动脉搏动及瞳孔、皮肤颜色变化，直至患者复苏成功或死亡，或准备好做气管插管。

2. 口对鼻人工呼吸

当患者有口腔外伤或其他原因致口腔不能打开时，可采用口对鼻人工呼吸，其操作方法是：首先开放患者气道，头后仰，用手托住患者下颌使其口闭住。深吸一口气，用口包住患者鼻部，用力向患者鼻孔内吹气，直到胸部抬起，吹气后将患者口部张开，让气体呼出。如吹气有效，则可见到患者的胸部随吹气而起伏，并能感觉到气流呼出。

3. 举臂压胸法

1）患者仰卧，头偏向一侧，肩下垫一枕头。术者立或跪在患者头前，双手握住患者的两臂近肘关节处，将上臂拉直过头，患者的胸廓被动扩大形成吸气。

2）待 2 秒后，再屈其两臂，将其肘放回胸廓下半部，并压迫其前侧方两肋弓部约 2 秒，此时胸廓缩小，形成呼气。以此反复施行。每分钟 14 ~ 16 次为宜，节律应均匀。

4. 双手压胸法

1）患者仰卧（或俯卧），将头偏向一侧，术者骑跪在患者大腿两侧，两手平放在患者的胸肋部（或背部），拇指向内靠近胸骨（或脊柱），使身体慢慢向前倾，借身体重力压挤患者胸部（或背部），将患者肺内空气驱出。

2）放松压力，使患者胸廓自然恢复原状，空气随之吸入。如此反复进行，每分钟 14 ~ 16 次为宜。

3）俯卧者两臂伸向头，将一前臂屈曲，使头侧枕于其上，以防口鼻着地。此法多用于溺水者。

5. 简易呼吸器法

1）清除上呼吸道分泌物或呕吐物，使患者头向后仰，托起下颌，扣紧面罩，挤压呼吸囊，空气由气囊进入肺部。

2）放松时，肺部气体经活瓣排出。一次挤压可有 500 ~ 1 000 ml 的空气入肺。每分钟 14～16 次。必要时接上氧气加压给氧。

6. 加压人工呼吸法

气管插管后，利用充满氧气的呼吸囊，有节律地挤压（吸气）、放松（呼气），达到人工呼吸的目的。其操作如下。

1）患者仰卧，使用咽喉镜为患者行气管插管术。

2）气管导管的外端和呼吸气囊的前端出口处分别与活瓣相连，呼吸囊的尾端侧管与氧气管相接。

3）放开氧气，充满呼吸气囊，然后用手捏之，将氧气挤入患者肺，每分钟捏 16～20 次。

（二）注意事项

1）吹气应有足够的气量，以使胸廓抬起，但一般不超过 1 200 ml。吹气过猛过大可造成咽部压超过食管开放压从而使气体吹入胃内引起胃胀气。

2）吹气时间宜短，以约占 1 次呼吸周期的 1/3 为宜。

3）若患者口腔及咽喉部有分泌物或堵塞物，如痰液、血块、泥土等，应在操作前清除，以免影响人工呼吸效果或将分泌物吹入呼吸道深入。

4）如有假牙者应取下假牙。遇舌后坠的患者，应用舌钳将舌拉出口腔外，或用通气管吹气。

5）如遇牙关紧闭者，可行口对鼻人工呼吸。吹气时应将患者口唇闭紧。为克服鼻腔阻力，吹气时用劲要大，吹气时间要长。

6）对婴幼儿，则对口鼻同时吹气更易施行。

7）若患者尚有微弱呼吸，人工呼吸应与患者的自主呼吸同步进行，即在患者吸气时，术者用力吹气以辅助进气，在患者呼气时，松开口鼻，便于排出气体。

8）为防止交叉感染，在操作时可取一块纱布单层覆盖在患者口或鼻上，有条件时用面罩及通气管则更理想。

9）通气适当的指征是看到患者胸部起伏并于呼气时听到及感到有气体逸出。

二、呼吸机的应用

呼吸机治疗是在呼吸系统解剖和生理不正常的情况下进行的，主要用于各种原因引起的急慢性呼吸衰竭。呼吸机可有效地提高肺泡氧分压，满足机体供氧和排出二氧化碳的需要，起到治疗和预防多种疾病的目的。呼吸机对生理功能的影响有积极和消极的双重作用，合理选择通气方式和正确调整通气参数可提高治疗效果，减少并发症的发生。呼吸机治疗期间，呼吸、循环功能的监测对于判断机械通气的治疗效果、进行呼吸机的合理调节和预防并发症的发生具有重要的意义。

（一）操作步骤

呼吸机可以通过面罩、气管插管、气管切开等方法与患者相连接。气管插管连接囊可以缩小呼吸道无效腔，保证预期气量送入肺泡，但一般只维持 72 小时，时间太长易引起喉头水肿。呼吸频率一般成年人每分钟 16 次，小儿例外，呼吸的比例以 1.0:1.5 为宜。潮气量一般为 500～700 ml。

（二）注意事项

1）使用呼吸机应随时观察器械的效果，随时调节，以期达到生理的气体交换，并保持呼吸道的清洁通畅，应定期测定二氧化碳分压。

2）注意观察呼吸是否平稳，呼吸与呼吸机合拍则表明病情好转。如患者烦躁不安，挣扎抗拒呼吸机，则表明病情恶化，此时必须检查呼吸机通气量是否充足、有无分泌物堵塞呼吸道、肺内病变是否加重恶化，同时应注意两侧胸部活动是否一致、胸廓扩张是否良好。听诊时两侧呼吸音清晰，则表明病情好转。

3）观察循环情况，如患者血压上升，脉搏减慢，心律不齐减少或消失，则为病情好转；相反，则病情恶化。如患者面部潮红、脉搏快、呼吸深而慢、血压偏高，则为呼吸性酸中毒表现，这时可以调节呼吸的比例，使呼气适当地延长，潮气量加大，有利于二氧化碳排出。如通气过度，则产生呼吸性碱中毒。

4）观察患者意识，如患者从昏迷状态逐渐清醒或表现出对周围事物感兴趣则表示脑的供氧较前好转。

5）注意不使人工呼吸中断，抢救呼吸骤停或呼吸衰竭的患者，在没有得到呼吸机之前，必须先做口对口人工呼吸等。

6）注意防止出现并发症，如患者吸入气体压力过高，会导致肺泡破裂，成为气胸、纵隔气肿，过度换气后，可能发生痉挛、呼吸性碱中毒、低血压，还可能并发肺部感染、肺不张、腹胀、消化道出血等，应注意防治。

（张艳真）

第四节　改善呼吸功能的急救技术

呼吸是人的基本需要。无论是急性突发性呼吸困难，还是慢性持续性呼吸困难，都会导致机体缺氧而危及生命和健康。因此，护理人员应熟练掌握改善呼吸功能的护理技术，以解除患者的痛苦，满足患者的需要。

一、吸痰法

吸痰法用于清理呼吸道分泌物，保持呼吸道通畅，促进呼吸功能，改善肺通气，预防并发症发生。将呼吸道分泌物或误吸的呕吐物吸出，以保持呼吸道通畅，预防吸入性肺炎、呼吸困难、发绀，甚至窒息。

（一）操作步骤

1）洗手、戴口罩。

2）备齐用物，携至患者床旁，核对，向患者解释操作目的与合作方法。

3）接上电源，打开开关，检查吸引器的性能是否良好，连接是否正确。

4）根据患者情况及痰液黏度调节负压，吸引器负压压力一般调节为 300 ~ 400 mmHg，用生理盐水试吸，检查导管是否通畅。

5）将患者头转向操作者一侧，昏迷患者可用压舌板或开口器帮助患者张口。一手将导管末端折叠（连接玻璃接管处），以免负压吸附黏膜，引起损伤。另一手用无菌持物钳持吸痰导管头端插入患者口腔咽部，脚踩吸引器开关，放松导管末端，先将口腔咽喉部分泌物吸净，然后更换吸痰管。在患者吸气时顺势将吸痰管经咽喉插入气管达一定深度（约 15 cm），将吸痰管自深部向上提拉，左右旋转，吸净痰液。每次吸痰时间不超过 15 秒，以免患者缺氧。

6）如从口腔吸痰有困难者，可从鼻腔抽吸；气管插管或气管切开者，可由气管插管或气管套管内吸痰，须严格执行无菌操作。

7）在吸痰过程中，随时擦净喷出的分泌物，观察吸痰前后呼吸频率的改变，同时注意吸出物的性质、量及颜色等，做好记录。

8）吸痰毕，关上吸引开关，将吸痰管浸泡消毒，并将吸痰玻璃接管插入盛有消毒液的试管内浸泡。

9）观察患者呼吸是否改善，协助患者取舒适卧位，整理用物。

（二）注意事项

1）气管内吸引在必要的时候进行即可，但最长不宜超过 8 小时。

2）管径推荐使用不达到气管导管内径的一半，同时尽可能粗的吸引导管型号。

3）吸引导管进入的深度为气管插管的深度，在深入到气管导管的底端时，回抽 1 ~ 2 cm 后再进行吸引。

4）不要在吸引之前向气管导管内注射生理盐水。

5）推荐在气管内吸引前后 30 秒常规使用 100% 氧气吸入。

6）吸痰前检查负压吸引装置性能是否良好，连接是否正确。

7）严格无菌操作，按吸痰顺序操作，每吸痰一次需更换吸痰管。

8）动作轻柔，防止呼吸道黏膜损伤。

9）痰液黏稠时可配合叩击，雾化吸入或遵医嘱予以生理盐水气道湿化，提高吸痰效果，储液瓶内洗出液及时倾倒，储液瓶不能超过 2/3 满；每次吸痰小于 15 秒，以免造成缺氧。

二、氧气疗法

氧气疗法是一项改善呼吸功能的护理措施，更是一项重要的急救措施。通过给氧，可提高血氧含量及动脉血氧饱和度，纠正各种原因造成的缺氧状态，促进代谢，维持机体生命活力。

（一）缺氧原因

缺氧是氧的供应与消耗间的不平衡，组织细胞处于缺氧状态，一般由三方面因素造成。

1. 动脉血氧合不全

原因有肺泡通气量下降、肺泡与肺毛细血管间氧的弥散不良、肺泡通气与血流灌注比值失常。

2. 血液带氧能力下降

原因有贫血或红细胞变性、心排血量下降或由右向左分流。

3. 组织细胞氧释放障碍

原因有微循环障碍、2，3 – 二磷酸甘油酸（2，3 – DPG）降低等。

4. 其他

组织细胞氧耗增加或组织细胞中毒不能摄取和利用氧。

（二）缺氧的病理生理

1. 中枢神经系统的变化

中枢神经系统对缺氧最敏感。缺氧一开始，中枢神经系统活动立即增强，患者情绪兴奋，有欣快感，烦躁不安。中枢神经系统耐受性很低，当缺氧加重或持续过久时，即特别容易受到损害，迅速出现精神活动障碍，表现为头痛、疲乏无力、判断力下降、思维能力减退等。严重缺氧时，引起抽搐、昏迷以至死亡。最易受损的是大脑皮质，其次是皮质下、脑干、呼吸和心血管中枢。正常的脑功能取决于足够的能量供应，葡萄糖是脑唯一的能量来源。脑所需能量的主要来源是糖的有氧氧化，故用糖、用氧量都很大。脑重量只占体重的2%，但耗氧量却占全身耗氧量的20%。此外，脑内葡萄糖和氧的贮备少，必须通过血液循环不断补充才能满足脑的能量代谢。

脑的能量不足时，脑的功能活动立即受到影响，神经细胞膜上的钠泵因ATP不足而运转失灵，细胞内保钾排钠的功能障碍，使细胞内钠积聚，渗透压升高，将水吸引入细胞内，引起脑细胞水肿（细胞内水肿）。血管周围的星形胶质细胞和血管内皮细胞肿胀使脑的微循环受阻，加上缺氧和酸性产物堆积使脑血管通透性增高而引起脑组织间隙水肿（细胞外水肿）。脑水肿使颅内压升高，压迫血管，加上血管内皮细胞肿胀，影响血液循环，加重脑缺氧。颅内压过高时可形成脑疝，使脑干受压发生呼吸麻痹而死亡。

2. 呼吸系统的变化

缺氧时呼吸运动增强，呼吸加深加快，深而快的呼吸可以增加每分钟通气量和气体交换面积，使机体在单位时间内能够摄取更多氧以提高动脉血氧分压。同时由于呼吸深快，胸腔的运动增强，胸腔负压增大，静脉回血量增多，单位时间内流经肺的血量也多，可以加快氧的运输。

呼吸加深加快的原因有以下几点。

1）动脉血氧分压降低刺激了颈动脉体化学感受器，反射地引起呼吸中枢兴奋。急性缺氧时，这一反射需在动脉血氧分压降到 60 mmHg 以下才明显发挥作用，因此低张性缺氧和呼吸性缺氧时呼吸深快比较明显。血液性缺氧时，因动脉血氧分压正常，故呼吸增强不显著。

2）缺氧后酸性产物增多，血液氢离子浓度升高直接刺激中枢和外周化学感受器，反射性地引起呼吸中枢兴奋。

3）缺氧伴有血内二氧化碳增高也能引起延髓表面的中枢化学感受器兴奋，使呼吸加深加快。

严重缺氧或抑制呼吸中枢，患者呼吸运动减弱，出现周期性呼吸，甚至呼吸停止。

3. 循环系统的变化

缺氧时交感 - 肾上腺髓质系统兴奋，去甲肾上腺素和肾上腺素作用于心肌细胞膜的 β 受体，引起心肌细胞兴奋，使心率加快，心肌收缩力加强。加上呼吸运动增强和交感兴奋产生的静脉系统收缩所引起的回心血量增多，使每分钟心排血量增加。不过心肌收缩力加强往往只发生在缺氧初期，以后因缺氧和酸中毒对心肌的直接作用，使心肌收缩力减弱。缺氧时心排血量增多主要是心率加快的结果，每搏输出量到后来往往减少。

急性缺氧时，动脉血氧分压降低，刺激颈动脉体和主动脉体化学感受器，反射性地使交感神经兴奋，肾上腺髓质分泌增强，血液重新分配。皮肤和腹腔内脏的小血管收缩，增加循环血量，同时这些器官的血流量减少，脑血管和冠状动脉则舒张，血流量增多，缺氧使冠状动脉舒张的机制目前尚未完全阐明，较受重视的是腺苷学说。此学说认为心肌缺氧时细胞内的 ATP 分解为 ADP 与 AMP，AMP 经 5′ - 核苷酸酶作用脱去磷酸而形成腺苷。腺苷能透过心肌细胞膜，进入组织液而使心肌细胞周围的冠状动脉舒张，因此急性缺氧时冠状动脉血流量增加，心肌细胞摄取的氧量增加。动脉血氧分压降到 50 mmHg 时，脑血管扩张，脑血流量增多，可能与乳酸、腺苷等代谢产物的作用有关。缺氧合并二氧化碳增多时，冠状动脉血流量和脑血流量的增加更为显著。脑动脉血二氧化碳分压降低可使脑血管收缩而降低脑血流量。

慢性缺氧时，血液氧分压降低使毛细血管开放的数目增多，管腔扩张，从而使毛细血管的血液循环量增加，组织供氧量增多。

当吸入气中氧分压降低或有肺疾病时，肺泡气氧分压降低，可引起肺小动脉收缩。一个肺叶或肺段的血管收缩可减少缺氧肺泡的血流量，使通气良好的其他肺泡的血流量增多而加强气体交换，但若肺血管广泛收缩，不仅失去代偿意义，反而使肺动脉压升高，增加右心负荷。慢性低张性缺氧或呼吸性缺氧引起肺小动脉持久收缩，使血管平滑肌肥大，管壁增厚，肺动脉压持久升高，发展为右心肥大甚至衰竭，称为肺源性心脏病。

4. 血液系统的变化

1）红细胞增多：急性缺氧时可见血液中红细胞数增多，可能由于血液内水分渗出、血液浓缩所致。

慢性缺氧时，血液中红细胞数常明显增多，甚至发生红细胞增多症。到达高原地区当动脉血氧分压降到 60 mmHg 时，开始出现红细胞增多，这是由于动脉血氧分压降低刺激肾脏产生红细胞生成酶增多，它作用于血浆中的促红细胞生成素原，使其转变为促红细胞生成素。促红细胞生成素促使骨髓内原始血细胞加速分化为原始红细胞，并且对骨髓中红细胞的成熟和血红蛋白的合成也有促进作用。

红细胞增多能提高血氧容量和血氧含量，提高血液的带氧能力。红细胞过多可增加血液黏度，血细胞比容超过60%将使血流变慢而加重缺氧。

2）红细胞内2，3-DPG含量增多：2，3-DPG是由糖酵解的中间产物——1，3-二磷酸甘油酸通过2，3-二磷酸甘油酸变位酶（2，3-DPGM）转化而产生的。2，3-DPG可经2，3-二磷酸甘油酸磷酸酶（2，3-DPGP）的作用而分解。2，3-DPG易与红细胞中的还原血红蛋白可逆地结合，并与氧有竞争作用。因此当2，3-DPG增加时，血红蛋白与它结合增多而对氧的亲和力降低，氧解离曲线右移，有利于氧的释放供组织利用。

3）血量的变化：有人观察到，人从海平地区到达海拔3 000 m处停留10天后，血浆量减少15%，全血量减少9%。到海拔更高处停留更久，血浆量和全血量减少更多。原因尚未明了，可能是急性缺氧引起交感神经兴奋，使静脉系统收缩之故。静脉收缩引起毛细血管内压升高而促使液体渗至组织间隙，致使血浆量减少，这可能是一种适应性反应，以减轻脑脊液压和脑水肿，从而减轻高原反应。

慢性缺氧时，由于红细胞增多而使血量增加。

4）发绀：有些类型的缺氧伴有血氧饱和度下降，红细胞内还原血红蛋白增多，血液呈暗红色。当毛细血管血液中还原血红蛋白量在50 g/L以上时，皮肤、黏膜呈青紫色，称为发绀。

临床上出现发绀一般表示有缺氧。发绀的出现受血红蛋白总量、皮肤黏膜的血液循环状况等因素的影响。例如严重贫血的患者，血红蛋白总量极度减少，此时若患肺炎，即使血中还原血红蛋白所占的比例大大增加，也仍达不到50 g/L，从而不出现发绀。相反，红细胞增多症的患者由于血红蛋白总量增加，虽无缺氧，毛细血管内还原血红蛋白含量也可超过50 g/L而呈现发绀。血内还原血红蛋白量增多的患者，若皮肤黏膜血管收缩，毛细血管血流减少，虽有缺氧，发绀可不明显。

5. 消化系统的变化

初到高原的人，常有恶心、呕吐、食欲减退等消化系统症状，多因缺氧对中枢神经系统的影响所引起。

6. 对细胞代谢的影响

严重缺氧抑制细胞能量代谢的中间过程。机体的能量是由营养物质在体内氧化分解释放出来补充的，如果能量得不到补充，则机体的生命活动终将停止。营养物质在机体内氧化分解的过程称生物氧化（或称组织呼吸）。生物氧化是在组织细胞的原生内进行的，而细胞内的线粒体是生物氧化的中心部位，也是生成ATP的重要场所。葡萄糖在有氧条件下经过一系列生物氧化过程，最终分解为二氧化碳和水，在此过程中，有大量能量释放出来，并生成大量ATP，其中约63%来自三羧酸循环。在无氧条件下，糖代谢（糖酵解）与有氧代谢的差异是在丙酮酸以后。糖酵解过程中的丙酮酸接受2H成为乳酸，而有氧氧化是丙酮酸在丙酮酸脱氢酶系的催化下，氧化脱羧生成乙酰辅酶A，后者再经三羟酸循环氧化成二氧化碳和水。当机体存在严重缺氧，其能量供应主要靠无氧代谢维持时，就可产生大量乳酸，出现代谢性酸中毒。

7. 其他

长期缺氧可造成肝、肾损害，也可使骨骼肌张力发生改变，早期肌张力增加，随后肌肉松弛。

（三）缺氧程度及评估

氧是维持生命的必要物质，但人体氧的储量极少，有赖于外界环境氧的供给和通过呼吸循环、血液循环，不断完成氧的摄取和运输，以保证细胞生物氧化的需要。如果人体在氧的摄取、携带、运输、组织利用中的任何环节上发生障碍，就会出现缺氧。缺氧的主要临床症状有发绀、呼吸困难、脉搏增快、神志改变等。通过评估缺氧症状并结合血气分析的结果，可判断缺氧的程度。

1. 轻度缺氧

无明显的呼吸困难，仅有轻度发绀，神志清楚。

2. 中度缺氧

发绀明显，呼吸困难，神志正常或烦躁不安。

3. 重度缺氧

显著发绀，极度呼吸困难，明显三凹征（即胸骨上、锁骨上和肋间隙凹陷），失去正常活动能力，呈昏迷或半昏迷状态。

（四）氧治疗

任何原因所致的缺氧，均应尽快纠正低氧血症，而纠正低氧血症的有效措施之一就是氧气疗法。

1. 适应证

从理论上言，凡存在低氧血症，便有氧疗的指征，但实际上，动脉血氧分压降低到什么水平临床上即需氧治疗，尚难作硬性规定。以下情况应给予氧气疗法。

1）呼吸系统：肺源性心脏病、哮喘、重症肺炎、肺水肿、气胸等。

2）心血管系统：心源性休克、心力衰竭、心肌梗死、严重心律不齐等。

3）中枢神经系统：颅脑外伤、各种原因引起的昏迷等。

4）其他：严重的贫血、出血性休克、一氧化碳中毒、麻醉药物及氰化物中毒、大手术后、产程过长等。

2. 氧气疗法的分类

1）根据吸入氧流量分类。

（1）低流量给氧：≤4 L/min。

（2）高流量给氧：>4 L/min。

2）根据吸入氧浓度分类。

（1）低浓度给氧：<30%。

（2）中浓度给氧：30%~50%。

（3）高浓度给氧：>50%。

3）根据给氧时的压力情况分类。

（1）常压氧疗：是在一个大气压（1个大气压=101 kPa）下的氧疗。

（2）高压氧疗：是在超过一个大气压的高压情况下给氧。通常将患者送到高压氧舱内，在1.2~3.0个大气压下吸氧，使血中溶解氧量增加。

3. 给氧前的准备

氧气疗法时所需要的氧气可来源于：①氧气筒供氧。②中心供氧站供氧。③氧气枕供氧。下面主要介绍氧气筒供氧前的准备。

1）氧气筒及氧气表的装置。

（1）氧气筒：为柱形无缝钢筒，筒内可耐高压达15.1 MPa，即150 kg/cm^2，容纳氧约6 000 L。在筒的顶部有一总开关，可控制氧气的放出。使用时，将总开关向逆时针方向旋转1/4周，即可放出足够的氧气，不用时可沿顺时针方向将总开关旋紧。在氧气筒颈部的侧面，有一气门可和氧气表相连，是氧气自筒中输出的途径。

（2）氧气表由以下几部分组成。

压力表：可测知氧气筒内的压力，压力越大，说明筒内所贮气量越多。

减压器：位于氧气表内部，是一种弹簧自动减压装置，可使来自筒内的氧气由高压（200 kg/cm^2）降至低压（2~3 kg/cm^2），以保证气氧流出平稳、安全，便于患者使用。

流量表：可用于显示每分钟氧气的流出量。流量表下有一开关，可旋转调节氧流量的大小。

安全阀：当氧气流量过大、压力过高时，安全阀内部活塞即自行上推，使过多的氧气由四周小孔流出，以保证安全。

（3）氧气表的安装：使用该装置时，需将氧气表装在氧气筒上，以保证安全有效吸氧。将氧气筒置于架上，用扳手将总开关打开，使小量氧气从气门流出，随即关好总开关。以此方法吹去气门处灰尘，避免灰尘吹入氧气表内。将氧气表的旋紧螺帽与氧气筒气门处的螺丝接头衔接，用手初步旋紧，然后将表稍向后倾，再用扳手旋紧，使氧气表直立，检查有无漏气。关上流量表开关，打开总开关，再旋开流量表开关，检查氧气流出是否通畅，有无漏气，确认全套装置无故障时，再关上流量表开关，推至病房备用。

2）湿化瓶的安装：氧气是干燥气体，需经湿化瓶湿化后方可吸入，否则会刺激呼吸道黏膜并致呼吸道分泌物黏稠不易咳出。湿化瓶内放1/3~1/2蒸馏水，瓶内置有两管，长管上端接氧气表的流量表，下端插入水中1/3~1/2深度；短管上端与患者吸氧装置相连，下端则不能接触水面。注意湿化瓶每周应消毒两次。

3）氧气管道装置：医院可通过氧气管道装置实现管道化集中供氧。此装置设有专门的管道将氧气从供应站送至各病区、门诊、急诊等用氧单位。供应站有总开关进行管理，各用氧单位配有氧气表。使用时，将氧气表与墙壁上管道装置的氧气出口接通，旋开流量表开关，氧气便通过氧气表输出。安全、方便、省时省力。

（五）给氧方法及操作步骤

1. 鼻导管法

鼻导管为一橡胶管，插入的一端有多个小孔。将鼻导管从患者鼻孔经鼻腔底部插入一定深度给氧的方式为鼻导管法。

1）操作方法。

（1）向患者解释吸氧的目的：简要介绍插管步骤，告诉患者插管过程中可能稍有不适，望其配合。操作者洗手，备好胶膏，检查筒内是否有氧气和有无漏气，并挂上安全标识。

（2）安装氧气表：先打开总开关，使少量氧气流出，将气门处的灰尘吹净，随即关好，然后将表向后倾斜，接入气门上，再用扳手旋紧。

（3）湿化瓶内盛冷开水或蒸馏水 1/3 ~ 1/2 瓶。

（4）掌握氧气开关方法（关流量表，开总开关，开流量表）。

（5）连接鼻导管，检查氧气流出是否通畅，全套装置是否漏气，关闭流量表，分开鼻导管。

（6）将备齐的用物和氧气筒推至床旁，向患者做好解释。

（7）用湿棉签擦清患者鼻腔，将鼻导管连接于氧气导管上，然后调节氧流量表，检查氧气流出是否畅通。

（8）分离导管，鼻导管蘸水后从鼻孔轻轻插入至鼻咽部，其长度应是自鼻尖至耳垂的 2/3。

（9）观察患者有无呛咳等现象，然后用胶布将鼻导管固定于鼻翼两侧及面颊部。嘱患者不要张口呼吸，以免影响氧浓度。

（10）调节流量表，成年人轻度缺氧者每分钟 1 ~ 2 L。中度缺氧者每分钟 2 ~ 4 L。严重缺氧者每分钟 4 ~ 6 L。小儿每分钟 1 ~ 2 L。接通鼻导管给患者用氧。

2）鼻导管法的优缺点。

（1）优点：操作简便，固定较好不易脱出，适合于持续吸氧患者。可通过吸入氧流量计算吸入氧浓度，公式为：吸入氧浓度（％）＝21 + 吸入氧流量（L/min）×4。

（2）缺点：鼻导管长时间放置会刺激局部黏膜，且易被鼻腔分泌物堵塞，故每 8 小时需更换鼻导管 1 次，并更换鼻孔插管。另外，插管过深会引起上消化道胀气。

2. 面罩法

先检查面罩各部功能是否良好，然后将面罩边缘充气，连接呼吸囊及氧气，打开流量表，流速一般为每分钟 3 ~ 4 L。

3. 鼻塞法

用鼻塞代替鼻导管，鼻塞大小以恰能塞入鼻孔为宜。连接鼻塞与长胶管，接通氧气，将鼻塞置于鼻孔。

4. 口罩法

以漏斗代替鼻导管，连接橡胶管，调节好流量。将漏斗置于口鼻处，其距离为 1 ~ 3 cm，用绷带适当固定，以防移动。此法较简便，且无导管刺激呼吸道黏膜的缺点。但耗氧量大，一般每分钟 4～5 L。多用于婴幼儿及气管切开术后的患者。

5. 氧帐法

氧帐虽有能控制温度、湿度、氧浓度等优点，但帐内氧浓度不易维持恒定，需定时换气，否则有二氧化碳潴留之虑。对于高浓度氧治疗的患者，此法常不理想，因为必须给予高流量（大约 20 L/min）才能提高帐内氧浓度，且往往需要 30 分钟才能达到 60%。若氧帐漏气，氧浓度便会下降。因护理不便，价格昂贵，目前已很少应用。改进式的氧帐，节省了耗氧量，在患者肩部及颈部用胶布固定，使不漏气，氧浓度可为 60%～70%。清醒患者不能很好耐受，且有重复吸入、二氧化碳潴留的缺点，临床上应用亦不广。

6. 氧枕法

以氧枕代替氧气筒，先将枕内充满氧，枕角的橡胶管连接于鼻导管，输给患者枕内的氧。适用于平时、战时短途转运中的重危患者。

7. 人工呼吸机给氧法

此法用于无自主呼吸的危重患者或极度衰竭的患者。控制潮气量及呼吸频率，或虽有自主呼吸，但通气不足需要机械辅助以增大潮气量的患者。使用时须熟悉人工呼吸机的性能与掌握使用方法。

8. 气管插管加压给氧

气管插管加压给氧用于突然呼吸骤停或突然窒息的患者，行气管插管，连接呼吸囊或麻醉机加压给氧。此法用于紧急抢救的患者。

9. 氧气管道法

氧气管道法是一种用管道供氧的方法。医院设氧气总供应站，通过管道输送到各用氧单位（如急诊室、病室、手术室等）。供应站设总开关、压力表和有关装置，负责供应管理。各用氧单位必须有一般用氧装置，如病室患者用氧，病床床头设一氧气开关，通过湿化瓶，供患者用氧。用时可先打开床头氧气开关，再打开氧气流量开关，调节流量，接上鼻导管供患者用氧，其余方法同鼻导管法。

（六）氧气治疗中的注意事项

1）要有高度的责任心，严格执行操作规程。

2）在给氧过程中需调节流量时，应先分离鼻导管或移开面罩进行调节。防止大量氧气突然冲入呼吸道损伤肺部组织。

3）给氧一般应从低浓度开始（1～2 L/min），尤其肺部疾病所致的呼吸衰竭更为重要，因其常伴有二氧化碳潴留，故在吸氧开始阶段，易引起呼吸抑制。

4）在给氧过程中，要经常观察患者缺氧状况有无改善，氧气装置有无漏气、是否通畅。持续给氧应经常检查鼻导管管口是否被鼻腔分泌物堵塞，并每 8～12 小时更换导管一次，由另一鼻孔插入，以免固定一处局部黏膜因受氧的刺激而发生糜烂。

5）做好四防，即防火、防热、防震、防油。氧气筒内的氧气是以 150 个大气压灌入的，筒内压力很高，因此在搬运时切勿震动、倾倒撞击，以免引起爆炸。氧气为助燃物，使用时周围应禁烟火，至少离火炉 5 m，离暖气 1 m；氧气表及螺旋口上勿涂油，也不可用带油的手拧螺旋，以免引起燃烧。

6）氧气筒内氧气不可用尽，压力表上指针降至 5 kg/cm² 时，即不可再用，以防灰尘进入筒内，于再次充气时引起爆炸危险。

7）对未用或已用空的氧气筒，应分别悬挂"满"或"空"的标志，以便于及时调换氧气筒，并避免急用时搬错而影响抢救速度。

8）给氧是抢救患者常用的技术操作，护理人员不但要熟练掌握给氧的方法，而且要了解氧气对人体的重要性和缺氧对人体的危害性，还要善于发现缺氧的早期症状，严格掌握给氧浓度、流量和时间，做到及时准确地给氧，才能使患者转危为安。

9）给患者输氧，必须按医嘱执行，不可随意乱用，如严重的肺源性心脏病合并肺性脑病处于二氧化碳麻醉状态的患者，如大量给氧则会抑制呼吸中枢而导致死亡，因此必须慎重。

（张艳真）